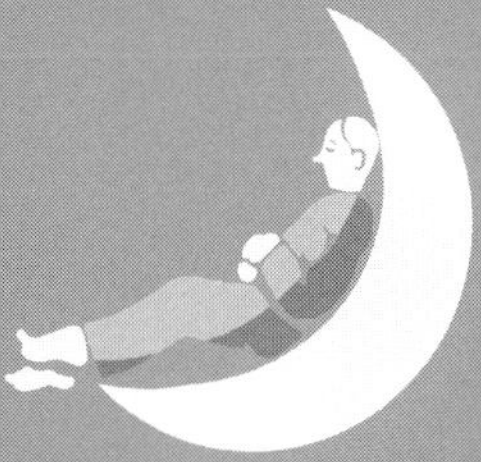

# 睡眠文化論

豊田由貴夫
睡眠文化研究会　編

岩田有史
小沢朝江
小山恵美
鍛治恵
荒木浩
北村紗衣
福田一彦
ブリギッテ・シテーガ
藤本憲一
本多俊和
イトウユウ
中川晶
座馬耕一郎
重田眞義

淡交社

目次

## 第Ⅱ部——睡眠を「行動」でとらえる

# 第Ⅲ部　睡眠の「現場」からつたえる

# 第Ⅳ部 睡眠の「可能性」をさぐる

# はじめに

豊田由貴夫

## 1．本書の目的

「睡眠文化論」、これはわれわれの造語である。

睡眠は人間の生理現象であるが、文化的側面を考えることができるのではないか、そしてその文化的側面はこれまで考えられてきた以上に大きいのではないかという思いから、睡眠を文化から考えるという活動を続けてきた。

最初は民間企業の研究所、「睡眠文化研究所」としてその活動を始め、様々な経緯を経て現在はＮＰＯ団体である「睡眠文化研究会」として引き続き活動を行っている。本書はその一連の活動の一環をまとめたものである。睡眠文化研究会のメンバーを中心に、後述する立教大学、京都大学の授業の参加メンバーを加え、これまでの研究の蓄積をもとにして「睡眠と文化」の問題を扱った論文集である。

睡眠は近年、社会的な関心が広まっている。テレビでは睡眠特集の番組が目立ち、専門家が睡眠のしくみを最新の知見を交えながら語ってくれる。日本人は睡眠不足と言われ、睡眠不足がもたらす様々な身体の問題が語られ、普段のわれわれの睡眠の悪い点が指摘される。そしてしっかり眠るためにはこのようにすべきだとの解説を示してくれる。

これに関連して、睡眠に関する様々なグッズも宣伝されている。有名なアスリートによって眠りに良いとされるベッドが宣伝され、睡眠用のスマートフォンアプリはもとより、個人の睡眠の状況を確認してくれる腕時計型のキットも流行りつつあるようだ。どうやら睡眠は「ビッグ・ビジネス」になろうとしている。

このように世間で睡眠に深く関心が寄せられるようになっているのは、これまでのわれわれの活動が多少影響を与えたのではないかという思いから、密かな喜びを感じるとともに、多少の戸惑いもある。というのは、現在の睡眠に関するブームは、よりよい睡眠をとるため、健康のためという面が強く、それ自体は望ましいものであるのだが、少し歪んだ方向に進んでいるのではないかという思いがある。

というのは、健康のための睡眠の解説書が並ぶ中で、睡眠の質を高めて短い睡眠ですむようにという指南書のような本も少なからず出版されている。つまり睡眠を短くしてその分、他のことをしようという趣旨のものである。できるだけ睡眠を短くして、仕事の効率を高めることを目的とした本が多く、そのような本がビジネスマンを対象にして書店のビジネスコーナーに並んでいるという現状にはいささかためらいを感じてしまう。

われわれ睡眠文化研究会では、睡眠を研究対象としてきたが、決して効率のよい睡眠を求めて研究を続けてきたわけではない。睡眠は単なる休息ということではないだろう、もっとわれわれの生活のさまざまな面に関わるものであり、そして深く関わるものであろうという視点で活動を行ってきた。睡眠を短くしてその分、仕事をしようという、忙しいビジネスマンへのアドバイスになるような活動をしてきたわけではない。

睡眠には研究の対象として面白い面がたくさんあるのではないか、そのような視点からの研究があってよいのではないかという思いで、われわれは研究活動を続けてきた。本書はそのような睡眠の研究を楽しもうという視点で読んでいただければ幸いである。

## 2. 睡眠と文化との関係について

睡眠と文化の研究においては、常時つきまとう、そして決して解決がつかないと思われる問題がある。それは、人間の睡眠において、文化の影響をどの程度と考えるかという問題である。

いうまでもなく、睡眠は生理学的な現象である。したがって遺伝によって決められている面がある。ヒトが昼行性であることから通常は夜に眠ること、多相睡眠（一日に何度も寝る）ではなく、単相睡眠（一日に一度、長い睡眠をとる）が通常であることなどは、生まれた段階で生理的に決められている。一方で人間の眠り方が地域で多様性を示すこと、長期的な時間軸をとれば変化していることなどを考えると、そこには文化の影響があると考えられる。しかしその睡眠に対する文化の影響がどの程度のものなのか、それをどこまで認めるか、という問題に関しては、一致した見解があるわけではない。

例えばシエスタという社会習慣がある。スペインや中南米のスペイン語圏で行われている習慣で、昼食後に二時間程度の睡眠をとることが社会で広く行われている。これは昼間の暑い時間に労働することを避けるという、自然環境に順応した制度と考えられる一方で、それほど昼が暑くない中南米の地域でも行われていることを考えると、むしろスペイン語圏の文化という性格が強い。文化によって寝方が変わったと考えられるのである。

また、日本人の睡眠が世界の中でも極端に短いことは知られているが、これはこの半世紀の変化であり、この間の文化的、社会的要因によって睡眠時間が短くなってきたと考えられる。本書の序章である豊田の論考でも扱われているが、これは日本人の身体的な特質が変わったというよりは、日本社会における文化的・社会的影響を考えるべきであろう。

生理現象であって地域で変わることのない睡眠が、文化的な影響を受けて異なる現象として報告されるという問題は本書でも扱われているが（第7章　福田論文）、文化の影響をそこまでと考えるか、さらには文化的な影響から生理現象としての睡眠の仕方が変わることまで認めるかは、研究者によって微妙に主張が異なる。

この対立は「あるべき睡眠の姿」にも関わる。文化的な面を重要視するのならば、睡眠が多少不規則でも、それは個人の好みに合わせているのだから（文化に合わせているのだから）、よしとすべきであるという主張につながる。快適な睡眠のためには温度、湿度などの適切な環境があり、適切な衣服（汗を吸いやすい、ゆったりしたもの）、適切な寝具（ヒトの身体の構造上、ある程度の高さを持った枕が必要であることなど）が主張される一方で、各人が好みの眠り方をすればよいのではないか、各人のそれぞれの感覚を重要視すべきであろうという主張がありうる。多少温度が高くても汗をかいた方が起きた時にスッキリ感じるという人や、ぴっちりとしたパジャマに慣れてしまったので、ゆったりとしたものは落ち着かないという人がいる。さらには重い掛け布団に慣れてしまったので、軽い羽毛布団だと寝た気がしない（旅館の羽毛布団だと軽くて寝られないので、旅館のふすまを外して掛け布団の上にかけたという逸話もある）などなど。標準的なよしとすべき睡眠がある一方で、これまでの生活の「慣れ」から（「慣れ」は広い意味での「文化」に入る）、よしとすべき睡眠から逸脱した睡眠の方が寝やすいという主張もある。他方で、それらはヒトの「本来の」睡眠の姿ではないので避けるべきだという主張があり、実際に、身体に悪い影響があるのだという主張につながる。

一般的に、人文系や文科系の立場だと「文化」の重要性を強調するので、「本来の」睡眠の姿から離れることに対して寛容であり、それが動物ではない、人間の特徴なのだという主張になる。他方で生理学、医学分野などの専門家によれば、不規則な睡眠や睡眠不足は身体にさまざまな悪影響をもたらし、それは身体だけでなく精神にも影響を及ぼすので避けるべきだということになる。

この問題に関しては研究者によって主張の相違があり、実はこの本の著者の間でも意見が一致しているわけではない。これまでわれわれ睡眠文化研究会のメンバーの中でもこの点について議論は対立し、決着はつかないままこれまで活動を続けてきたという経緯がある。本書の中でもこの問題については各著者の主張が異なる面が見られる。統一がとれていないという見方もあるかもしれないが、むしろ今後の議論の参考にしてほしいという思いから、あえて著者の間で合意をとったり、統一を図ったりすることはしなかった。各章の主張の差異に関しては、是非それを吟味し、むしろ楽しんでほしいという思いがある。

## 3．食文化論との比較

「睡眠文化」、「睡眠文化論」という用語はわれわれが使い始めたものだが、この語の着想のきっかけになった概念に「食文化論」がある。

食欲は性欲、睡眠欲とともにヒトの三大欲求とされ、食べることは人間の本能的なもの、生理的なものである。われわれは食べることで栄養を摂取し、生命を維持することができる。ヒトが生きるためには何を食べることが必要なのか、それを考えて、食の学問、例えば栄養学は進歩してきた。

しかし同時に、食べるものは地域によって変わり、食べ方も変異がある。そうだとするならばそれは文化の一部であると考えられ、そのような考え方から「食文化」という研究分野が始まった。これによって世界の食生活が豊かに描かれるようになり、食べるという行為の背景にある社会的・経済的・歴史的要素を考えることになり、食べるという行為の重要性、そして楽しさをも示してくれるようになったのである。

われわれの「睡眠文化」という概念も同様である。眠ることは本能であり、生理的な現象である。これまでは生きるためにどのように眠ることが必要かという視点での医学的・生理学的な研究が進められてきた。睡眠の研究が不眠の治療のために行われ、健康的な睡眠というものが研究対象となってきた。

しかし他方で、眠りが地域、時代によって変化するという文化的側面に着目するならば、睡眠にはバリエーションがあり、それは地域、環境を反映し、差異があるのは当然であるということになる。このように睡眠を文化としてとらえることにより、睡眠の社会的・経済的な要因がわかることになり、さらにこのことにより睡眠の研究を楽しむことができるだろうというのが、われわれの立場である。

前述したように、本書の著者たちは睡眠研究において必ずしも同じ主張を持っているわけではない。睡眠に関して文化的な影響をどこまで認めるか、そしてそれによって「あるべき睡眠」とはどう考えるべきか、これはメンバーの間で主張は異なっている。しかし睡眠研究を楽しもう、睡眠の研究は楽しめるのではないかという視点は共有しており（と編者は思っているのだが、確たる自信があるわけではない）、これによってこれまで睡眠研究を続けているのである。この視点を維持することで睡眠に関するさまざまな研究が豊かになることを期待している。

## 4. 二つの大学での授業について

本書の刊行にあたっては、立教大学と京都大学での授業の件について触れておかなければならない。期せずして二〇〇九年から同時にこの二つの大学で睡眠文化に関する授業を始めた。立教大学では編者の豊田がコーディネーターを務め、「睡眠の文化を考える」というタイトルで、京都大学では睡眠文化研究会のメンバーである重田眞義がコーディネーターとして、「睡眠文化論」というタイトルで授業を始め、二つの大学で毎回ゲストスピーカーに話してもらう形式で授業を始めた。

これもたまたまであるが、両大学で、内容を自由にして、しかも全学部・全学年、そして周辺の他大学の学生も聴講できるという制度が可能であったため、睡眠文化研究会のメンバーが中心となって、同時に授業を運営し始めたというわけである。

この二つの授業は、両大学の立地の関係もあって二つの大学間で多少メンバーを入れ替えたが、基本的にはほとんど同じメンバーと内容で授業を行ってきた。「睡眠」というテーマが斬新であったこともあり、また毎回、専門分野の講師が入れ替わり話すこともあって、両大学とも毎年人気の授業であった。立教大学では受講者数三〇〇人の制限があったのだが、ほぼ毎年それよりも履修希望者があり、抽選で聴講者を決めるのが続いている。京都大学では階段状の大教室に受講者が入りきらず、階段に座って聴講する学生が現れて話題になったほどである。コーディネーターの二人が定年を迎えたことから、京都大学では授業の実施は終了したが、立教大学ではその後担当者を変更し、名称も「睡眠文化論」として、現在も授業は続いている。大学の大人数の授業としては珍しく聴講者からの質問が続き、授業の終了時間が延びてしまうこともたびたびである。

本書は基本的に、その授業でゲストスピーカーとして参加していただいた方々に、授業内容をもとにして、本書のために書き下ろしていただいたものである。それぞれの分野から「睡眠と文化」の問題にアプローチしていただき、授業を行っていただいたことで、今回の出版が可能になった次第である。

## 5. 本書の構成について

本書は序章とそれに続く四部に収められた論文からなりたつ構成となっている。

多岐にわたる内容を整理するために四部の構成としたが、各章は独立した性格が強いため、興味を持ったどこの章から読み始めることも可能となっていることを付け加えておく。

序章である豊田の論考「日本人はなぜ眠らないのか━その文化的・社会的要因━」は、睡眠時間が世界的に短いとされる日本人について、なぜ短いのか、その理由を文化的・社会的側面から考えるものである。豊田はまず「眠れない」すなわち眠りたいのだが時間がとれなくて眠れない場合と、「眠らない」すなわち眠る時間はあるのだが、起きていることを自発的に選択している場合を分けて考察を始める。そしてそのそれぞれで、日本人の睡眠時間が短くなっている要因を考える。

「眠れない」という場合は、日本人の労働時間の長さが影響すると考えられる。しかし睡眠時間が短くなっているこの半世紀間については、労働時間が長くなっているわけではないという調査結果があることから、労働時間と睡眠時間の関係をより詳細に検討している。そこでは労働時間が長いままになっていることの重要性を示しながらも、労働以外の時間で睡眠を優先しない、つまり「眠らない」という傾向が日本人にあることを明らかにする。

そしてその「眠らない」という現象の文化的・社会的要因として、日本人が「場」を共有することを重要視していること、また儒教的文化から勤勉さが尊ばれ、睡眠が「怠惰」「怠慢」とされる日本人独自の「睡眠観」が大きな影響を与えていると論じている。

この序章で睡眠と文化が関わる問題として身近な事例を示すことで、本書の以後の論考への導入をはかることになる。

第Ⅰ部は「睡眠の『歴史と環境』をたどる」であり、睡眠の文化的な側面として、寝具や寝室などの睡眠環境とその歴史に焦点をあてている。

第1章の「日本における寝具の歴史」は岩田有史と睡眠文化研究会の共著による論考である。岩田は日本の寝具メーカーの社長でありながら、民間の研究者として長く寝具の研究を続けてきて、眠りに関して数冊の著書もある。

睡眠に関する文化的な要素として、寝具はわれわれが寝る際の身体を囲むという点で、典型的な研究対象であり、その意味では本書の最初の論考としてふさわしいものである。本論は日本の古代からの寝具の歴史を緻密な文献調査に基づいてその概略をわれわれに提供してくれる。ヒトが眠る際にどのような寝具を使うかは、自然環境と歴史的状況に合わせた文化的な営みであった。読者はこれによって日本の睡眠の文化の源流に触れることができるであろう。また最後に述べられている寝具の廃棄にかかわる問題は、現在でもあまり問題とされていないが、今後の日本の重大な課題でもある。

第2章の小沢朝江による論考「寝所の建築史—日本住宅における眠りの空間の系譜—」は、寝具よりもさらに周囲に広がった睡眠の空間、すなわち寝室（日本の歴史ではしばしば「寝所」と呼ばれる）に関する考察である。この論考では建築史の立場から、日本の寝室がいかに作られてきたかを、竪穴住居の時代から近代まで概観している。そして近世から始まる上層階層の住居での男女の寝室の区分や、近代における衛生思想が寝室に与えた影響から、文化的な状況が日本の寝室の在り方に大きく関わってきたことを示している。著者が最後に述べるように、寝所の歴史には、住空間全体に対する各時代の要求と、男女のあり方が反映していることがわかる。

第3章の小山恵美の論考「光環境の変遷と日本人の睡眠—千年で変わったこと変わらないこと—」

は、睡眠に大きな影響を与える「光」環境の問題を歴史的に考察したものである。光環境の歴史的考察については、現場の調査が難しく、またこの方面の記録がほとんど期待できない。このような状況を考えるならば、過去の光環境を現在から振り返って考察するのは決して容易ではない。しかし小山は自然科学的な考察に、古文書を含めた文献調査を加えて、約千年前（平安時代）の光環境がどのようなものであったかという問題に取り組む。光を得るということはどういうことなのかという自然科学的な基礎理論に加えて、光を得るために当時どのような用具、材料が利用可能であったかの考察も加えて、過去の光環境の再現に迫っている。さらには丁寧な文献調査から、平安時代の人々の起床・就寝時刻までも考察している。千年で光環境を含めた我々の睡眠環境は大きく変わったのだが、小山によれば、平安時代でも実務にたけた貴族には仕事が集中して昼も夜も多忙であったという。千年前から日本人の睡眠には変わらなかった点があることが示唆されている。

第Ⅱ部は、「睡眠を『行動』でとらえる」として、睡眠の研究の中でも広く関心が持たれている「夢」とその周辺領域である金縛り、さらにはシェイクスピア劇の登場人物に眠りがいかに関わっているかという問題を扱っている。睡眠中、ヒトは何もしていないわけではなく、身体は行動している、特に脳は活発に動いていることを示す研究分野である。

第4章の豊田の論考「夢の民族誌—世界の人はどんな夢を見るのか—」は、夢に関する諸民族の考え、いわば「夢の民族誌」とでも呼ぶべき研究分野であり、タイトルがそのまま示すように、世界の人々はどんな夢を見るのかという問題を扱っている。

このような問題に関しては興味本位から多くの断片的な情報が飛び交っているのだが、研究として客観的な調査というのはこれまでほとんど行われていない。豊田はまずヒトが夢を見るしくみについて簡単に確認して前提とした上で、文化人類学の分野から散発的に行われてきた夢の研究を渉猟し、さらには心理学的な分野での国際研究の結果からこの問題に迫ろうとする。実証的に扱う困難さを前提にしながらも、地域によって（文化によって）夢の内容は異なり、それが文化的な影響を受けると説明が可能であろうと、文化が夢の内容に与える影響を示している。

第5章の著者、荒木浩は日本文学が専門であるが、日本の古代からの夢の研究では既に膨大な業績がある。特に明恵《みょうえ》の夢日記をはじめとする研究があるが、今回の「日本文学における夢文化の拡がりと非在―その諸相をたどる―」では、これまでの自身の夢文化に関する研究をたどり、いくつかの新たな視点を提供してくれる。

一つは日本における夢の描き方の変遷である。絵巻などでは現実と夢とが特に区分なく描かれることが多かったが、平安の時期から夢の部分を人から出た雲のように描く方法が多くなり、さらにこれが閉じて漫画の中の「フキダシ」のように描かれることになる。その変化の仕方は単純ではなく、中国の影響を受けてきたらしいのだが、後の漫画のセリフの描き方に通じることがわかる。

次に浦島太郎に代表される「異界へのワープ」とでもいうべきモチーフの存在が示されている。これについては、夢という表現がされていなくとも、睡眠という過程が関わっていることが特徴として示される。

最後に、現代でも体験されるような、著作を導く能力に取り憑かれる奇妙な体験について触れ、この体験には睡眠を経た「夢」が想起されるのだが、体験の記録には夢とは示されていないという。文学における睡眠と夢の扱いの微妙さが示されている。

以上のように睡眠は文学作品の中で重要なモチーフとして扱われる題材であるが、第6章の北村紗衣の論文「眠れない登場人物、眠りすぎの登場人物—シェイクスピア劇における睡眠の演劇的効果—」は、シェイクスピア文学において「眠り」がどのように表わされているかを、様々な作品の事例から読み解いたものである。シェイクスピアの作品内では「眠れない人」、「眠りすぎの人」というように、登場人物のキャラクターに睡眠が大きく関わっており、眠りからシェイクスピア劇を見ることで作品の面白さが高まること、そしてこのような前提知識があることで物語展開の「読み」が深まることを、著者は見事に示してくれる。

ここでもう一つ話題になっているのが、「多相睡眠」の問題である。ヒトの睡眠は一回で長時間とる「単相睡眠」が通常とされる。しかし途中で一度覚醒してまた寝るというような「多相睡眠」がある程度行われていたという事例はいくつか報告されている。前述したシエスタの場合もそうであるが、ここでは中世ヨーロッパの上流階層でこのような慣習が行われていたという事例が報告されている。深夜に起きて何らかの活動をして、また眠りにつくという習慣である。このようなことが当時のすべての階層で行われていたとは考えにくいが、そのような文化がある程度、特定の集団で一般的であったことがわかる。

第7章「金縛りと文化—現象は生理学的に規定され、その解釈は文化により彩られる—」の著者、福田一彦は金縛り研究の第一人者である。金縛りという現象は、日本では怪奇現象としてとらえられてきた経緯があるが、それがなぜ起こるのかは現在では科学的に説明されている。福田は金縛りの現象の科学的な説明をした上で、その現象の報告のされ方が、調査の際の質問の仕方によって変わってしまうこと、またその現象の説明が地域によって（文化によって）変わることを示す。日本では金縛りは怪奇現象として説明されることがあったが、アメリカでは宇宙人に誘拐され、その記憶が消されたのだと説明される場合もある。これらは背景にある文化の違いであり、同じ生理的現象が文化によって異なるものとして解釈、報告をされるのである。「金縛り（まさにこれは日本的な解釈の呼び名であろ）」と呼ばれる生理的には同一の現象が、文化によって異なる現象として報告される例を実証的に示してくれる。

第Ⅲ部は「睡眠の『現場』からつたえる」として、睡眠が実際に行われている現場からの報告と、それに関わる問題を論じる。

第8章の藤本憲一の論文「現代人の睡眠行動と睡眠環境―眠りの文化理論へ―」は、現代人の寝床環境の考察と、その方法論についての考察が示される。藤本は「君の寝ている環境を見せてくれれば、君がどんな人間であるかをあててあげよう」というセリフを挙げて、寝床とその人間との関係の論じ方を紹介する。そしてJ・モリソンの写真集『世界の子どもが眠る場所』のいくつかの事例から、グローバルな睡眠の環境を、野外を含めて広く取り巻く「睡眠大（マクロ）環境」としてまず紹介する。その中には狩猟をしながら移動するアフリカの民族の野外での睡眠環境や、ヨルダン川西部地域の鉄条網に囲まれたパレスチナ人の寝床が含まれる。ついで藤本は眠る身体を取り巻く「睡眠小（ミクロ）環境」とでも呼ぶべき対象を調査する手法について論じる。藤本が提唱する手法は、睡眠環境を「寝室のあるじ」すなわち眠る人自らが地図として描く「寝室地図描画法」である。眠る人本人が描くことでプライバシーの問題を回避し、写真のように「見映え」をも避けることができる。これにより、自らの眠りの本質的な要素を考える契機になるという。また藤本は自らが考案した「睡眠五感MAP」という手法を紹介し、これは自らの就眠儀礼を明示化するプロセスにより、眠る際の無意識な生活文化に迫ることができるという。

第9章「極北の眠り―イヌイトの文化人類学的調査より―」では、本多俊和が極北地域に居住する民族であるイヌイトの眠りについて、その文化的側面を網羅的に扱っている。雪で作られた伝統的な住居(睡眠の環境)から、睡眠観とでも呼ぶべき、睡眠に関するその民族の考え方、さらには夢をどのように考えるかまで、一つの民族の眠りに関する文化的側面を包括的に扱っている点で貴重な論考である。この論考により、我々は自分の文化以外で睡眠と文化の関係を総合的に知ることが出来る。

本多の論文はまた、睡眠の身体リズムと太陽光との関係を考える上でも貴重な材料を提供してくれる。すなわち、太陽光が身体リズムにどのような影響を与えるかという問題である。長らく、ヒトの身体リズムは約二五時間であるとされ、これが太陽光によって二四時間に調整されるというのが定説であった。しかし最近になって睡眠学の研究成果から、ヒトの身体リズムは二五時間ではなく、限りなく二四時間に近いということがわかってきた。これに対して高緯度地域である北極に住むイヌイトにとって、夏は一日中太陽は沈むことなく、冬は逆に一日中太陽が出ない時期が続く。本多によればそのような環境でもイヌイトは二四時間に近い生活リズムを長い間続けてきたという。だとすれば、ヒトの身体リズムがほぼ二四時間であることは、最近の睡眠研究が示すはるか以前に、これまで行われてきた文化人類学の調査により、既にわかっていたとも言える。文化的な研究と自然科学的な研究が同時に行われていれば、より正確な知見が得られていたことを示唆する論考である。

第10章「『あとは、寝るだけ』―東日本大震災の避難所から安眠を考える―」は震災後の避難所での睡眠の報告である。著者のブリギッテ・シテーガは日本文化の研究者であり、「日本人の居眠り」に関する著作がある。既に東日本大震災後の一般的な状況については著者による報告があるのだが、今回は睡眠環境に特化した報告となる。

彼女は震災直後からある寺に身を寄せて、被災者たちの震災後の生活についてインタビューによる調査を行ってきた。ここでわかるのは、避難所の環境が、単に生活ができればよいというものではないという点である。すなわち食事ができて寝る場所があればそれでよいというものではなく、一定の心地よさ、個人のプライバシーなどが保てないと、長期間の避難生活は持続できない。災害直後は緊張感からか、必要最小限の生活環境でも耐えられるのだが、それが長期になると身体的にも精神的にも耐えられないという状況になる。これを理解するためには長期にわたって避難所の人たちと生活をともにし、住民との信頼関係を構築してようやく可能なことがわかる。

第Ⅳ部は「睡眠の『可能性』をさぐる」として、睡眠研究の今後のさらなる拡がりの可能性を示した。

中川晶は診療活動を続けながら、治療に関して患者の語りである物語（ナラティヴ）を重要視する医療、「物語医療」を研究してきた。これは患者が自分の病気をどのように考えているかを、その語り方を重要視し、これを治療の基礎にしようという考え方である。従来は近代科学の考え方に沿った「根拠のある医療」すなわち実証できる材料をもとにした医学が中心であり、これが現在の医療の主流なのだが、「不眠」のように自己意識が深く関わる問題では、この患者の語りを重要視した物語治療が有効となる。

中川は第11章「現代日本社会の病と眠りのナラティヴ」によって、この問題について自らの治療の事例を示してくれる。不眠の患者に対して「無理に寝ようとしなくてよい」と伝えることで、自身の身体に対する考え方が変わり、それが治療につながるのである。中川はこれまでの自己の診療体験から、このような物語治療の有効性を示し、患者の思いという「語り」が、睡眠の治療に影響を与える事例を紹介している。

最後の第12章は座馬耕一郎による「チンパンジーの眠り―進化からみた私たちの睡眠―」の考察である。座馬は世界でも貴重なチンパンジーの眠りを調査している研究者である。本書は人間の眠りと文化を扱った論文集であるので、なぜそこに人間ではないチンパンジーを扱った論文が入るのか、疑問に思う読者もいるかもしれない。

しかし座馬も述べるように、ヒトと共通の祖先を持つチンパンジーの眠りを調べることにより、ヒトの眠りとチンパンジーの眠りの共通点と相違点がわかり、そこでヒトの眠りの本質的な側面がみてとれる。チンパンジーは毎日樹上にベッドを作るのだが、座馬はそれを詳細に観察する（その方法の緻密さは、行動の客観的な記録方法として感心させられる）。そこでチンパンジーが枕らしきものを意識すること、また心地よさにこだわっているらしいことなどは、ヒトの眠りの敏感さを想起させる。そしてチンパンジーの眠りを研究することで、睡眠に関してわれわれ現代人が悩まざるを得ない苦悩を明らかにしてくれる。すなわち毎日異なる身体の要求に合わせて眠るか、規則正しさを求められる文化に合わせて眠るか、という問題である。

座馬の研究でもう一つ着目すべき点は、研究の過程で新種のベッドを考案したことである。彼はチンパンジーの樹上のベッドを自ら体験し、その寝心地の良さに感動して、寝具メーカー（本書の著者の一人である岩田の会社である）と共同で「人類進化ベッド®」という円形のベッドを開発した。チンパンジーのベッドの心地よさをわれわれも体験できる成果となっている。

以上の論考に加えて、本書には四本のコラムを載せているが、こちらも楽しんでいただきたい。それぞれの専門分野から、睡眠研究のちょっとした話題、しかし深い関心を引き起こすような話題を提供した。鍛治恵の「枕のオーダーメイド誕生小史」は業界の経験がなければ書けない話題であるし、シテーガの「食後寝るとウシになる」は、日本の格言（？）の斬新な新説になる可能性を秘めている。イトウユウの「眠りのマンガ／マンガで眠る」はマンガでの眠りの描かれ方に関する話題であり、これまで長期にわたり睡眠研究に従事してきた福田には「睡眠の研究を俯瞰する」として、分野を概観してもらった。

以上、さまざまな分野から、これまでは「睡眠」の研究分野とは扱われてこなかったような分野まで含めて、睡眠と文化の関係を論じているのが本書の特徴となっている。是非この異質な分野からの数多くの論考を楽しんでいただきたい。

最後に、本書は立教大学の出版助成により出版が可能になったことを記して、感謝の意を表したい。昨今の厳しい出版状況において、本書のような「地味な」図書に対して出版の支援をしていただいたことに深く感謝する次第である。

序章

# 日本人はなぜ眠らないのか
## ――その文化的・社会的要因――

豊田由貴夫

### 1. はじめに

本書の数々の論考に入る前に、睡眠と文化の関係の身近な問題を考えてみたい。日本人の睡眠時間が短いという問題である。多くの日本人が実感しているであろう、この問題について考えることで、本書の序に代えたい。

睡眠時間を国別に比較すると、日本がもっとも睡眠時間が短いことはよく知られている。ＯＥＣＤの二〇二一年の調査によると、日本は平均の睡眠時間が七時間二二分であり、これは調査対象国の中でももっとも短い（図1）。二〇〇九年の調査では韓国がわずかに日本よりも短く、日本は短さでは第二位

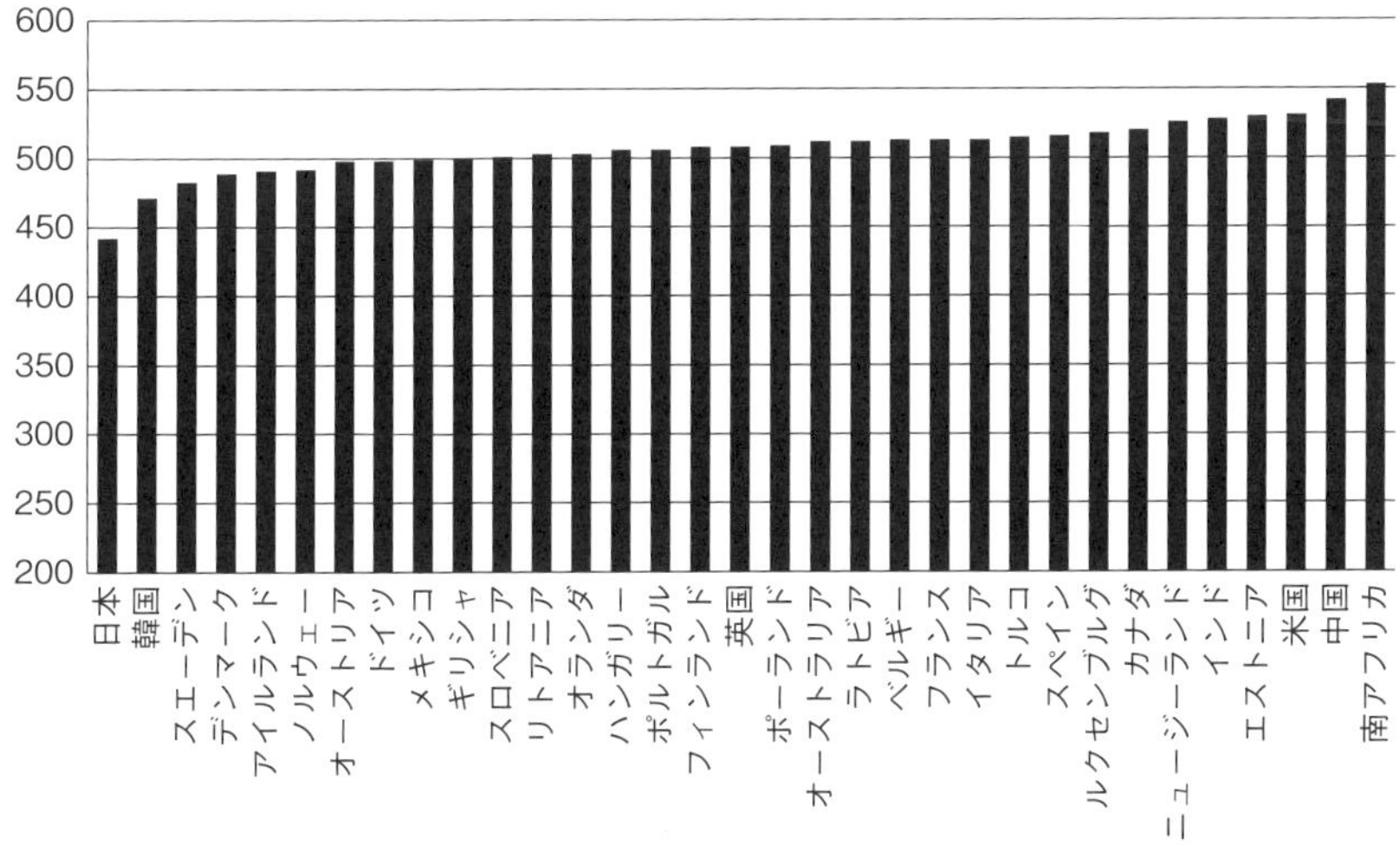


**図１　睡眠時間の国際比較（単位：分）**　（OECD. Stat, 2021）

だったが、今回もこの二ヶ国は他国と比べてかなり睡眠時間が短い。

睡眠は人間の身体に関わる現象であるが、国ごとの差が身体的な差によるとは考えにくい。後述するように、日本人の睡眠時間は半世紀で一時間ほど短くなっているが、これについても、この期間で日本人の身体特性が変化したとは考えにくく、我々をとりまく文化的・社会的な条件が変化したので、日本人は眠らなくなったと考えるのが妥当であろう。ということは、国の睡眠時間の差は、国民の身体的な差ではなく、それぞれの国の文化的・社会的な要因が影響していると考えられる。本論文は、このことを前提として、現代の日本人の睡眠時間が短いことの文化的・社会的要因を考えるものである。

## 2. 日本人はいかに寝ていないか

まず、他の国と比較して、日本人がいかに寝ていないかを確認しておこう。ＯＥＣＤの二〇二一年の調査結果では大半の国が八時間以上の睡眠時間をとっている（図１）。もっとも睡眠時間が長い国は南アフリカであるが、日本とは平均で一時間半の差があることになる。

しかし、日本人は昔から寝ていなかったわけではない。ＮＨＫの生活時間の調査によると、一九六〇年の睡眠時間は平日で八時間一三分となっており、それが五五年後の二〇一五年になると七時間一五分となる。平日の睡眠時間は五八分、約一時間短くなっている（**表１**）。つまり日本人はこの五〇年あまりの期間で、約一時間、眠らなくなったのである。土・日の睡眠時間は平日ほど短くなっていないので、平日の睡眠時間が短くなったのを週末で補おうとしていることがわかる。

**表１　日本人の平均睡眠時間の変化**

| | 1960年 | 2015年 | 増減 |
|---|---|---|---|
| 平日 | 8：13 | 7：15 | -58分 |
| 土曜 | 8：13 | 7：42 | -31分 |
| 日曜 | 8：31 | 8：03 | -28分 |

（NHK放送文化研究所2002、2016）

以上のデータは日本人全体の平均であるが、様々な集団ごとに比較しても、日本人の睡眠時間の短さがわかる。**図２**は主要一一カ国において大学生の睡眠時間を比較したものだが、やはり日本は他の国と比較して圧倒的に短い。他の国の大学生が

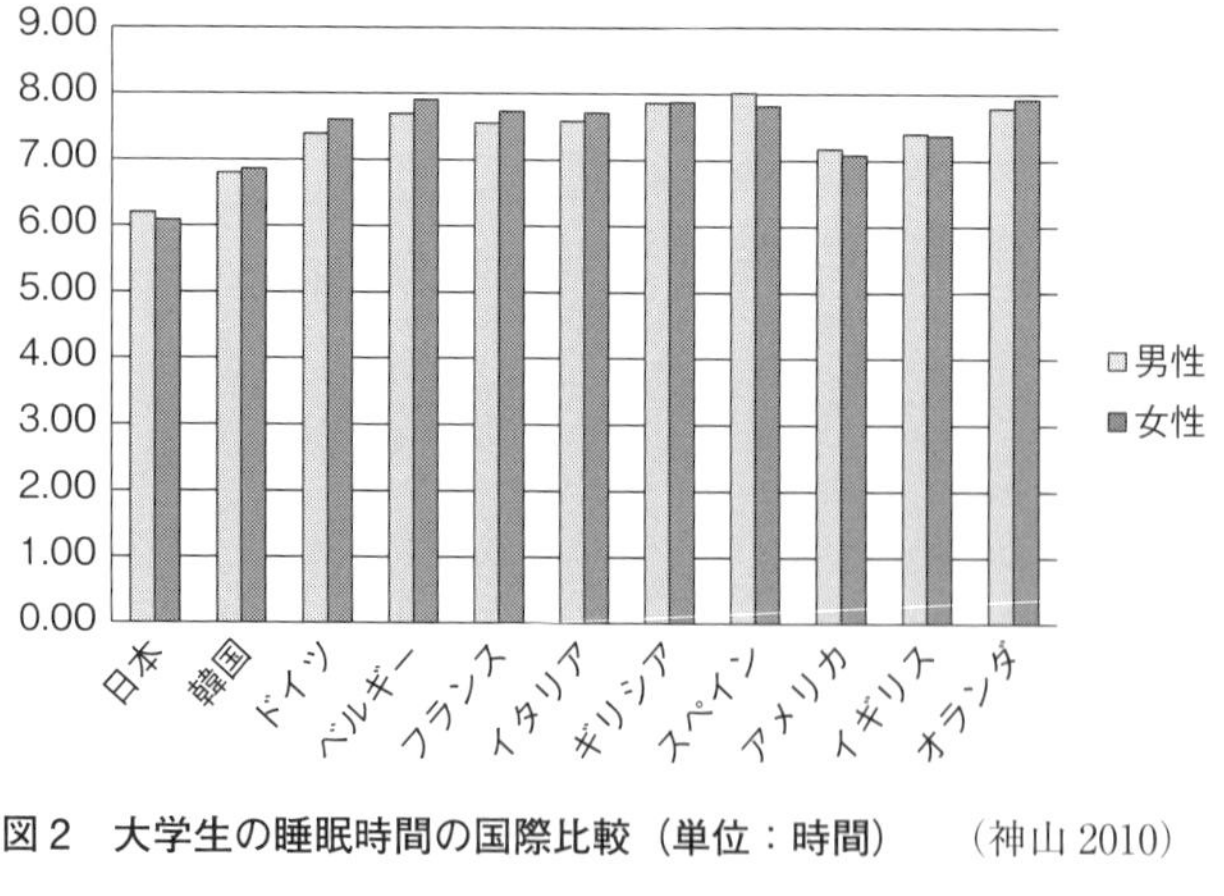


**図２　大学生の睡眠時間の国際比較（単位：時間）**　（神山2010）

七、八時間寝ているのに対して、日本の大学生は六時間ほどである。国民全体の平均では日本人と並んで睡眠時間が短い韓国でも、大学生は七時間ほど寝ている。
　乳幼児の睡眠時間を比較しても、日本の短さがわかる。図3は主要九ヶ国の乳幼児の睡眠時間を比較したものである。もっとも寝ているニュージーランドと日本では一時間半以上の差がある。乳幼児の場合は特に生後間もないということもあり、それほど身体的な差があるとは考えにくいので、この差はまさに文化的・社会的要因によるものと考えられる。すぐに考えられるのは周囲にいる家族の影響、特に母親の影響である。これについては後述する。

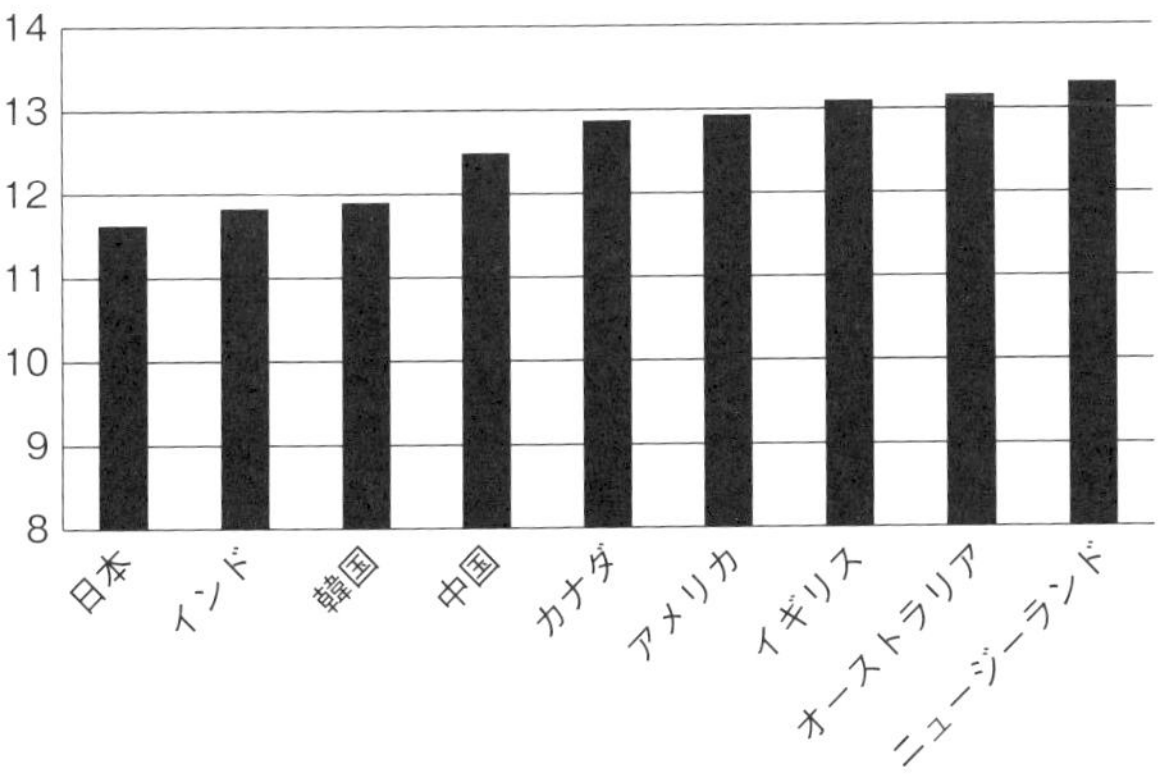


図3　乳幼児の総睡眠時間の国際比較　（岡田 2017）

　睡眠時間を男女別に見た比較もある。図4は主要先進国の睡眠時間を男女別に見たものである。これを見ると、日本は他の国と比べて睡眠時間が短いという特徴に加えて、もう一つの独自性が現れる。他の国ではすべて女性の睡眠時間が男性のそれよりも長いのに対して、日本だけが女性の睡眠時間が男性よりも短いのである。生理的には女性の方が男性よりも長く眠る必要があるようなのだが、[1]日本ではそれにも関わらず女性は睡眠時間が短い。日本の女性は、文化的・社会的な要因により、眠らされていない、つまり起きていること

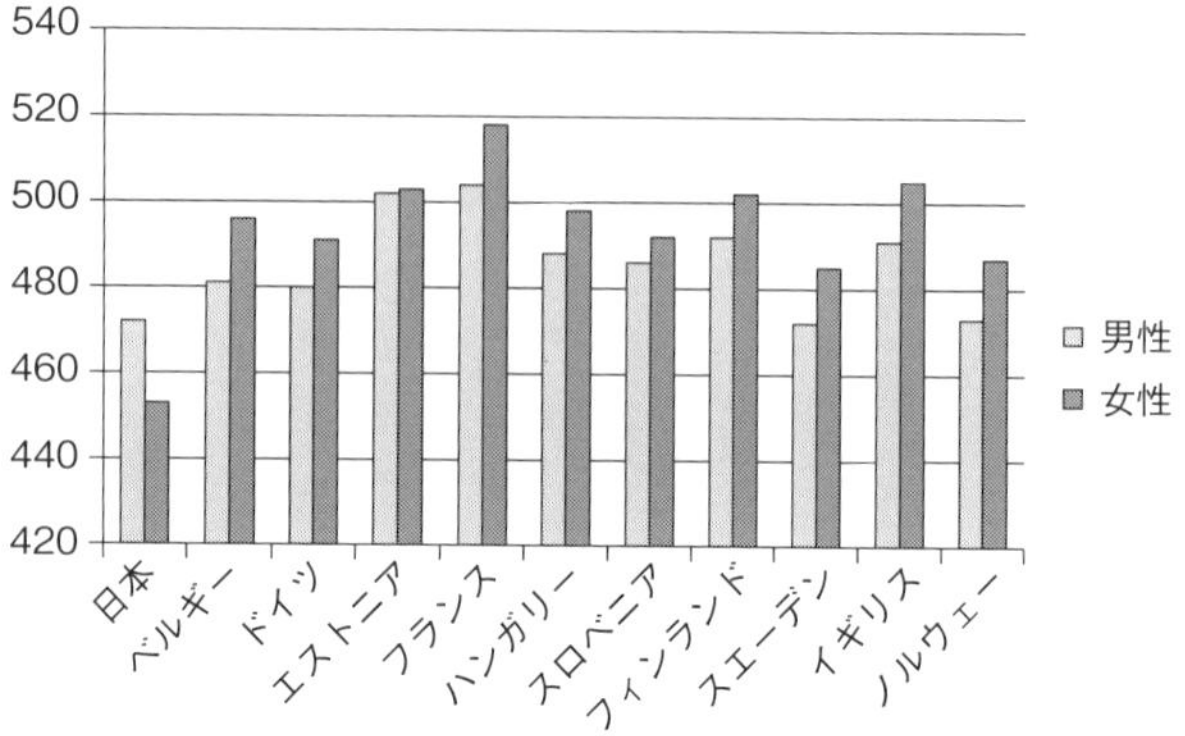


図４　主要国男女別の睡眠時間（単位：分）　（太田 2006）

を要求されているのである。

　以上のようなデータを見ると、多くの日本人があまり寝ていないということ、つまり日本が「不眠大国」であるというのはよく理解できるであろう。

　アメリカのシンクタンク、ランド研究所が睡眠不足による経済損失というのを計算している。これによると睡眠不足による日本の経済損失は約一五兆円だという。[2] これは日本のＧＤＰの約三％であり、日本の人口を一億二五〇〇万人とすると、一人当たり一二万円、つまり平均で毎月一人あたり一万円の損失となる。この点においてＯＥＣＤの五ヶ国を比較しても日本がもっとも大きく、他の国の場合は、アメリカがＧＤＰの約二・二八％で、英国、ドイツ、カナダは二％以下となる。

## 3. 眠らないのか、眠れないのか

　睡眠時間が短い場合、「眠りたくとも睡眠の時間がとれない」という場合、つまり「眠れない」場合と、「起きていて別のことをしていたいので、結果として睡眠時間が短くなる」という「眠らない」場合の二つがあると考えられる。睡眠時間が短いという現象を見る場合、その要因を考慮する場合はこの二つを分けて考えた方がわかりやすい。日本の場合を考える際にもこの区分はある程度有効と考えられるので、以下この区分をもとにして、日本人の睡眠時間が短い文化的・社会的要因を考えてみる。

まず、「眠らない」場合、すなわち眠る時間はあるのだが、別のことをしていたいので、結果として睡眠時間が短くなるという場合を考えてみる。眠るよりはもっとしたいことがあり、自らの意志で起きているという場合である。

これに関連する要因としては、日本では娯楽が豊かにそして多様になったことが挙げられる。二四時間見られるテレビ放送にラジオ放送、インターネットによる動画配信、ＳＮＳなど娯楽は多様化し、我々の生活に定着している。どの娯楽をどのように楽しむかは人により異なり、また時代によって変化するのだが、娯楽が昼間のみならず夜間も、二四時間休みなく利用できるようになったことによって日本人は眠らなくなり、結果として睡眠時間が短くなっていると考えられる。

総務省の『情報通信白書』によると、日本人のインターネット利用時間は平均で二〇一六年の約一〇〇分から二〇二一年には約一七〇分に上昇しており、五年間で約七〇分増えている。これを二〇代に限定するならば、二〇一六年は約一五六分だったものが、二〇二一年には約二五五分となっており、約一〇〇分の増加となる。二〇二一年、二〇代は一日平均四時間以上インターネットを利用していることになる。休日だとこれが約二九四分となり、約五時間となる。

もちろんこれらのインターネットなどを利用しての娯楽が豊かになったのは、日本のみならず世界的

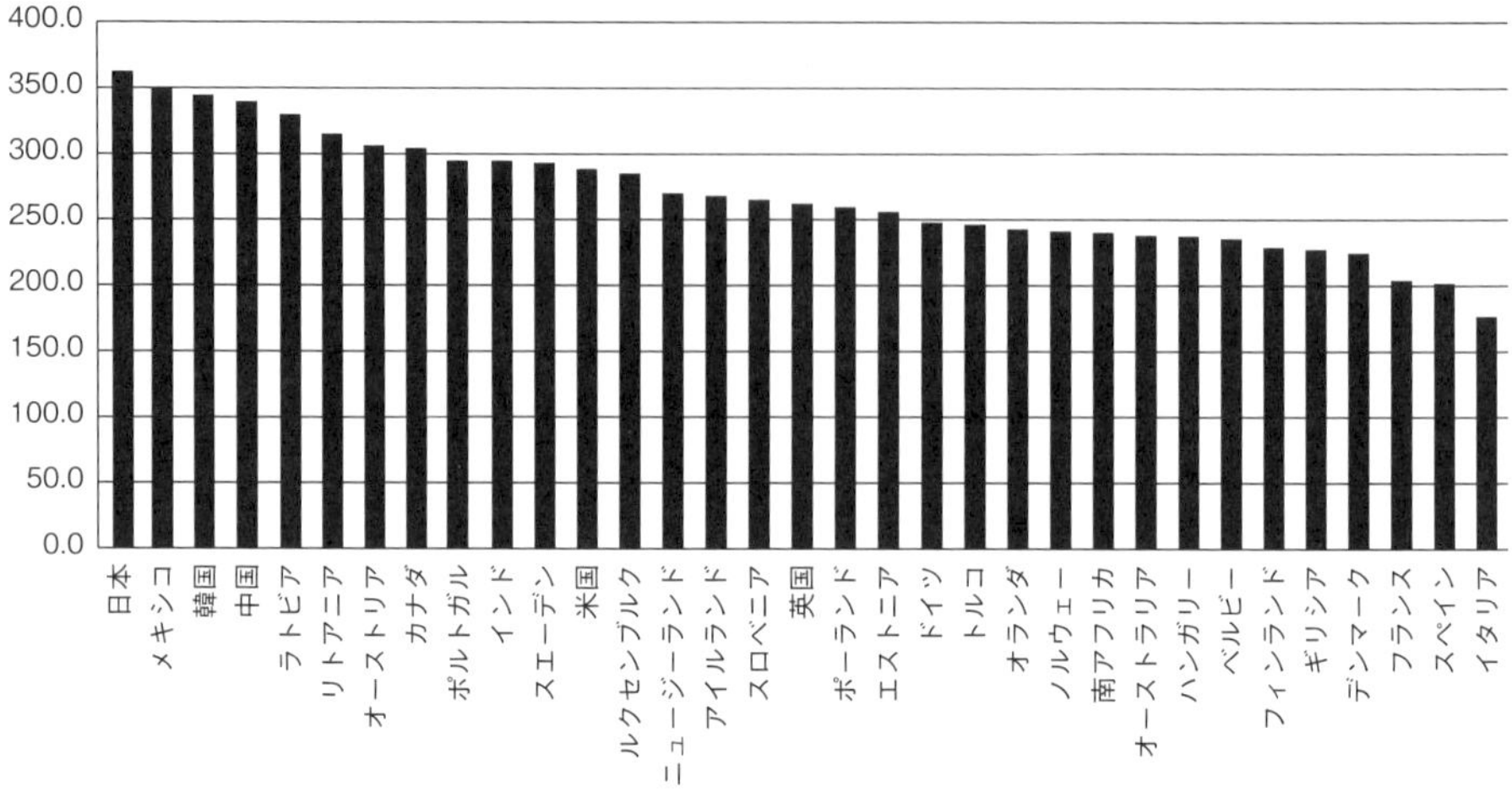


**図 5　労働時間の国際比較（1 日あたり：分）**　　（OECD. Stat, 2021）

な傾向であるが、日本が娯楽の豊かさ、多様性という意味で、世界で群を抜いていることは確かであろう。その意味で、娯楽の豊かさと多様性が日本人の睡眠を短くしている一つの要素であることは否定できないだろう。

次に、「眠れない」場合、すなわち「眠りたくとも睡眠の時間がとれない」場合を考えてみよう。これについては、日本人が直面しているいくつかの状況に分けて、これに関わる文化的・社会的要因を考えてみたい。

### 3・1　労働者の場合

まず、日本の労働者の場合、大きな影響を与えていると考えられるのが、労働時間の長さである。労働時間が長いので、結果として睡眠時間が短くなると推察される。

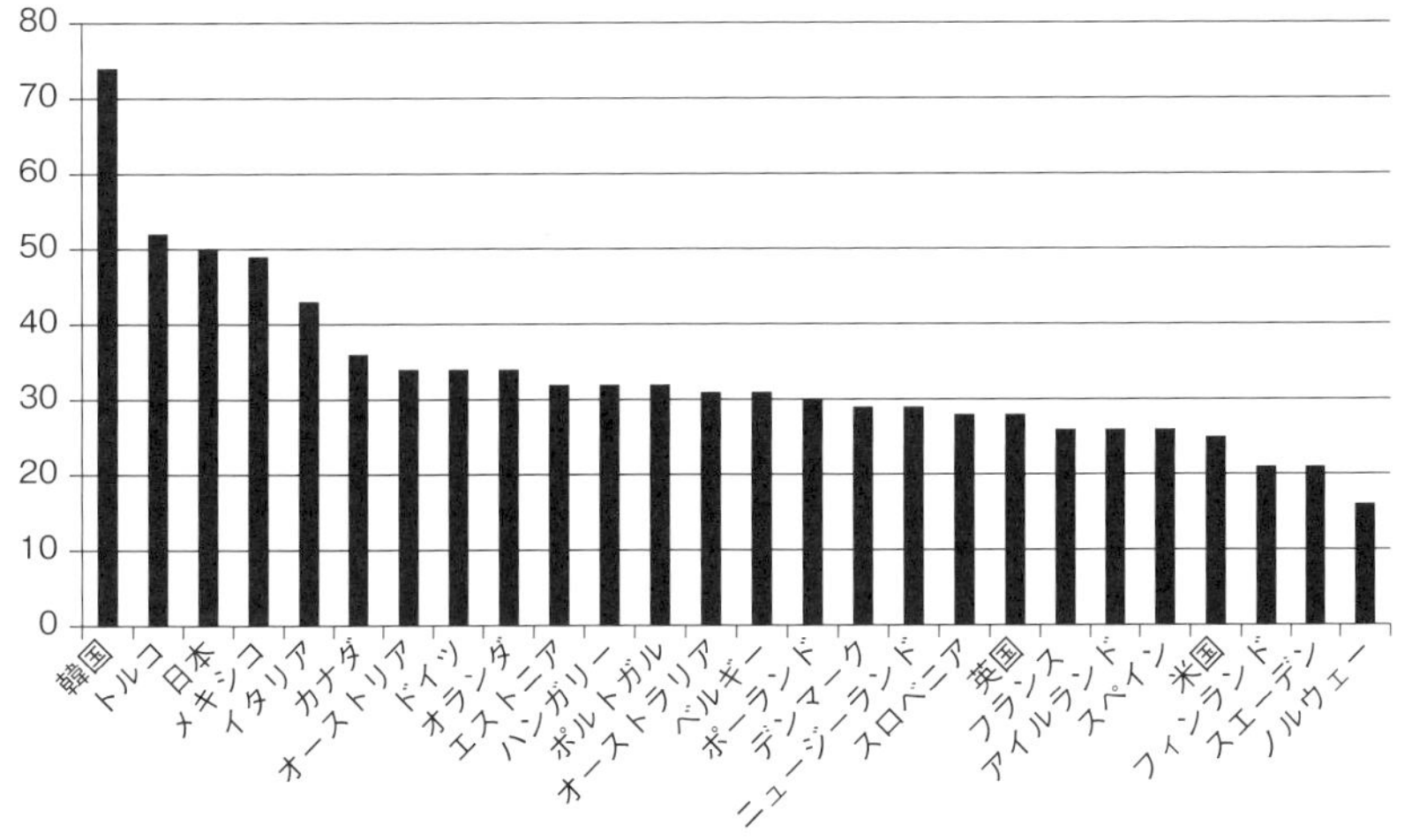


**図６　男性の通勤時間の国際比較（１日あたり：分）**

（OECD based on data from National Time Use Surveys, 2014）

**図５**はＯＥＣＤの生活時間による調査から、労働時間を国別に比較したものである。ここでの労働時間は有償労働時間[3]を示し、男女ともに一五歳から六四歳までの人口の平均値である。これによると、日本は主要先進国の中でトップとなる。もっとも短いイタリアと比較すると日本人の労働時間は約二倍となる。[4]労働時間が長いので、これにより睡眠時間がけずられていることが推察される。なお、労働時間と睡眠時間との関係については、後に詳しく触れることとする。

これに加えて、日本の都市の場合、通勤時間が長いことを付け加えなければならない。**図６**は主要先進国の通勤時間の比較である。これによると日本は韓国、トルコに次いで長く、一日約五〇分となる。これは全国平均であるが、都内に勤務するサラリーマンに限定してみると、平均の通勤時間は片道で五八分であり、一時間を超える人の割合は半数以上となる。[5]通勤時間が長いことから、

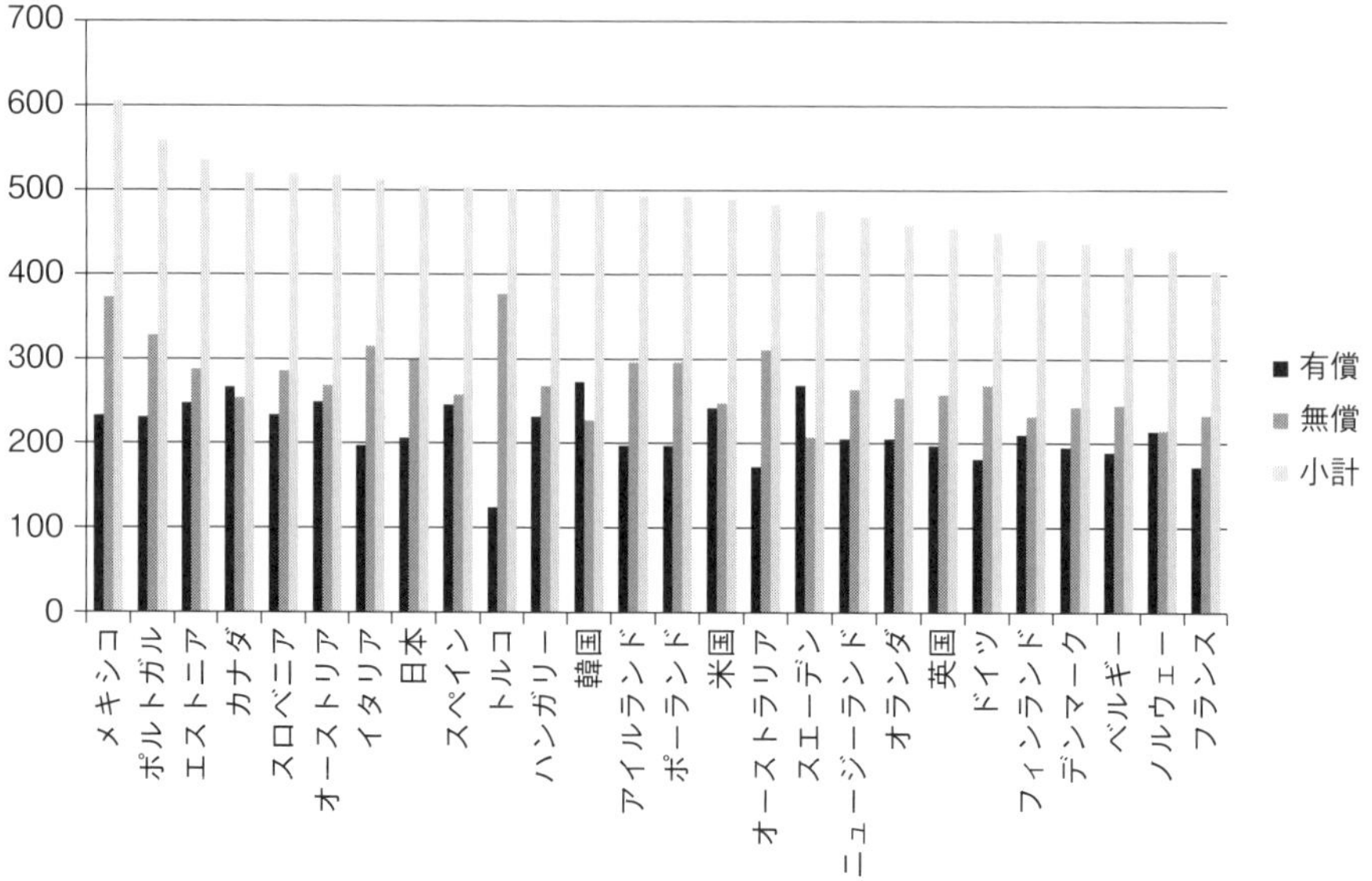


**図7　女性の労働時間（有償＋無償）の国際比較**

（OECD based on data from National Time Use Surveys, 2014）

多くの人が睡眠時間を確保できないのは容易に想像できる。

## 3・2　女性の場合

以上の議論は、特に男性労働者の場合である。女性の場合を考えてみると、日本では女性が専業主婦で職に就いていなかったり、非正規雇用者であったりする割合が高いという現状があり、平均をとると有償労働の時間は短くなる。しかしながら家事を含めた労働時間（有償労働時間と無償労働時間との合計）となると、日本は長い国の一つとなる（**図7**）。これは日本の場合、男性があまり家事をしないことから女性が家事をする時間が長くなり、その結果、女性の睡眠時間は短くなるということになる。

## 3・3　学生の場合

日本では学生の睡眠時間も他の国と比較して非常に短い。大学生の場合は既に図2で見たが、小中高生の場合でも特に近年、この傾向は強くなっている。一九六〇年から二〇〇〇年の四〇年の変化を見てみると、一日あたりの睡眠時間は、小学生で四二分、中学生で七六分、高校生では九六分、短くなっているというデータがある。

　学生の場合、「眠れない」という視点から考えると、労働者と同様に、通学時間が長いことが睡眠時間が短い原因として挙げられる。また、日本の場合、クラブ・サークル活動を行ったり、塾へ行ったり、家庭学習の時間が長くなることが睡眠の時間をけずる要因として考えられる。

　大学生に限定するならば、外国の大学の場合は、寮で暮らす場合が多く、日本と違って通学時間がほとんどかからないという差がある。また日本の学生はアルバイトをする割合が高く、七割から八割の大学生がアルバイトをしている[6]のに対して、海外の大学の場合には、学期中に限定すれば学業への専念のため日本ほどアルバイトをしないという差もあり、それが睡眠時間の確保にも影響を与えていると考えられる。

　他の要因を考えると、若者の場合は、自らの意志で起きていて他のことをしているという、「眠らない」娯楽の要素も考えられる。特に日本の大学生の場合、ＳＮＳの利用などの時間が長いことも重要な点である。前述したように、日本人の二〇代は、平均で毎日四時間以上インターネットを利用しているのである。

## 3・4　子どもの場合

日本の子どもの睡眠時間が短いことの文化的・社会的要因を考えてみよう。近年問題視されているのが、親の夜行型の生活に子どもを同伴させ、結果として子どもの就寝時間が遅くなっているという現象である。夜にファミリーレストラン、居酒屋、コンビニを訪ねる親の生活に子どもを同伴させるという現象が報道されている。このことにより子どもの睡眠時間が短くなっていると推察される。

また、小学生の高学年の場合は学生の状況と重なるが、塾や習い事など子どものやるべきことが多くなり、これに親の忙しさも加わって夕食の時間が遅くなり、眠る時間が短くなるという現象も考えられる。

乳幼児の場合、睡眠時間が短いのは家族の影響が大きい。母親の労働時間と乳幼児の睡眠時間とは、負の相関関係があるとされる。アメリカの事例だと、母親が忙しい（労働時間が長い）と、乳幼児の睡眠時間が短くなるという調査結果がある。[7] 日本の場合ならば、女性の労働時間（有償・無償を含む）が長く、睡眠時間が短いために、子どもの睡眠時間が短くなるとしてよいであろう。

また、これは育児に対する考え方の違いも関係すると考えられる。日本では「川の字に寝る」という表現があるように、親（特に母親）と子どもが一緒に寝ることが望ましいという考え方が強い。これに対して西洋では、子どもの自立心を育てるために早い段階から親と別に寝ることが望ましいとされる。このため、親の就寝時刻が遅くなることが子どもに与える影響は少ない。これについては、小さい子どもに個室を与えることが難しいという、日本の住宅事情も関連するだろう。

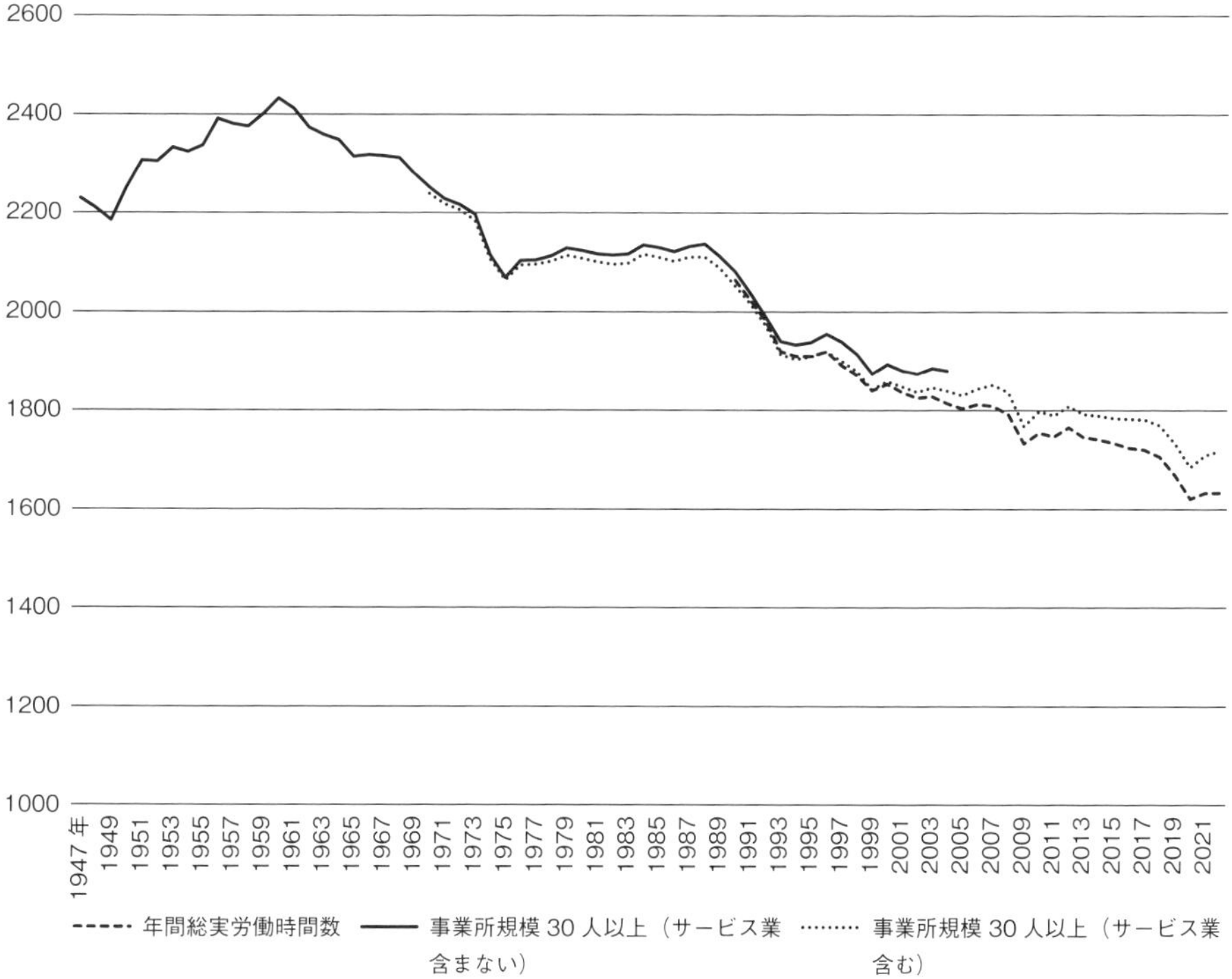


**図 8　日本の労働時間の推移**　（厚生労働省「毎月勤労統計調査」）

## 4. 労働時間について

以上、様々な集団別に日本人の睡眠時間を短くする文化的・社会的要因を考えてきた。この中でもっとも影響が大きいと考えられる労働時間との関係について、もう少し詳しく見てみよう。

日本人の労働時間が主要先進国の中でもっとも長いこと、同時に睡眠時間がもっとも短いことを考えると、労働時間の長いことが、睡眠時間の短さを導いていることは容易に想像ができる。しかし日本人の労働時間の推移については、ここ数十年で減少を続けているという統計がある。厚生労働省の「毎月勤労統計調査」によれば、一人平均年間総実労働時間数は、一九六〇年代から二〇二〇年代にかけて、約二四〇〇時間から約一七〇〇時間へと大きく減少している（図8）。このことから考えると、労働時間が長いことが、睡眠時間が短くなることを導くとは単純には考えられないことになる。既に述べたように、ここ半世紀で日本人の睡眠時間は約一時間減少している。この間、労働時間が短くなったとすれば、労働時間が長いことが睡眠時間が短いことの説明にはならない。

実は労働時間を正確に把握するのは難しいと言われている。労働時間の計測の仕方には、一つは事業所に対する調査（事業者統計）によるものがあり、もう一方で労働者個々人に対する調査（世帯統計）がある。事業者統計では「賃金を支払った時間」のみが回答されることから、不払い残業時間を把握することができないなど、実際の労働時間よりも少なく現れるという問題がある。これに対して世帯統計では、労働者の自己申告をもとにしているため、実際の労働時間が正確に反映されないという難点がある。

事業者統計では労働時間が短くなっているとされるのだが、近年の長時間労働やそれに伴う過労死の報道などをかんがみても、この事業者統計の調査結果は一般的な感覚とは乖離がある。そこで労働時間と睡眠時間との関連を調べるために、労働時間の変化をより丁寧に見ていくことにする。

労働時間に関する世帯統計は実際の労働時間が正確に反映されていないとされるが、ここでは個人の生活行動をより詳細に調査した黒田（二〇〇九、Kuroda 2009）の調査結果を見てみる。この調査は、労働時間と睡眠時間の変化の関係を目的にしたものではなく、政府の時短政策導入が有効に機能したのかを調べるという目的の調査であるが、本論の目的である労働時間と睡眠時間の変化の関係を見るためにも有用であるので、ここで利用することとする。

黒田は、個々人の二四時間の生活行動を一五分単位で記録する「タイムユーズ・サーベイ」と呼ばれる手法を利用して、日本人の労働時間をより精密に把握している。既に述べたように、事業所に対する調査では、実際よりも労働時間が少なく現れるなどの問題があるが、タイムユーズ・サーベイではこれを防ぐことができる。また一五分ごとの時間配分を求めているため、通常の世帯統計よりも詳しい調査結果が得られている。

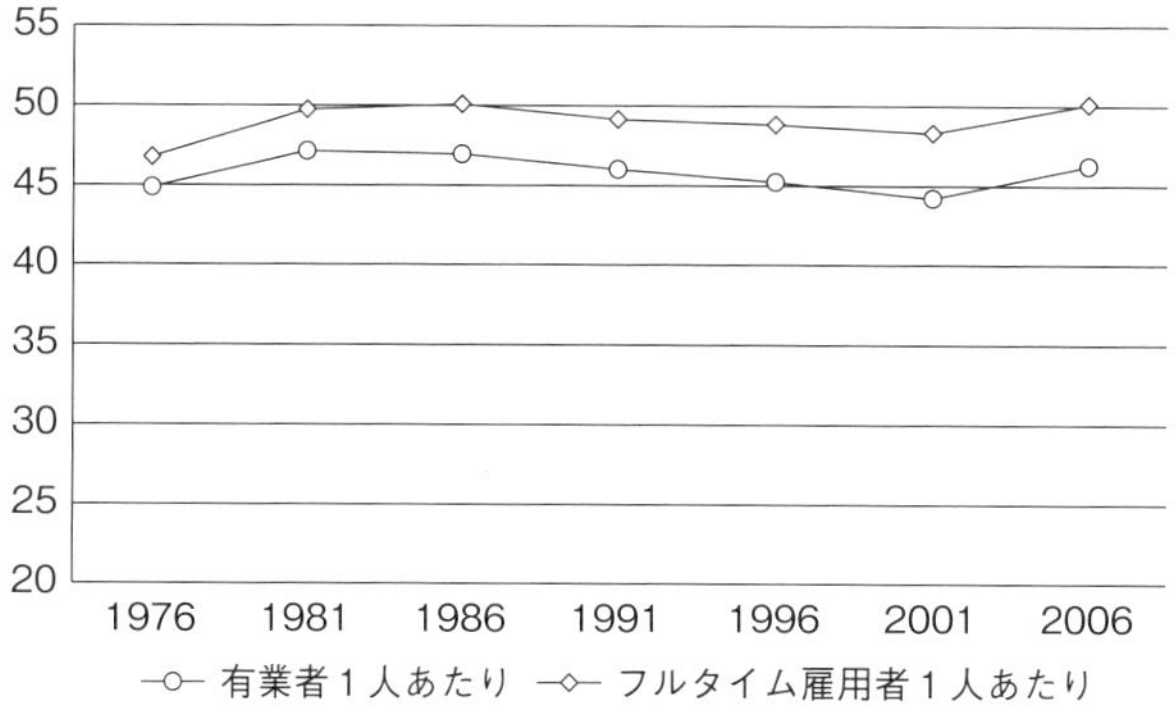


図９　週あたり労働時間の推移　（黒田2009）

以下、この調査結果から、本論の目的に関連した結果を抽出すると以下のようになる。

第一に、事業者統計による労働時間の調査では、日本人の平均労働時間は一九六〇年付近をピークにその後現在に至るまで徐々に減少しているのだが（図８）、タイムユーズ・サーベイによる調査では、一九七六年から二〇〇六年の三〇年間で、労働時間については有意な差はないということがわかる（図９）。フルタイム労働者一人あたりにすると、一九七六年から一九八六年にかけて二時間弱増加し、その後一九八六年をピークに緩やかに低下しているものの、二〇〇六年までの二〇年間では統計的に有意な差はない。これをフルタイムの男性に限定すると、

**表2　日本人の労働時間の推移（フルタイム男性）**

| | 1976 | 1981 | 1986 | 1991 | 1996 | 2001 | 2006 | 変化 1976-2006 |
|---|---|---|---|---|---|---|---|---|
| 平日 | 8.02 | 8.34 | 8.70 | 8.70 | 8.80 | 8.79 | 9.12 | 1.10 |
| 土曜日 | 6.10 | 6.47 | 6.64 | 5.76 | 5.19 | 4.88 | 5.03 | -1.07 |
| 日曜日 | 2.31 | 2.99 | 2.39 | 2.23 | 2.17 | 2.20 | 2.38 | 0.07 |

**表3　日本人の睡眠時間の推移（フルタイム男女）**

| | | 1976 | 1981 | 1986 | 1991 | 1996 | 2001 | 2006 | 変化 1976-2006 |
|---|---|---|---|---|---|---|---|---|---|
| 男性 | 週当たり | 56.58 | 55.71 | 54.09 | 53.37 | 53.34 | 52.84 | 52.44 | -4.14 |
| | 平日 | 7.92 | 7.82 | 7.57 | 7.40 | 7.40 | 7.31 | 7.22 | -0.70 |
| | 土曜日 | 7.97 | 7.95 | 7.66 | 7.81 | 7.81 | 7.82 | 7.81 | -0.16 |
| | 日曜日 | 8.96 | 8.66 | 8.57 | 8.54 | 8.54 | 8.48 | 8.51 | -0.45 |
| 女性 | 週当たり | 53.61 | 52.79 | 51.79 | 51.17 | 51.35 | 51.02 | 50.75 | -2.86 |
| | 平日 | 7.50 | 7.43 | 7.25 | 7.13 | 7.12 | 7.06 | 7.04 | -0.46 |
| | 土曜日 | 7.62 | 7.52 | 7.34 | 7.40 | 7.57 | 7.60 | 7.55 | -0.07 |
| | 日曜日 | 8.44 | 8.13 | 8.18 | 8.11 | 8.18 | 8.15 | 8.05 | -0.39 |

（表2、3　Kuroda 2009）

二〇〇六年までの四〇年間で労働時間はむしろやや増えている。

事業者統計を用いた政府の統計で平均労働時間が減少しているのは、黒田によればパートタイム労働者の増加の影響と不況による労働需要の低下によると推察され、フルタイム労働者、特にフルタイムの男性労働者に限定するならば、労働時間は必ずしも減少していないことになる（**表2**）。

第二に、労働時間を平日、土日で区分して変化を見てみると週休二日制の普及により土曜の労働時間は短くなったが、その代わりに平日の労働時間が長くなっていることがわかる。労働時間の総量は変化していないのだが、土曜に休むことが多くなることで平日の労働時間が長くなっている。このため、感覚的には労働時間が長くなっているととらえる労働者が増えていると考えてよいのであろう。

睡眠時間との関連を考えるならば、他の調査結果と同様に、全体として睡眠時間は減少しているのだが、週末よりも平日の減少幅が大きい（表3）。平日の労働時間が長くなったので睡眠時間をけずり、それを土・日の睡眠時間を長くすることで対応していると推察される。

黒田の調査からわかる第三の点は、労働時間以外の余暇時間の総量は大きく変化していないのだが、その内訳は大きく変化しており、睡眠時間は減少していることである。余暇時間の項目で増えているのは「趣味・娯楽」、「身の回りの用事」、「買い物」、「移動」等であり、一方で減少しているのは「テレビ等」、「交際・付き合い」、「睡眠」となっている。

以上のタイムユーズ・サーベイからわかるのは、日本人の睡眠時間が短いことの要因としては、労働時間が長いまま減少していないことから、やはり長い労働時間が大きく関わっているだろうという点である。事業者の統計では日本人の労働時間はこの数十年で短くなったとされるが、個人の生活時間の調査によれば、総労働時間は減少していない。そして週休二日制の普及により、土曜の労働時間が減少したが、その分、平日の労働時間が増えており、このため、平日の睡眠時間が減少していると考えられる。土日で平日の短い睡眠を補おうとしているが、十分には補えていないと推察される。

このことを同様な調査結果があるアメリカと比較してみる。アメリカでも労働者の生活時間についてタイムユーズ・サーベイが行われており、その結果を見てみると、一九七五年から二〇〇三年まで労働時間がほとんど変わらない点は日本と同様であるが、アメリカでは日本のように睡眠時間の減少は起こっていない[8]。これはアメリカの週平均労働時間が日本より男性で九時間、女性で八時間ほど短いことから、睡眠時間を減らす必要がないのだろうと考えられる。

タイムユーズ・サーベイからわかるもう一つの点は、労働時間の長いのは変わらないのだが、労働以外の余暇の時間に、睡眠を優先していないということである。労働時間が長いので十分に眠れないという状況があるにもかかわらず、睡眠を長くとらないで他の活動を優先していることになる。日本の労働者全体に「眠れない」という要因と「眠らない」という要因が同時に存在していると考えられる。

以上、日本人の様々な集団別に、日本人が「眠れない」文化的・社会的な理由を示してきたが、以下、日本人全体に存在するような「眠らない」という理由を考えてみよう。

## 5. 場の論理

まず、日本人の睡眠時間が短いことと関連する文化的要因として考えられるのが、「場」を共有することを重要視する日本人の考え方である。

中根千枝によれば、日本では地域・職場など一定の枠によって一定の個人が集団を構成する場合が多く、この場合は場を共有して感情的なつながりを作ることが重要視されるという[9]。

そして集団内の人間関係は、直接の接触が重要であり、接触が長く、激しい（濃い）ほど強くなる。したがって、集団の中での人物の評価は、その人物の能力や技術ではなく、場を共有する程度によって決められる。能力や技術が高くても場を共有しない者（すなわち他のメンバーと濃密な直接接触をしない者）

は低く評価され、能力・技術に関わらず、より長時間、他の者と場を共有する者は、高く評価される傾向がある。

このことを職場に適用するならば、職場での個人の評価は、長時間その場にいることがその人の高い評価につながることになる。これにより勤務が長時間となり、結果として日本人の睡眠時間が短くなっている可能性がある。

このことは「残業」に対する考え方の違いにも表れる。日本では、通常の勤務時間を過ぎて仕事をすることは、仕事に対する熱心さの表れとされ、プラスの評価がなされる。これに対して海外、特に西洋社会では一般に、決められた時間内に決められた業務を行うことが求められ、残業は時間内に業務ができなかった結果行うものであり、それは業務遂行能力が低いとされ、マイナスの評価となる傾向がある。[10]

## 6. 儒教的文化と睡眠観

もう一つ、日本人の睡眠時間が短いことに関連すると考えられるのが、儒教的な文化である。一般に東アジア地域は睡眠時間が短い。日本と韓国は、さまざまな睡眠に関する調査で、常時、もっとも睡眠時間の短い国となっている。中国については平均では睡眠時間は短くはないのだが（二〇二一年のOECDの調査では二番目に長い）、小中高生では八割が睡眠不足であり、大学生も五割以上が睡眠不足であるとの報告がある。[11] 以上のことから、睡眠時間の短さは、東アジア地域に共通する傾向であり、この地域で睡眠の短さに関連する文化的要素を考えると、儒教的文化の影響が考えられる。[12] 儒教的な文化から勤勉が尊ばれ、勤労精神が発達し、その結果として労働時間が長くなり、睡眠時間が短くなると推察される。

これを特に日本の場合で考えてみる。日本の儒教文化の影響については、実証的に示すことが難しいのだが、その関連は貝原益軒の『養生訓』の時期から見ることができる。貝原益軒は江戸時代の儒学者であり、『養生訓』は江戸時代の初期に出版された健康の指南書である。この『養生訓』では、人間には「性欲、食欲、睡眠欲、べらべら話す欲」の四つの欲があるとされ。睡眠はこの四つの欲のうちの一つとして考えられている。そして『養生訓』では健康のためには「睡眠時間を短くせよ」と説くのである。「睡眠が多いと、元気が循環しないで病気になる」とし、「はやく寝ると食事が停滞して害がある」という。[13] この『養生訓』は当時の健康の指南書としてベストセラーになったとされ、これ以降の日本人の睡眠に対する考え方に一定の影響を与えたと考えても不思議ではないだろう。

このような儒教文化では眠りは「休息」とされ、それは「何もしていない」時間であり、「リフレッシュする」というような、積極的な意味は考えられてこなかった。睡眠を多くとるのは「怠慢」であり、「怠惰」とされる。睡眠はできれば少ないに越したことはない「必要悪」とされてきたのである。これにより日本では、睡眠時間をけずって労働や作業をすることが美徳と考えられてきた。睡眠時間を短くして偉業を成し遂げた人の話が語り継がれ、努力をするという行為を表すために、眠いのに眠らず、睡眠時間をけずるという行為が、テレビ・映画などでは典型的なシーンとして描かれてきた。

このような日本の状況に対して、「十分な睡眠と適度な運動」が健康な身体を作ると考えている社会もある。一般に西洋社会ではこの傾向が強い。このため睡眠時間を短くすることは健康によくないという考え方が普及している。仕事のために睡眠時間をけずることは、時間の管理ができていない証拠とみなされる傾向が強い。一定の時間の中で、いかに仕事の効率を上げるかが問われるのである。

## 7. おわりに

これまでの議論をまとめると以下のようになる。日本人の睡眠時間が短いという現象には、さまざまな文化的・社会的要因が関わっている。さまざまな集団ごとに睡眠時間が短い現象については、ある程度実証的な要因を示すことが可能である。

「眠らない」という要因、すなわち眠る時間はあるのだが、自ら起きていることを選択して寝ていないという場合には、日本の多様で豊富な娯楽を大きな要因として挙げることができる。

これに対して「眠れない」という要因、すなわち眠る時間がとれないという要因を考えるならば、労働時間の長さや通勤・通学の時間など、拘束時間が長いという要因が考えられる。睡眠時間がこの半世紀で一時間ほど短くなったこと、そしてその時期が日本の高度経済成長の時代と重なっていることを考えると、特に労働時間の長いことが、日本人の睡眠時間を短くしている主要な原因と考えるのは妥当である。

しかしその日本人の労働時間については、この半世紀で睡眠時間が短くなったが、その間、労働時間が長くなったというわけではない。個人の生活時間の調査ではそれほどの変化はなく、土曜の休日が増えた分、平日の労働時間が多少増え、感覚的には労働時間が長く感じられていると推察される。このことは平日の睡眠時間の減少が土日よりも大きいことが示唆している。

一方で長い労働時間が短くならないという「眠れない」状況があると同時に、労働以外の時間を睡眠に充てずに、他のことに充てているという「眠らない」という状況もある。そこには、睡眠が健康のために必要であり、一定時間の睡眠をとるべきだという考え方がなく、睡眠は長くとる必要はない、できれば短いに越したことはないという、睡眠を軽視する考え方が日本人には強く根付いている。

日本人全体にわたって存在すると考えられる、このような「睡眠を軽視する」傾向は、実証的に示すのが難しいが、そこに関連すると考えられる文化的・社会的要因を二つ示した。すなわち、一つは「場」をともにすることが重要視される日本独自の文化である。このことにより、社会の中での自己の評価を上げるため、あるいは下げないようにするために、職場や組織での滞在時間を長くし、そのために睡眠時間が短くなっていることが推察される。もう一つは、東アジアに共通する儒教的文化である。勤勉を重視する儒教文化では、眠りは「何もしないこと」であり、怠慢、怠惰の象徴と考えられ、眠りは短いに越したことはないという考えのもと、睡眠時間が長くなることはなかったのである。

以上、日本人の睡眠時間が短いという現象に対して、その文化的・社会的要因を示した。日本社会では時間がなくて「眠れない」という要因と、時間があっても「眠らない」という要因が同時に存在していると考えられるのである。

われわれの生活に身近な、日本人の睡眠時間が短いという問題を考えることで、睡眠と文化の問題を考える以後の数多くの論考の導入としたい。

**注**

1 Suarez, E. C. 2008.
2 Hafner, M. et al. 2016.
3 ＯＥＣＤの区分では、労働は有償労働と無償労働に区分され、家事などは無償労働時間とされていて、ここには含まれていない。
4 イタリア人の毎日の労働時間が日本人の半分というわけではなく、一年の労働時間を日数で割っているので、有給休暇など休日が多いと、それだけ平均時間は短くなる。
5 アットホーム（二〇一四）。
6 全国大学生活協同組合連合会「第58回学生生活実態調査概要報告」。
7 Kalil, Ariel et al. 2014.
8 Aguiar, Mark, and Erik Hurst, 2007.
9 中根千枝（一九六七）。
10 これは海外ではジョブ型雇用が一般的であるが、日本の雇用制度では必ずしも労働者の業務が決められていないメンバーシップ型雇用であることが関係すると考えられる（濱口二〇〇九）。
11 「人民網日本語版」二〇二二年三月二日版。
12 台湾も漢民族が多いため儒教文化の影響が考えられるのだが、台湾の場合は亜熱帯に属することから日中の気温が高く、そのため昼寝をとる習慣が一般的である。このため儒教文化と睡眠時間の短さの関連は認めにくい。
13 『養生訓』二七～二八頁。

**文献一覧**


アットホーム（二〇一四）「『通勤』の実態調査二〇一四―首都圏版―」
https://athome-inc.jp/news/data/questionnaire/tsukin-shutoken-201407/
ＮＨＫ放送文化研究所『生活時間調査』（二〇〇二、二〇一六）
太田美音（二〇〇六）「さらなる利活用を目指して」総務省統計局労働力人口統計室
岡田（有竹）清美（二〇一七）「乳幼児の睡眠と発達」『心理学評論』六〇巻三号

貝原益軒（二〇二〇）『養生訓』（松田道雄訳）中央公論新社
神山潤（二〇一〇）『ねむり学入門―よく眠り、よく生きるための16章―』新曜社
黒田祥子（二〇〇九）『日本人の労働時間は減少したか？　1976–2006タイムユーズ・サーベイを用いた労働時間・余暇時間の計測』ISS Discussion Paper Series j-174
厚生労働省「毎月勤労統計調査」
全国大学生活協同組合連合会「第58回学生生活実態調査概要報告」https://www.univcoop.or.jp/press/life/report.html
総務省（二〇二一）『令和三年版情報通信白書』https://www.soumu.go.jp/johotsusintokei/whitepaper/ja/r03/pdf/index.html
豊田由貴夫（二〇一五）「なぜ日本人は眠らないのか―不眠の文化的要因―」『こころの科学』一七九、七五～七九頁
中根千枝（一九六七）『タテ社会の人間関係』講談社現代新書
濱口桂一郎（二〇〇九）『新しい労働社会―雇用システムの再構築へ―』岩波新書
Aguiar, Mark, and Erik Hurst（2007）. Measuring Trends in Leisure: the Allocation of Time over Five Decades. *Quarterly Journal of Economics*. 122（3）, pp. 969–1006.
Hafner, Marco et al.（2016）. *Why Sleep Matters — the economic costs of insufficient sleep: A cross-country comparative analysis*, Rand Corporation.
Kalil, Ariel et al.（2014）. Work Hours, Schedules, and Insufficient Sleep Among Mothers and Their Young Children. *Journal of Marriage and Family*, 76:891–904.
Kuroda, Sachiko（2009）. *Do Japanese Work Shorter Hours than before?: Measuring Trends in Market Work and Leisure Using 1976–2006 Japanese Time–Use Survey*, Discussion Paper, No. 419, Institute of Economic Research, Hitotsubashi University.
OECD based on data from National Time Use Surveys, 2014.
OECD. Stat, 2021.
Suarez, Edward C.（2008）. Self-reported symptoms of sleep disturbance and inflammation, coagulation, insulin resistance and psychosocial distress: Evidence for gender disparity. *Brain, Behavior, and Immunity*, Volume 22, Issue 6, pp. 960–968.

# 第Ⅰ部

# 睡眠の「歴史と環境」をたどる

睡眠の文化的な側面として、寝具や寝室などの睡眠環境とその歴史に焦点をあてる。

第1章

# 日本における寝具の歴史

岩田有史・睡眠文化研究会

本論文では日本における寝具[1]の呼称と材料の変遷に焦点を当て、その歴史を概観する。日本の寝具は、古代から現代に至るまで、それぞれの時代の生活や技術の変化を映し出し、その姿を変えてきた。これらの寝具がどのように進化し、どのような社会的・文化的背景がそれを形作ったのかを探求する。この試みを通じて、寝具が単なる生活用品ではなく、日本の文化を反映する興味深い眠りの道具であることを明らかにしたい。

## 1. 寝具のルーツ　材料／植物の材　時代／古代

古代日本における睡眠の場は、旧石器時代から縄文時代初期にかけて大きく変化した。旧石器時代には、人々は狩猟・採集を行い、常に移動する遊動生活を送っていた。彼らの寝場所は、短時間だけ使用される洞窟や仮設の小屋が便利であったろうと想像される。

第2章の小沢の論考にあるように、定住が始まったあとの住居は竪穴住居を起源とし、日常生活の大半は屋外で営まれ、住居は主に夜間に利用される寝場所であった。竪穴住居の遺跡で、床面の一部を一段高くする土壇状の構造が見られる。室内空間を低い部分と高い部分に分け、土壇状の上が寝場所として機能していたと考えられる。そこに敷かれていた植物の材が最初の寝具であったろうと推測される。[2]

## 2. 畳（たたみ）　材料／菅、皮、真菰（まこも）、麻糸、藺草（いぐさ）、藁など　時代／古代〜現代

### 2・1 『古事記』の中の畳

ここからは、資料の記述に残された呼称と材料を中心に、様々な寝具の歴史を追っていきたい。

『古事記』の中には、神武天皇と皇后イスケヨリヒメの婚姻に関するくだりがある。「葦原のしけしき小屋にすがタタミいやさや敷きてわが二人寝し」という一節があり、一面の葦原にある簡素な住居の中に「すがタタミ」をさっと敷いて二人で寝たという。この「すがタタミ」は現在の畳とは異なり、御座《ござ》

か薄べり、もしくは筵《むしろ》や薦《こも》に近い形状のもので、いわゆる敷き寝具の一種であったと思われる。

タタミという言葉の語源には複数の説がある。一つは「タ（手）アミ（編）」から転じて、「手編みのもの」という意味であるとする説であり、もう一つは「タタム」という動詞から派生し、「用のない時は折りたたむ」または「タタミ上げ（積み重ね）て用いる」という用途から来ているとする説であるが、統一的な見解は定まっていない。

古代のタタミの用法として、一枚で使うよりも何枚も積み重ねる場面が多く見られる。一枚に重ね刺すのではなく、単に積み重ねられたと推測される。飛鳥・奈良時代になると、同じ形状の敷物を幾枚も重ねて綴じたタタミが出現する。薦を幾枚か重ね刺しにしたり、一枚の薦にじかに筵を綴じつけたりして作られ、布か皮で縁取られることが多かった。

## 2・2　正倉院に現存する聖武天皇の畳

正倉院に伝わる聖武天皇の寝台に付属していた畳は、黒地《くろじ》錦《にしき》端《べり》の畳とされる。この畳は、真菰《まこも》の筵を六枚重ね、麻糸で縫い合わせて芯とし、表には藺筵《いむしろ》（藺草《いぐさ》の比較的織り目の細かい敷物）、裏には麻布を縫いつけ、花模様の縁を取ったものであった。真菰の筵は、真菰（イネ科の植物）を用いた比較的織り目の粗い敷物とされる。『続日本紀』には、畳作りが巧みであった秦刀良《はたのとら》のことが記されており、奈良時代の上級社会では、既に畳作りが盛んであったと推測される。

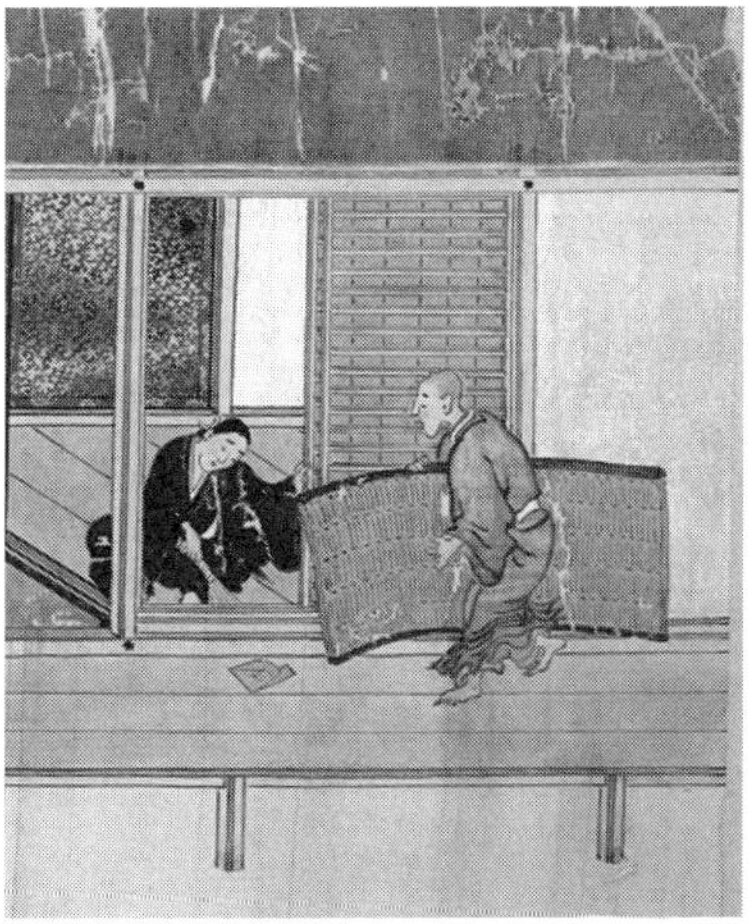

図1　畳を運び寝るしつらいを整える人
（『春日権現験記』ColBase より）

### 2・3　寝具から部屋の敷物へ

上述のとおり、畳は坐臥《ざが》の用具よりも寝具としての性格が強かった。この性質は、古代から中世に至るまで変わらなかったが、この間に畳の形状は変化し、中世のある時期には、今日の畳にほぼ類似したものが出現したようである。鎌倉時代末期の文献である『一遍上人絵伝』や『春日権現験記』においては、今日の畳にほぼ等しい厚みが記されている。

鎌倉・室町時代は、寝殿造から書院造への移行期であり、その完成は安土桃山時代になってからとされる。応仁の乱以降、中央や地方の建築物が焼失したことで、書院造の普及が加速した。室町時代の上流階級では、小部屋に総畳が用いられるようになったが、庶民の間では依然として畳の数が限られていた。特に貧しい家庭では薄畳や筵が使われており、庶民の住居は板敷きから脱却できていなかった。

## 3. 御床（ごしょう）

材料／木（ひのき）・鉄　時代／奈良時代

正倉院には、聖武天皇が使用したとされる寝台二基が残されている。現存するベッドとしては日本最古のもので、この寝台は「御床《ごしょう》」と呼ばれる（図2）。天平勝宝八年（七五六）に光明皇后が聖武天皇の

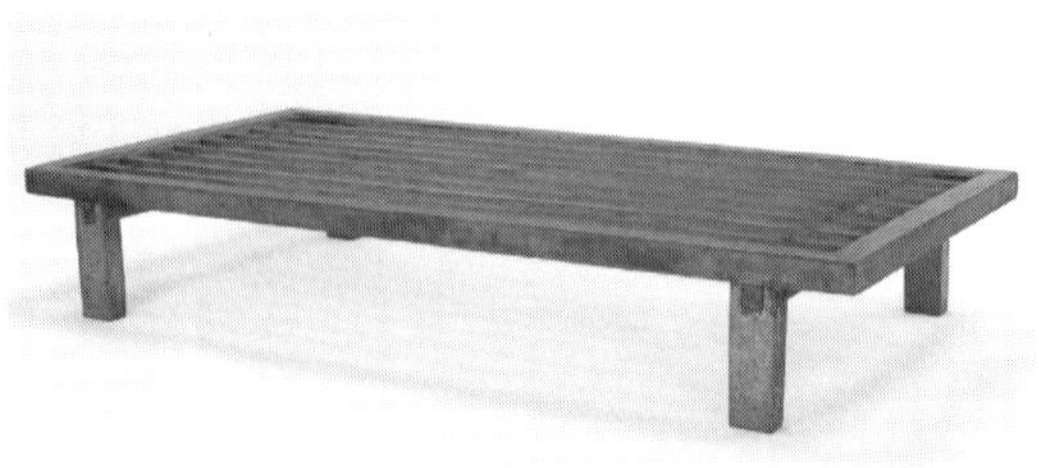

**図2　御床（正倉院宝物）**　長さ238㎝、幅119㎝、高さ39㎝。枠木の内隅や組手の下面には、ゆるみを防ぐために鉄製の隅金具が釘で打ち付けられており、堅固な組手が用いられている。

御遺愛の品として他の品物と共に東大寺に献納されたものとされる。

床面がスノコになっているのは湿気を避けるためと考えられる。二基を並べて聖武天皇単独で使用したか、ダブルベッドのように皇后と二人で使用したかについては明らかでない。装飾は控えめで、質実な作りになっている。

## 4. 褥（じょく）　材料／絹、藺草　時代／奈良時代

聖武天皇の「御床」の上には黒地の錦縁《にしきべり》の畳が敷かれ、さらに褐色地の錦の「褥《じょく》」が敷かれ、緑色の絹の袷《あわせ》の覆《おおい》がかけられていた。この褥は、表生地と裏生地の間に薄い詰め物が入ったものであり、一枚ものの筵とは異なる。これをマットレスの役割を持つ「畳」の上に敷いたのであれば、褥は今で言うベッドパッドや敷き寝具に近いものではないかと考えられる。

正倉院に保存される褥は、その特徴から、『国家珍宝帳』に記される「褐色地《かっしょくじ》錦褥一張《にしきのじょくひとはり》」とされる。真綿《まわた》と藺莚《いむしろ》の微細片がわずかに付着しており、真綿で包んだ藺莚を芯として、錦《にしき》を表地に、黄絁《きあしぎぬ》を裏地に用いたものと考えられている。

「錦」は一般的に、二色以上の色糸で文様を織り出した絹織物、また「絁」は、糸質が粗く、太い絹の糸で織られた平織の織物を示す。「真綿」は、文字だけを見ると、綿（コットン）と紛らわしいが、蚕の繭からつくられた繊維である。この時代、日本ではまだ綿花は栽培されていない。

## 5. 衾（ふすま）　材料／麻、絹、栲　時代／古代〜

古代においては、敷き寝具にあたるものを「たたみ」と称し、一方、掛けるものついては「衾《ふすま》」と呼んだ。「ふすま」の語源は、「臥裳《ふすも》」が転じたものであるとされる。ここでの「臥す」は横になること、「裳」は腰から下を覆う衣料を指し、その名が眠るときに体を覆うものであることを表している。「ふすま」には被、衾、裯の三種があり、衾は大型のものを指し、裯は一重のものを指すと解釈されている。

『古事記』には、ムシブスマやタクブスマという名の寝具が登場する。ムシブスマはカラムシ（苧麻）やキヌ（絹）を素材とする説があり、一方でタクブスマは栲《たく》（コウゾの古名）の樹皮を原料とした布であるとされる。また、奈良時代の山上憶良の「貧窮問答歌」に登場するアサブスマは、主に庶民が使用していた寝具であることを示唆している[3]。

平安時代の『源氏物語絵巻』には厚手の衾が描かれており、絹を詰めたものとされる。平安中期以降、衾の形状も変化し、長四角の衾から襟袖のある衾へと進化していき、四角の衾と併存していたと考えられる（図3）。

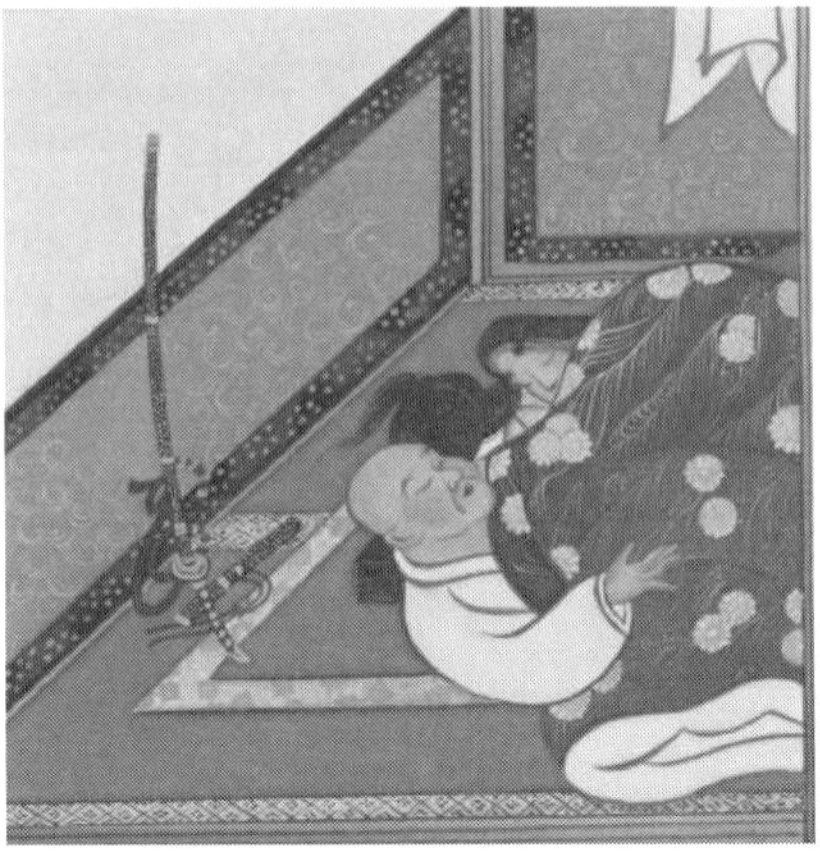

**図3　衾**　鎌倉時代には掛け寝具として襟袖のある衾が用いられていた。
（『春日権現験記絵巻』（模本）ColBaseより）

平安後期の『今昔物語集』には「直垂《ひたたれ》」という夜具の名称が現れる。[4] 直垂はもともと、平安朝の庶民の平服であり、中世には武家が一般的に使用し、近世には正装として用いられた上半身の衣服の名前とされる。その形状が襟袖のついた衾と似ているため、直垂衾《ひたたれふすま》と呼ばれ、略して直垂となったようである。

後述のとおり、安土桃山時代から江戸時代にかけては、「夜着《よぎ》」という襟袖のある上掛け夜具の呼称も登場するが、部屋の建具として襖障子《ふすましょうじ》が使われるようになり、その略称である「フスマ」と寝具の「フスマ」との混同を避けるため、夜着の呼称が用いられるようになったと推察される。

## 6. 蒲団（ふとん）　材料／蒲　時代／鎌倉時代～

「ふとん」についての一般的認識は、その起源や初期の用途とは異なる。現代では柔らかく、快適な睡眠を提供する綿などが詰められた寝具として親しまれているが、「ふとん」はもともと眠るための道具ではなく、座るための道具、すなわち座具として使用されていた。

「ふとん（蒲団）」の最古の文献記録は、一三世紀初頭に道元によって著された『正法眼蔵《しょうぼうげんぞう》』に見られる。この中で、坐禅を組む際に「坐禅のとき、袈裟《けさ》をかくべし、蒲団を敷くべし、蒲団は全跏《ぜんか》にしくにあらず」と記されており、座具としての蒲団の使用を示す最初の例となっている。鎌倉から室町時代の蒲団は、現在のふとんとは異なり、蒲で作られた円形の敷物で、坐禅などの際に座るために用いられた。

ちなみに、現在のように寝具としてのふとんに「蒲団」の字の他に「布団」とあてるようになったのは比較的後世のことであるが、それがいつなのか、はっきりとした年代までは分かっていない。

## 7. 夜着（よぎ）　材料／綿　時代／安土桃山時代〜

一六世紀後半以降、新たな寝具として夜着《よぎ》が現れ、江戸時代に入ると一般的となった。夜着は襟袖のついた直垂衾の形状の綿入れの寝具である。戦国時代から国内各地で綿花の栽培が広がりをみせ、綿が用いられるようになっていった。後述のように、綿は武具や陣幕、火縄銃の火縄の材料などの軍需品として需要度が高かった。戦国の世の収束とともに木綿は徐々に日常生活の中に流入していった。奈良興福寺の子院《しいん》であった多聞院で記された『多聞院日記』（一四七八〜一六一八年）には「夜着のワタ」「モンメン夜着」の記述があり、それにより夜着には木綿の綿が入っていたものと推測できる。西鶴の『武家義理物語』（元禄元年（一六八八））には夜着の形態が記されている。

一方、綿入れの夜着が広く浸透したかと言えばそうではなく、高価であるがゆえに庶民にはほとんど手が届かないものであった。江戸後期の随筆『堤醒紀談《ていせいきだん》』には、藩士でさえ寝具を簡単に所有することができず、ありあわせの綿入れ（綿を詰めた防寒衣）を被って眠りについていたとする様子が書き記されている。[5]

そして、この藩士がようやく作ったのが、「片袖夜着《かたそでよぎ》」と呼ばれる夜具であった。片袖夜着は半分が袖付きの夜着、半分が四角いふとんの形状をしたもので、夜着部分を上に被り、ふとん部分を下に敷いて、一枚の夜具を二つ折りにした状態で、その間にくるまって寝たという。

## 8. 猩々緋（しょうじょうひ）　材料／羊毛　時代／安土桃山時代〜
## 紙衾（かみふすま）　材料／和紙、柿渋　時代／安土桃山時代〜

日本の寝具の変遷の本流から少し外れて特殊な事例を二つ紹介する。

一つは豊臣秀吉の使った寝台である。本能寺の変の後、織田信長の後継となった豊臣秀吉が建設した大坂城は、金箔をふんだんに使用した建築や、彫刻が施された内装など、秀吉の権力を象徴する壮麗な城であった。その豪華さは秀吉の所有していた寝台にも表れていた。秀吉によって大坂城を案内された大友宗麟によれば、寝台は長さ七尺、幅四尺、高さ一尺四・五寸ほどで、金色の彫刻が施されたヘッドボードが特徴的で、その壮麗さは言葉では表せないほどであったという。シーツには、「猩々緋《しょうじょうひ》」と呼ばれる羊毛を手織された赤色の毛氈《ラシャ》が敷かれていたとされる。当時、ポルトガル人によってもたらされた豪華で異国情緒あふれる敷物類は、戦国大名の間で非常に珍重されており、宣教師たちもこれを贈り物として大名たちに進呈していた。特に緋色の猩々緋は人気があったらしい。

もう一つは安土桃山時代に現れた「敷衾《しきふすま》」と呼ばれた紙製寝具である。衾という語は掛け寝具を指すが、この「敷衾」とは、下に敷いたり、掛けふとんの下に用いたりされる多目的な紙製の寝具であった。

江戸時代に入ると「天徳寺」と称される紙の寝具の使用が見られる。江戸の困窮民や武士の奴僕《どぼく》たちが、夏季に使用していた紙帳《しちょう》（紙製の蚊帳）を秋になると売却する。これを賢明な商人が集め、ワラシベ（藁の穂の芯）などを内部に詰め、周囲を縫合して袋状に仕立て再販する。再販された紙衾は、困窮する人々が再び買い求め、高価な木綿わたのふとん代わりに使用し冬の寒さをしのいだのである。

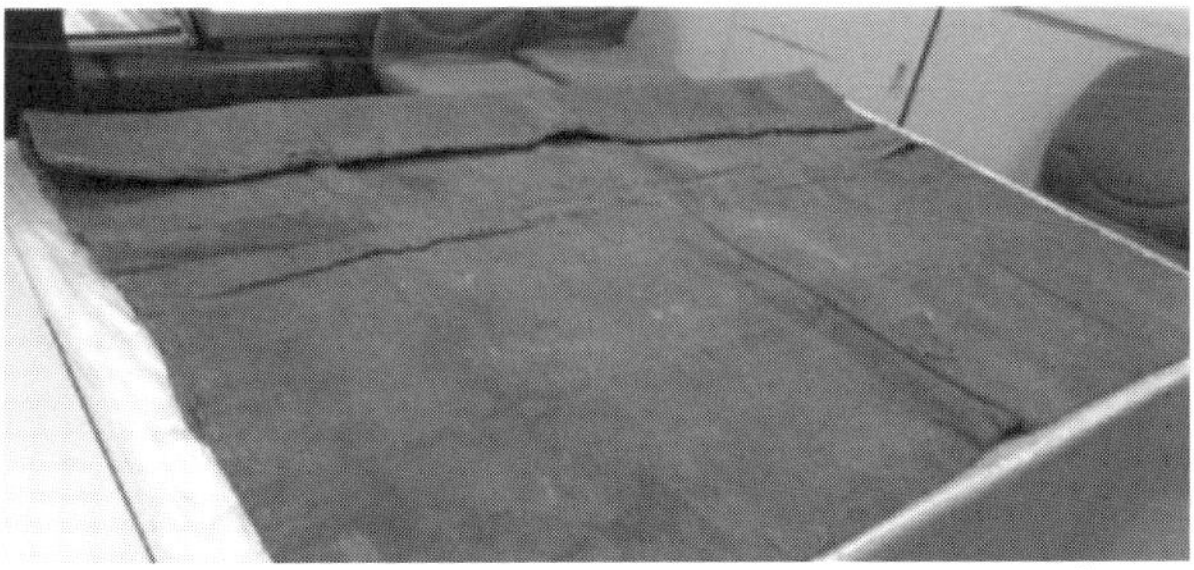

**図４　紙衾**　縦163㎝、横約139㎝。柿渋びき和紙製（華《け》井《い》和紙）。推定使用年代は江戸時代末期の安政頃。熊野の紙漉きの家で使用されていたものと伝わる。
（紙の博物館（東京都北区）所蔵）

紙製の衾は旅行用の寝具としても重宝されていたようだ。松尾芭蕉が旅の記録『紙衾の記』で触れた紙衾は、出羽（現在の秋田県と山形県）の最上の庄で受け取り、旅の終わりに門人に託したものである。

紙衾には丈夫な和紙が用いられ、柿渋での加工が施されていたものもあった。この加工は紙衾の耐水性と耐久性を高めるものであった。柿渋には防腐や殺菌の効果もあるため、衛生面でも効果があったと想像される。**図４**のような現存する紙衾を観察する限りでは、和紙がミルフィーユ状に重ねられているような形状で、中に詰め物は入っていない。

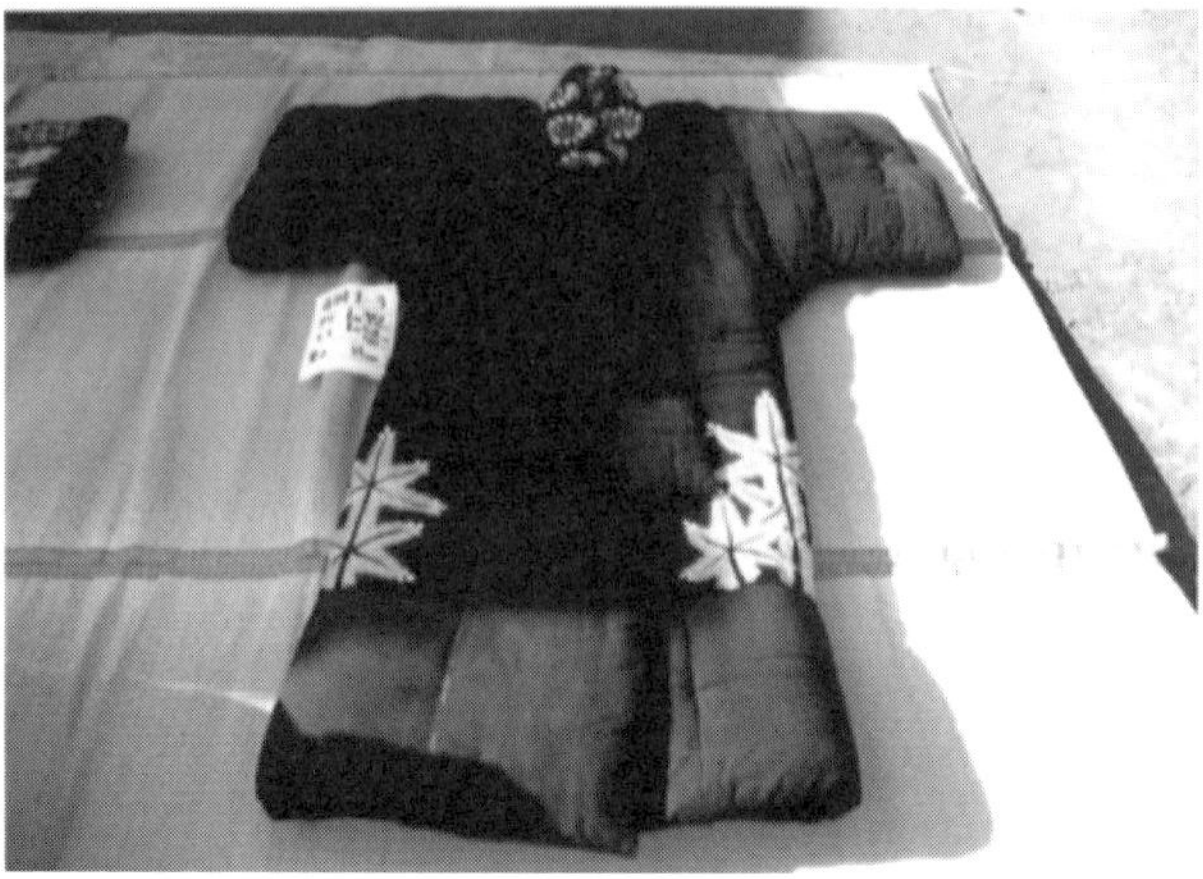

**図５　藍染の夜着**　信州・須坂市の田中本家は、江戸中期創業の幕末の豪商。当時の面影を伝える屋敷構えは、約100m四方を20の土蔵が取り囲む豪華なものである。その土蔵のひとつの中に長持ちに入れて寝具類が保管されていた。

（田中本家博物館所蔵）

## 9．ふとんを着て眠る暮らしへ

江戸時代以降の寝具の変遷の本流に話を戻そう。

松尾芭蕉の高弟として江戸時代前期に活躍した俳諧師・服部嵐雪による句「ふとん着てねたる姿や東山」は、元禄期（一六八八〜一七〇四）に成立したと見られ、江戸初期の寝具使用法についての興味深い視点を提供している。京都の東山がまるでふとんを着て寝ているように見えた、という意であろう。この句で用いられている「ふとん着て」という表現は、その当時としては比較的新鮮な響きを持っており、寝具の使用方法に関する変化の兆しを示している。近世日本において寝具としてのふとんが登場した当初、主に敷きふとんの形で使用されていたが、掛けふとんという概念はまだ広く普及していなかった。一般的に寝具は一七世紀前半には上方で「夜着・ふとん」という形で認識されており、夜着が身に纏う上掛けの寝具として、ふとんが敷くための寝具として用いられていた。この文化的背景の中で、「ふとんを着て寝る」という表現や概念が出現したことは、寝具の使用法における変化を示しており、この時期に新たな風俗が生まれつつあったことを示唆している。

## 10. ふとんをリードした遊郭

寝具の歴史において、ふとんが寝具として登場したことは、最も重要な出来事の一つといえる。この革新は、人々の睡眠環境に根本的な変化をもたらしただけでなく、日本の風俗における重要な役割も果たした。

江戸時代における寝具の変革の発端は意外にも遊郭にあった。この頃の遊郭は、ファッション、芸能や文芸において、当時の流行を先導する華やかな文化の中心地であった。特に元禄時代は、遊里花街の全盛期として知られ、その華やかさと文化的影響力は頂点に達していた。

遊郭での寝具、特に敷きふとんは、遊女たちの社会的地位や格差を示す象徴的なアイテムであった。遊郭における最高位の太夫《たゆう》は、三枚の敷きふとんを使用することが許された。一方で、天職《てんしょく》と呼ばれる次の階級は二枚、囲職《かこいしょく》とされるもう一段下の階級はふとんを一枚だけ使用することが定められていた。敷きふとんの枚数が多いほど、遊女の格が高いと見なされ、階級や地位を反映する重要な手段となっていた。『世事見聞録』（一八一六年頃）によれば、夜具やふとんには五〇両、一〇〇両もの費用がかかり、その価値は米穀三〇〇俵に相当するとされている。この記述からも当時の夜具やふとんがかなりの高級品であったことが明らかである。高価な夜具は「積夜具《つみやぐ》」や「飾夜具《かざりやぐ》」と呼ばれ、遊客が集まる時期に飾って全盛を誇示する習慣があった。寝具が単に睡眠を助ける実用品を超え、文化的象徴として機能していたことは、寝具史における興味深い一面を示している。

## 11. 呼称、用法に関する地域差

江戸時代後期においては、寝具の使用方法や呼称には、時代による変遷だけでなく地域によって差異があった。天保八年（一八三七）から嘉永六年（一八五三）にかけて書かれた『守貞謾稿《もりさだまんこう》』には、当時の京坂と江戸の風俗や民間の様々な事柄が詳細に記されている。この文献には、「夜着の使用は遠州以東に限られ、京坂地方では襟袖がある夜着を用いず」と記されている。代わりに、「三幅《みの》布団を敷き、五幅《いつの》布団を上に掛ける」[6]とするとし、寒い時期には、五幅の布団を重ねてさらに保温を図っていたと示されている。また、掛けふとんは「大布団」と称され、下に敷くふとんとは区別されていたとされる。関東では「夜着」を用い、京坂では「大ふとん」を用いた。

江戸時代後期に見られた寝具の形状やそれに伴う地域ごとの寝具の文化的な差異は、明治維新を経て社会や生活様式が変化する中でも受け継がれていった。明治四〇年（一九〇七）に発表された田山花袋の小説『蒲団』には、夜着と敷きふとんによって、当時の東京の就寝風俗と寝具が描かれている。

夜着に似た形状の寝具に掻巻《かいまき》がある。掻巻は夜着から派生しており、一般的に夜着よりも中わたが少なく、小型であることが多い。関東以北において広く用いられたが、関西で一般化することはなかった。昭和の時代までは家庭で作ることも多かったが、戦後以降は和裁のできる人々が少なくなり、既成の寝具が普及したため、使用者が大幅に減少した。

## 12．綿から紐解く日本の寝具史

これまで寝具の呼称を追いながらその歴史を辿ってきたが、ここで一旦、呼称から離れ、寝具にとって重要な素材である「綿《わた》」に焦点を当て、日本の寝具との関連性について探求してみたい。日本の寝具の歴史において、これまで見てきた「夜着」や「ふとん」という用語が登場し浸透していくありようは、木綿の日本国内生産進行の時期との一致と分けて考えられないためである。

### 12・1　木綿が登場する以前の繊維素材

弥生時代の住居址や古墳からは、紡績に使用される道具である紡錘が見つかっている。紡錘の発見は、民衆の生活の中で植物から繊維を取り出し、糸に変え、撚《よ》りをかけて、巻取り、布を織るという紡績や織布の技術が既に日本において存在していたことを物語っている。出土した布の素材としては絹よりも麻が多く見られることから、麻が主要な織物素材として用いられていたことがうかがえる。

古代から中世にかけては、苧麻《ちょま》を中心とした麻の栽培、紡績、織布が一般的であった。農家ごとに自己完結的な形で実施されており、後に見られる木綿のように、栽培から紡績、織布等の工程が分業として実施されることはなく、また、農民が作ったものが直接的に商品として流通することもほとんどなかった。農家の女性たちは、手間のかかる労働に多くの時間を費やしていたが、麻の時代の衣類、織物は木綿の時代と比較して非常に質素であった。

一方、古代から中世にかけて、民衆が使用した繊維の材料は、絹や麻に限定されていなかった。藤《とう》や葛《くず》、楮《こうぞ》、穀《かじ》、栲《たく》、科《しな》といった植物から得られる繊維も、地域の状況や需要に応じて様々な場所で利用されていたのである。

## 12・2 綿の伝来と栽培

日本の綿の歴史は、八世紀末にさかのぼることができる。『日本後記』などには、三河の国（現在の愛知県）の一漁村に漂着したインド人を名乗る青年が、綿の種子をもたらしたことが記されている。翌年に、紀伊、淡路、四国、九州など、日本各地で綿の栽培が試みられたが、栽培技術の未熟さや気候条件の不適合などの理由から、初期は成功しなかった。

室町末期以降、戦国時代に入ると、木綿の栽培が再び行われるようになるのだが、当初は寝具素材としてではなく、武具や陣幕・旗指物《はたさしもの》、馬具といった軍需品、さらには火縄銃の火縄の材料としての需要が高まった。

綿作はまず五畿内、すなわち大和、山城、河内、和泉、摂津の諸国から始まり、その後西国の諸国や東海・関東諸国にも広がり、寒冷地を除き全国的な拡散を見せるに至った。江戸時代の元禄や宝永の頃には、摂津、河内、和泉における綿作が既に頂点に達しており、宝暦や天保の時代にさらに発展を遂げた。最盛期には、河内国の耕地面積約二万町歩（一町歩は約九千九百㎡）のうち約一万町歩、和泉国の耕地面積約一万五千町歩のうち約六千町歩、摂津国の耕地面積約一万五千町歩のうち約五千町歩で綿作が行われたという。

天保四年（一八三三）に著された綿栽培の手引書『綿圃要務《めんぽえうむ》』によると、当時河内国で生産される繰《くり》綿《わた》（実綿から種子を取り除いた精製前の綿）が約五、六万駄[7]に達したと記される。地域によって綿の品質に差が見られ、大和の綿は堅くて太いため糸用に向かず、中入れ綿として用いられたと示される。五畿近辺で作られた綿は大坂へ集められ、専ら江戸へ向けて積み出されたという。

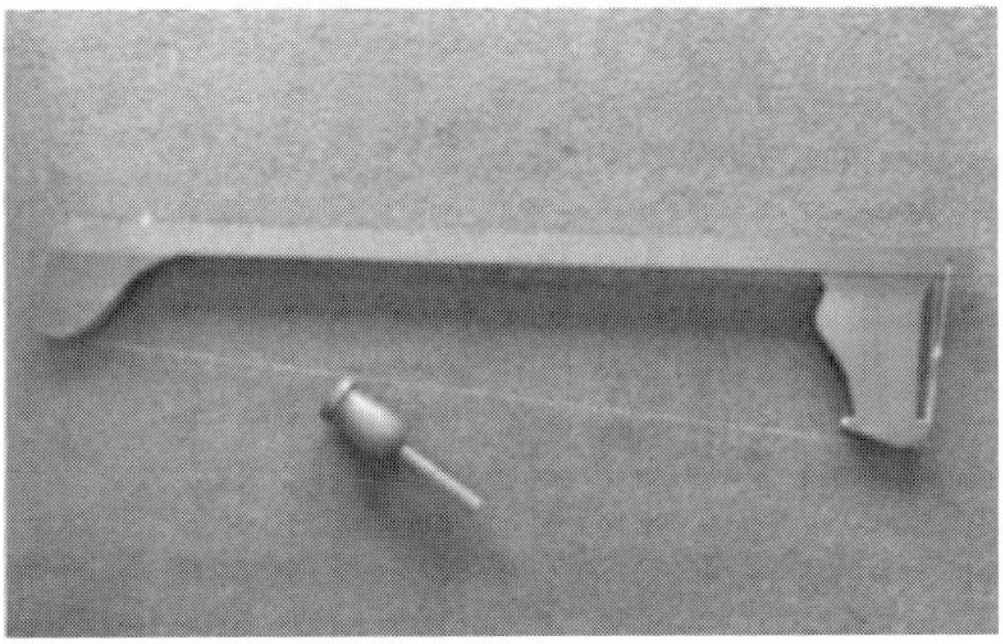
図6　綿打ち弓と槌（復元品）

## 12・3　江戸期における綿加工技術の進展と流通

綿を乾燥させた後、繰綿をほぐし、柔らかくする作業、即ち「綿打ち」は、古くから行われてきた。当初の方法としては、竹弓に糸を張り、この糸を槌《つち》で打つことによって振動を起こし、その振動で綿をほぐすというものであった（図6）。明暦年間（一六五五〜一六五七年）に、当初の方法より効率的な「唐弓《とうゆみ》」が伝えられると、綿打ちの作業効率は大きく向上した。唐弓を用いることで、一人前の職人が一日に二本から三本の綿（一本は約三kg）を加工できるようになったという。

さらに、井原西鶴の著作『日本永代蔵』には、自作の唐弓を用いて効率を約四倍に高め大きな利益を得た百姓の話が記されている。[8]

これらの記述は、元禄六年（一六九三）に没した西鶴によるものであるため、記述されている技術革新は元禄年間、あるいはそれ以前の出来事であると推測される。

綿の加工技術の進歩と並行して、綿の流通面でも大きな変化が見られた。一七世紀前期以降、大坂付近では問屋、仲買、綿打ちが仲間を形成し、綿の取引を行った。江戸時代中期には、商人たちの間から市場の設立という動きが生まれ、宝暦九年（一七五九）に初めての綿市場が大坂小西町に設立されたとする記録がある。

江戸時代後期に入ると、木綿の生産がさらに盛んになり、それに伴って木綿から得られる利潤について、幕府や特権を持つ商人と、綿作農民との間で激しい争いが展開された。特権商人の独占的な地位は綿作農民の不満を生み、綿作農民たちは自らが生産した木綿を直接市場に出して売買する権利を求め、幕府や特権商人との間で緊張を引き起こした。生産者たちは最終的に幕府と特権商人から取引における一定の自由度を勝ち取ることに成功した。

## 12・4　開港と内地綿作の衰退

安政六年（一八五九）に横浜、長崎、神戸、箱館（現在の函館）が開港されたことを契機に、日本は外国製綿織物の輸入が激増し、加えて日本市場における綿糸輸入の比重が高まり、経済的に大きな変動を経験した。

明治維新を迎えると、これに対抗する策として、殖産興業政策が採用された。政府は当初、国内市場を保護し、国際競争力を高めるために「輸出振興」と「輸入防遏《ぼうあつ》」の二つの戦略を打ち出した。産業革命をいち早く達成したイギリスの紡績機械と工場生産方式を導入し、国内綿業の近代化を図るととももに、江戸時代からの綿業中心地に官営工場を設置した。これらの施策は、国内綿を原料として使用することを中核に、外国製綿糸や綿布の輸入に対抗し、国内産業の自立を目指す戦略であった。

明治二〇年代後半には日本の綿業が大きな転換期を迎えた。機械紡績の発達にともない、細い繊維の綿に対する需要が高まったが、国内で生産される綿花では、その需要に応えることが困難な状況であった。こうした状況の中で、綿作農民からは強い反発を受けながらも、明治二九年（一八九六）には綿花輸入関税の撤廃案が公布となった。これにより安価な外国産綿花の輸入が増加し、結果として、内地綿作は急速に衰退し、明治二九年を転機にして数年内にほとんど姿を消すこととなった。日本の綿業は近代化への歩みの中で大きくその構造を変えていったのである。

## 12・5　手作りのふとんから既製品へ

明治時代、日本は急速な工業化と近代化を遂げ、特に大都市では人口集中と生活環境の変化が進んだ。これにより、都市住民の生活様式が変わり、自宅でふとんを調整しない人々が現れ、新たな商業活動が生まれた。明治二〇年（一八八七）頃からは既製品のふとんを販売する店舗が登場し、明治四〇年（一九〇七）頃から大正時代にかけて、これらの店舗は急増した。日本の都市化が進む中、利便性を重視する新たな需要に応じて、ふとん店や貸ふとん店が広がりを見せた。

一方、明治時代にふとん店が登場したことで、消費者が全面的にこれらの専門店に依存するようになったかと考えられがちであるが、実際には多くの人々は以前からの習慣を継続し、わた屋に別注したり、自宅でふとんを手作りしたりすることを続けていた。昭和の中頃までは、ふとんも衣類と同様に、家庭で和裁の技術を用いて作られ、手入れされていた。使い続けると綿がへたってしまい、干しても元のふっくらとした状態に戻らなくなるため、ふとんの側生地をほどいて中の綿を取り出し、打ち直しを行っていた。綿は貴重な素材であったため、わた屋で打ち直しを依頼し何度も再利用されていた。

## 13.「寝具」という新しい名称

眠るときに用いる掛けふとん、敷きふとん、枕、毛布などの総称を「寝具」と呼ぶようになったのは、昭和の時代に入ってからである。この言葉が日本で広く使われるようになったのは、比較的新しいことであり、その背景には政治的および経済的な状況の変化が深く関与している。昭和の時代、特に昭和六年（一九三一）に勃発した満州事変を経て政治的な緊張が高まるようになった。昭和一三年（一九三八）に公布された国家総動員法は、産業界に大きな影響を与え、各業界は政府の方針に沿って組織を整備し、生産活動を調整する必要に迫られた。

昭和一三年、大阪府では「綿・蒲団小売商業組合」が設立され、寝具業界の組織化が進んだ。昭和一四年には、業界代表が商工省振興課に出頭した際に「寝具のお方お入り下さい」と呼ばれたことがあるとされ、この出来事がきっかけとなり、「寝具」という言葉が業界で使用されるようになったという。戦時体制のもとで寝具業界は国民の生活必需品を供給する重要な役割を担うことになった。また、統制経済の下で生産資源が限られる中、効率的かつ組織的に寝具を供給することが求められたため、業界全体としての調整が必要とされた。

「寝具」という言葉は昭和という時代の特定の歴史的文脈の中で生まれ、一般化していった。この言葉の誕生は、時代の変化と統制という大きな流れを反映している。

## 14. 洋式生活の流入と「ベッド」

日本におけるベッドの使用は、明治時代に西洋文化が導入されたことで始まった。様々な西洋の文化が取り入れられる中で、一部の上流家庭でベッドは用いられたものの、当初は日本の国民性や生活様式にマッチしなかった。それが受け入れられるには多くの時間と文化的な適応が必要であった。

第二次世界大戦後、欧米文化の流入により、日本は衣食住のすべてにおいて大きな変化を迎えることとなった。一方、日本人の就寝スタイルの大半は、相変わらず畳にふとんの状態であった。一般的な住宅では一つの部屋が多目的に使用され、居間、食堂、寝室、時には客間として兼用されることが通例であり、このような住宅環境の中で、欧米のように眠りのための専用の部屋、つまり、寝室にベッドという生活スタイルを受け入れることは容易ではなかった。狭い住宅や畳生活の文化が変化を阻んだのであった。

ライフスタイルの西洋化と部屋の機能分化の進展にともなって、日本人の就寝スタイルも次第に変化していった。「畳の上にふとん」から脱却し、「フローリングにベッド」で眠る人々が増えたのがその象徴であり、昔ながらの和風の多目的な部屋から洋風のベッドルームへと変貌が進んでいった。就寝スタイルの「和」から「洋」への移行は確実に進み、また、マンション生活者の増加によって、「洋」の生活はさらに定着していったのである。[9]

## 15. 自然素材から人工素材へ

ベッド用のマットレスは、一九二〇年代に米国で鉄製のバネが内蔵されたマットレスの基本形が登場し工業化されていったのだが、このインナースプリングという新しい技術はマットレスに大きな進化をもたらした。その後、一九四〇年代から日本でも本格的に生産が開始された。鉄製のバネを利用したこの構造は斬新で革新的であり、マットレスの耐久性と快適性を大幅に向上させるものであった。日本においては、戦後の復興とともに西洋の生活様式が徐々に取り入れられるようになり、その一環としてスプリングマットレスも普及していった。高度経済成長期に入ると、質の高い生活を求める消費者が増え、スプリングマットレスは一般家庭に広く受け入れられるようになった。

一方、日本では畳の上で使う敷き寝具の一部にもマットレスという呼称が用いられている。戦後の日本では、従来の綿のふとんから、新しい材料に大きくシフトする画期的な変化が見られた。植物性液体や石油を基にした新しい材料が開発され、これが寝具業界に大きな変化をもたらしたのである。まず、樹脂ゴムを原料とするフォームラバー・マットレスが出現した。ゴム液に発泡剤を添加し、加熱して加工する方法で製造され、昭和二五年（一九五〇）頃から敷きふとんとして使用され始めた。近代的な絵柄となめらかな感触を持つ化学繊維の側生地で覆われたフォームラバー・マットレスは、就寝様式に新しい風を吹き込んだ。

続いて、石油化学技術に基づくウレタンフォームが登場し、フォームラバーに置き換わって急速に広がった。ウレタンフォームの製造は昭和三〇年代半ばから外国技術の導入によって始まり、生産コストの低下と性能の向上が主な利点として挙げられる。ウレタンフォームの普及は急速に進み、昭和三七年(一九六二)をピークにフォームラバーの使用は凋落の傾向を示したのである。

## 16. 和服の減少と「洋ふとん」の登場

昭和の時代、綿のふとんが転換点を迎える。化学繊維の開発が進むと、それを詰め物にした掛けふとんが出現。昭和三〇年代には化繊わたを詰め、キルティングで加工した「洋ふとん」なるものが流行した。

戦後の服装の変化もふとんに大きな影響を与えた。従来、日本の家庭ではふとんの中わたをわた屋から購入したり、打ち直ししたりして入手し、自宅でふとん作りを行うことが多かった。その際、古くなった和服の生地を再利用して寝具の布として用いることもあった。洋服への移行に伴い、その慣習が減少する。和裁をする人々が減少し、同時に、化学繊維の開発が進む中で、新しい材料が既成品の寝具にも応用されるようになった。同時期に進んだ織機の進化によって量産化した広幅の生地に目新しいデザインの柄が染め付けられ、斬新なキルティングが施された。和ふとんは周囲に額縁のような縁取りがあり、表と裏の生地の間に中わたを詰め、糸で綴じたものである。一方で、洋ふとんは上下一枚ずつの生地と中わたをミシン等で縫い合わせたものである。化学繊維の出現から生まれた洋ふとんは、日本の寝室に明るさと華やぎをもたらしたともいえよう。

## 17. 身近になった羽毛ふとん

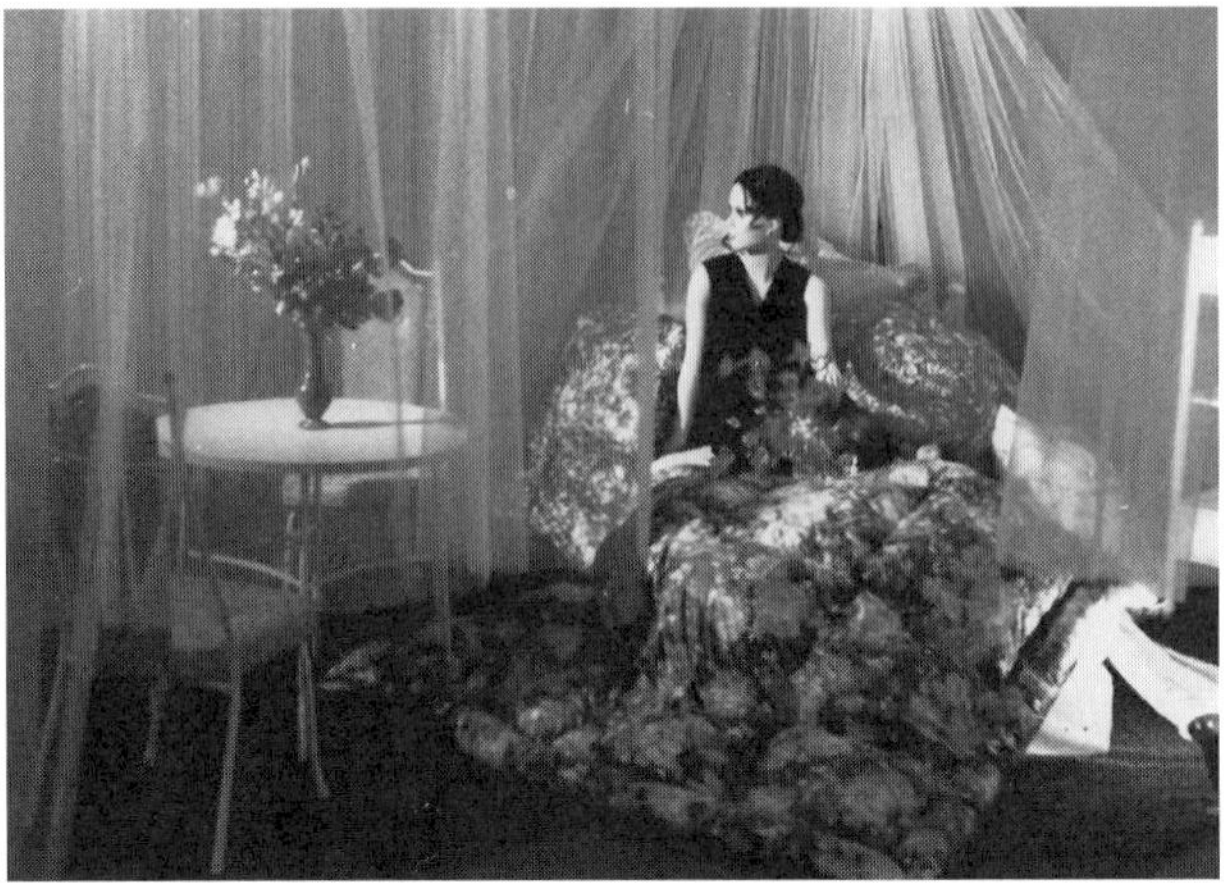

**図7　1970年代の羽毛ふとんの展示会の様子**　1970年〜1980年代にかけて、羽毛ふとんの普及が本格化した。

昭和四一年（一九六六）に日本で物品税が廃止されたことにより、羽毛ふとんは贅沢品から一般消費品へと移行する基盤が整えられた。税制の変更以前は、羽毛ふとんは高価な贅沢品として扱われ、さほど普及していなかった。物品税廃止の時期は、日本では化繊わたの洋ふとんが主流であり、羽毛ふとんの普及はその後の昭和五〇年代に入ってから本格化した。

「寝具業界年鑑一九八三年版」（寝具新聞社）の推定によると、羽毛ふとんの国内生産数は昭和四八年（一九七三）には一六万枚であったが、昭和五七年（一九八二）には一四三万枚に拡大したとされ、羽毛ふとんがこの間に急速に普及し始めたことを示している。さらに、同年鑑二〇二〇年版には、二〇〇二年に国産および輸入品を合わせた羽毛ふとんの供給が年間五八〇万枚に達したとする記載があり、その普及がさらに進んだことが確認できる。[10]

掛けふとんの詰め物は時代と共に変遷した。だが、今のところ掛けふとんに関して羽毛以上の詰め物は見当たらない。羽毛が急速に支持されるようになったのは、それまでの素材に比べて利点が多いからである。羽毛には軽くて、暖かく、蒸れにくく、フィット性がよいなどの利点がある。

## 18. 今日の課題　寝具の廃棄

ここまで寝具の歴史を概観してきたが、最後に触れておきたい重要な課題がある。それは寝具の廃棄の問題である。産業革命以降の大量生産は自然の限界を超え、持続不可能な大量廃棄を引き起こしている。

「清掃事業年報」（東京二十三区清掃一部事務組合）によると、東京二三区内の各家庭から回収された粗大ゴミの第一位は「ふとん」である。平成一九年（二〇〇七）から令和四年（二〇二二）の一五年間に第二位が二回あるが、それ以外は常に最大の回収量であり、令和四年度は約九七万七千個に上った。その他に、ベッドマット約一四万九千個、マットレス一三万六千個が回収され、寝具類を合計すると一二六万二千個にも達する。さらに、ベッド（シングル、ダブル）も約一二万一千台回収されている。それらの大半が破砕され、清掃工場で焼却される。

東京二三区の人口は、二〇二三年一月時点で約九七一万人。国内人口一億二五〇〇万人との比率から、国内全体の寝具の粗大ごみの排出量を推計すると、年間におよそ一六二八万個の寝具類、およそ一五六万台のベッドが粗大ゴミとして廃棄されていることになる。この数字には、ホテルや旅館等の宿泊業から廃棄される寝具類は含まれておらず、実際には更に多くの寝具類が廃棄されているのである。

寝具の大量生産・大量消費・大量廃棄は、製造にかかる資源やエネルギーの使用増加、廃棄寝具の焼却によるCO$_2$排出など、非常に大きな環境負荷を生み出している。この一方通行（リニア）型の「大量生産・大量消費・大量廃棄」から、「適量生産・適量購入・循環利用」への転換が求められている。

**注**

1　睡眠中に用いる道具を一般的に「寝具」と呼んでいる。就寝時に身体の下に敷く寝具を「敷き寝具」、身体の上に掛ける寝具を「掛け寝具」と呼んでいる。本論で述べるように、寝具という呼び名の歴史は比較的浅いものであるが、便宜上、この語を通して使用して論を進めたい。

2　群馬県の保美濃山《はみのやま》遺跡からは、縄文時代の竪穴住居の床面に、篠や茅らしいものが縦横に重ねた敷物の痕跡が検出されている。また、登呂遺跡の住居址からは、床部の一部から、おそらくは薦・筵の類の炭化物の薄い層が検出されている。

3　「貧窮問答歌」『万葉集』巻五
（前略）寒くしあれば　麻衾《あさぶすま》　引き被《かがふ》り　布肩衣《かたぎぬ》　有りのことごと　服襲《きそ》へども　寒き夜すら（後略）
（訳）寒いから麻でつくった夜具をひっかぶり、麻布の袖なしをありったけ重ね着しても、それでも寒い。

4　『今昔物語集』（巻二六）五位も寝所とおぼしき所に入りて寝むとするに、そこに綿四五寸ばかりある直垂あり。……練色の衣《きぬ》三《みつ》が上に、この直垂を引き着て臥したる云々

5　『提醒紀談』二一　酒井家の藩士草野文左衛門といふ人、若州へ来りて三、四年の間は、夜具と云ものもなくて、夜分寝る時には、あり合せし綿入布子を引きかけて臥しけり、五年ばかりも過ぎて、やうやう夜着をこしらへけるに、世間に用ひるものとは異様にして、その製四幅にて、半分は袖なくして敷物とし、片身は袖をつけて夜着とす、是はむかし戦国使用の制にて、片袖夜着と名づくるよしなり

6 反物の布幅の単位で、現代では、一幅＝約三六㎝と決められている。

7 駄＝馬一頭に背負わされる荷物の重量からできた江戸時代の単位。

8 『日本永代蔵』巻五第三「大豆《まめ》一粒《いちりゅう》の光り堂」にこの話が記されている。

9 全国消費実態調査（総務省）によると、二人以上の世帯における「ベッド・ソファーベッド」の普及率は二〇〇九年の六五・二％から二〇一四年には七一・九％に上昇し、二〇一四年の一千世帯あたりの所有数量は一四八二台に達した。

10 五八〇万枚の内訳は国産二五七万枚、輸入品三二二万枚と記され、海外からの輸入が国産を上回っている。その大半は中国からの輸入であった。

**文献一覧**


小川光暘（一九八七）『寝所と寝具の文化史』雄山閣

小川光暘（一九九〇）『昔からあった日本のベッド―日本の寝具史―』Edition Wacoal

小泉和子（一九九五）『室内と家具の歴史』中央公論新社

小泉和子（二〇二二）『ビジュアル版　昭和の暮らしと道具図鑑―衣食住から年中行事まで―』河出書房新社

渋谷敬治（一九八一）『ねむりと寝具の歴史』日本寝装新聞社

武部善人（一九八九）『綿と木綿の歴史』御茶の水書房

永原慶二（一九九〇）『新・木綿以前のこと―苧麻から木綿へ―』中央公論社

吉村武夫（一九七一）『綿の郷愁史』東京書房社

「寝具業界年鑑一九八三年版」寝具新聞社

「寝具業界年鑑二〇二〇年版」寝具新聞社

「寝装リビング白書二〇一八」ダイセン株式会社

「清掃事業年報（東京二十三区）令和四年度―事業実績―」東京二十三区清掃一部事務組合

「第六十六回　正倉院展　目録」仏教美術協会

「日本農業全集十五　除蝗録全・後編　農具便利論　上中下　綿圃要務」農山漁村文化協会

「平成二十六年全国消費実態調査」総務省統計局

# 第2章 寝所の建築史

## ――日本住宅における眠りの空間の系譜――

小沢朝江

## 1. 寝所の原型

### 1・1 原始住居の生活空間

「眠り」は、人間にとって最も根源的な行為のひとつであり、生活の器である住宅においても、その場を提供することは不可欠の機能と考えられてきた。現代の住宅は、家族との団欒、接客、仕事など多様な機能を備えるが、原初的には夜間に外敵から身を守り、安心して休むためのシェルターとしての役割が重視された。つまり、住宅において「眠りの場」は最も長い歴史を持つ空間といえる。

その原点ともいえる姿を原始時代の住宅にみてみよう。

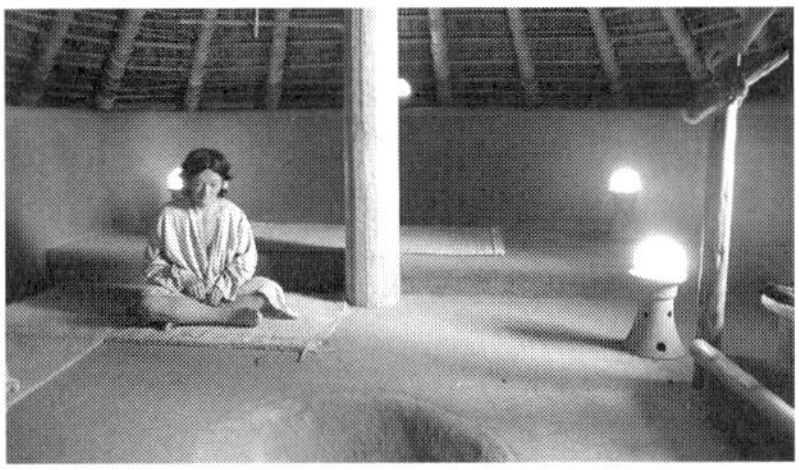
図1　吉野ヶ里遺跡　復元住居

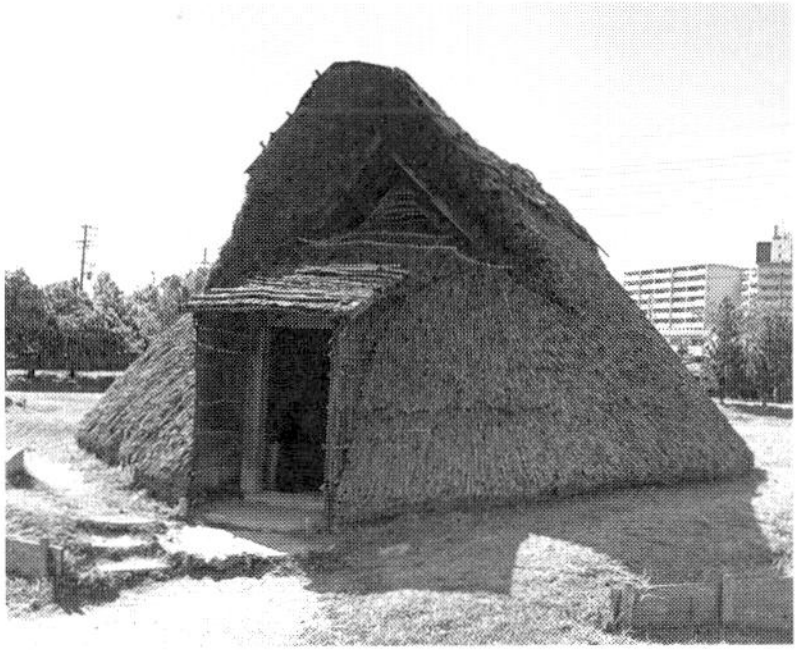
図2　登呂遺跡　復元住居外観

日本の原始住居は、地面に六〇cmから一m程度の穴を掘り、その上を木造の架構による屋根で覆う竪穴住居を起源とする。内部は、およそ腰の高さまでが竪穴の側面、つまり土の壁で、間仕切りのない一室空間である。人は、この土の上に敷物や板を置いて生活した。現代の日本の住宅では、地面より高い位置に床があり、ここに靴を脱いで上がり直接座ったり寝たりする「床座」という生活様式が一般的だが、この竪穴住居には床は無く土の上で暮らす。

内部の設備として炉は不可欠で、ここで調理をし、暖をとる。年代が下ると、調理用の竈《かまど》を壁際に別に設ける例が増え、それぞれの火を核にして作業の場と団欒の場が分れていく。さらに、側壁に沿って土間より五～一〇cmほど高くした段状のスペースを設ける例が、西日本では弥生時代中期から古墳時代前期、関東地方では古墳時代後期に現れる。これはベッド状遺構とも呼ばれ、水が流れ込んだ場合も濡れずにすむための工夫であって、寝台や収納の場と考えられている（石野一九九五、**図1**）。「眠る」ための「場所」が早期から専用で設けられたことになる。

竪穴住居というと、登呂遺跡（静岡県静岡市、**図2**）に代表される草葺の屋根を地面に伏せたような復元住居の姿を思い浮かべる人は

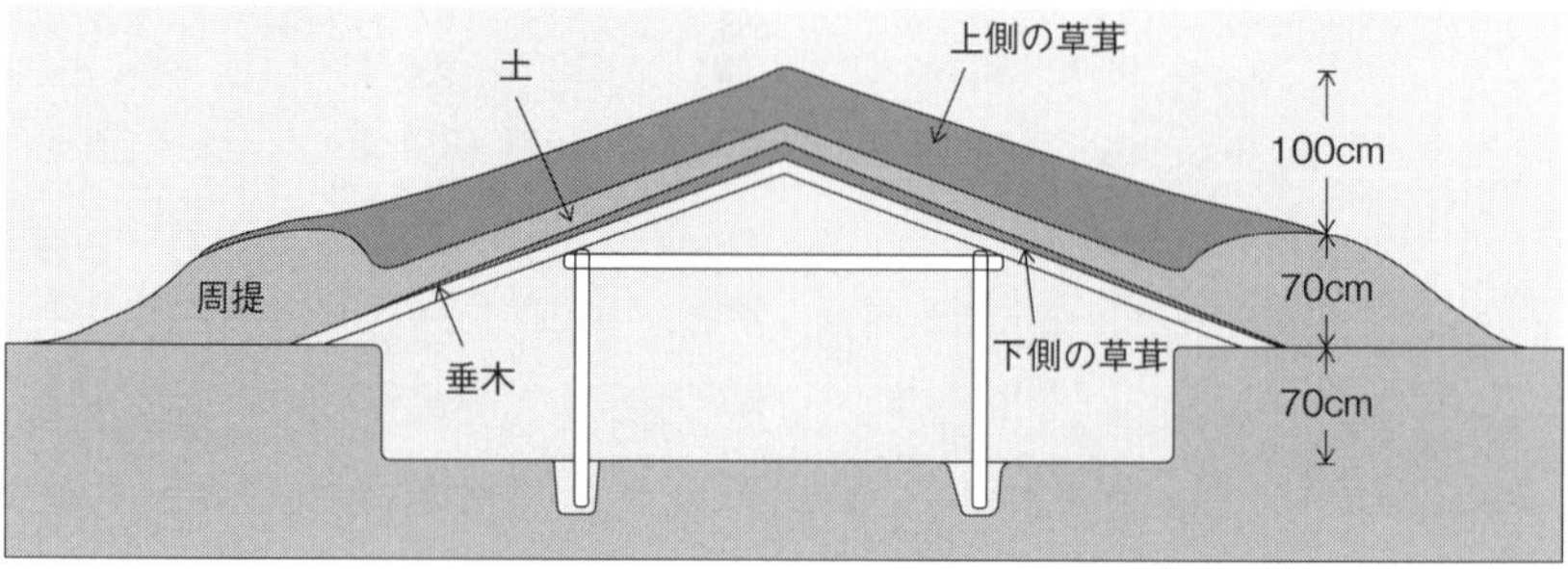


図3　中筋遺跡　復元住居断面図　（大塚 1998）

多いだろう。ただし近年、東日本地域を中心に、屋根を土で覆う土葺きの存在が発掘で明らかにされている（図3）。緩やかな勾配の屋根を地面に伏せた小山のような住居は、屋根も壁も土で囲われているため閉鎖的だが冬は暖かい。中筋遺跡（群馬県渋川市）では、土葺きの竪穴住居を冬の住まい、地盤面上に壁を立て屋根を掛ける平地住居を夏の住まいに使い分けたと推測されている（大塚一九九八）。

## 1・2　ムロの系譜

この竪穴住居に近いイメージを持つ土着的な住まいを指す語として「ムロ」があり、古代の『風土記』等に登場する。

例えば、『常陸国風土記』（七二一年成立）では土地の民の住まいを「土窟《つちむろ》」と呼び、「常に穴に居《す》み、人来れば窟《むろ》に入りて竄《かく》り、其の人去れば更郊《の》に出でて遊ぶ」と説明する。「土窟」は、土に穴を掘った洞窟のような空間で、外敵から身を隠すにふさわしい閉鎖的な住まいだった。

「ムロ」は『古事記』にも登場する。倭建命《やまとたけるのみこと》の熊曾《くまそ》征伐の際、熊《くま》曾建《そたける》兄弟が集っていたのは「新室《にいむろ》」つまり新築されたムロであり、須佐之男命《すさのおのみこと》の家も「八田間《やたま》の大室《おおむろや》」と呼ばれた。大穴牟遅神《おおあなむじのかみ》（大国主

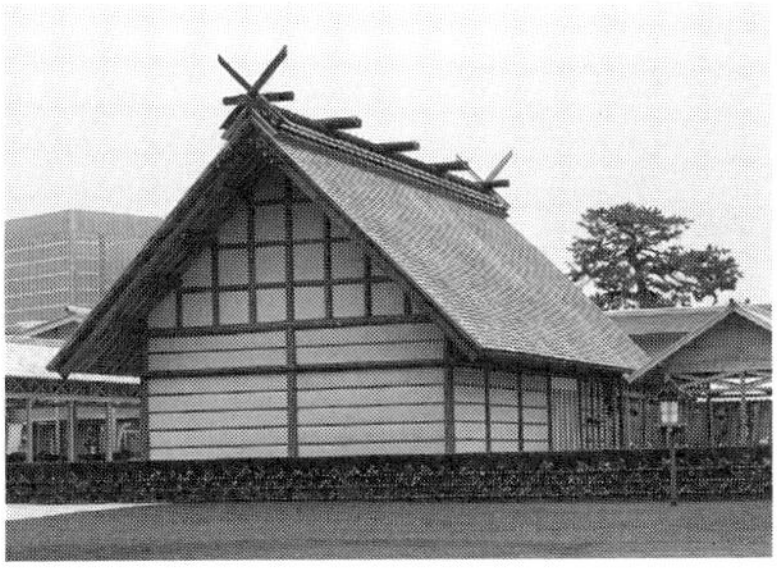

図4　大嘗宮正殿（令和度）

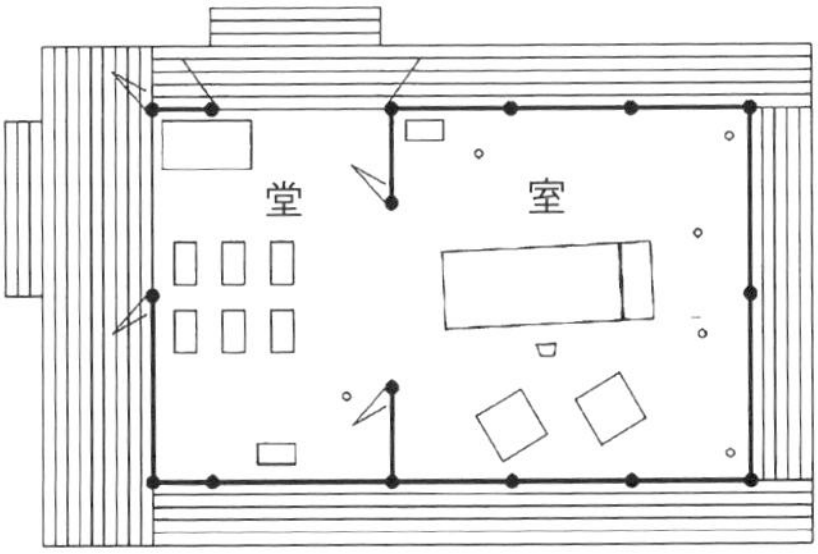


図5　大嘗宮正殿　（貞享度装束図による）

神）は、須佐之男命が「大室」で寝ている間にその髪を屋根の垂木《たるき》に結びつけ、入口を大石で塞いで脱出する。つまり「大室」は、屋根が地面近くまで下がり、入口が小さい建物で、まさに竪穴住居のような土着的かつ閉鎖的な建物と想定できる。

「ムロ」を持つ例として大嘗宮《だいじょうぐう》が挙げられる。大嘗宮とは、天皇が即位の年に行う大嘗会《だいじょうえ》と呼ぶ儀式のために仮設される建築で、悠紀《ゆき》殿《でん》・主基殿《すきでん》の二つの正殿を中心とする。儀式が終われば解体されるが、天皇の代替わりのたびに建設されることから古い形式が踏襲された。応仁の乱によって一五世紀半ばから一時中断されたものの、貞享四年（一六八七）の東山天皇即位に際して復興された（岡田二〇一九）。近年では令和元年（二〇一九）の即位式で建てられたため（図4）、記憶にある人も多いだろう。

大嘗宮正殿は、皮付丸太を用いた黒木造で、桁行《けたゆき》で二室に分かれ、一室は「堂《どう》」、もう一室は「室《むろ》」と呼ばれる。「堂」は折戸や吹放ちに御簾を吊っただけの開放的な空間だが、「室」は外周を壁で囲った閉鎖的な空間である（図5）。貞享四年の大嘗会の装束図（國學院大学図書館蔵）をみると、「室」には神と天皇の座所や、八枚重ねの畳に衾《ふすま》・枕を設えた寝床が設けられる一方、「堂」には陪膳の采女《うねめ》らの座が置かれてい

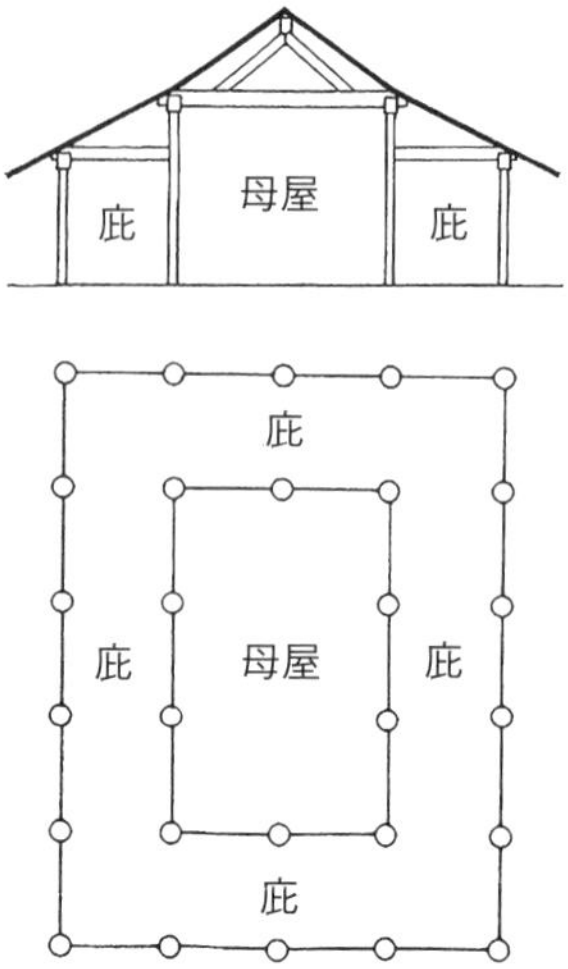

図6　母屋と庇

る。つまり「室」は「夜の空間」、「堂」は外来者も集う「昼の空間」といえ、ひとつの住宅が二種の空間で構成されていたことに注目しておきたい。

## 2. 上層住宅の寝所の空間

### 2・1 古代の上層住宅と寝所

住宅は、寺院などの宗教施設に比べて社会・生活の変化を受けやすいため、中世以前の現存例が非常に少ない。奈良時代の貴重な現存例として法隆寺伝法堂がある。現在は仏堂として使われているが、聖武天皇の夫人・橘《たちばなの》古那可智《こなかち》が自邸を寄進したと伝えられる。この伝承は昭和初期の解体修理の際の調査で裏付けられ、現在瓦葺の屋根が本来は檜皮葺《ひわだぶき》だったこと、全体の規模や外周りの建具も改変されていることが明らかになり、後の寝殿造の対屋《たいのや》に相当する建物と比定されている（浅野一九六九）。

古代の建築は、木構造の制約から梁間《はりま》が二間《けん》（柱間二つ分、当時は約六m）に限定されていたため、この二間分を「母屋《もや》」と呼び、その外に幅一間の「庇《ひさし》」を付して空間を拡大する構成を基本とした（図6）。伝法堂もまた、復元すると梁間二間・桁行五間の母屋の左右に庇を付した平面である（図7）。この桁行五間のうち三間分は周囲に壁や唐戸を立てた閉鎖的な空間、二間分はほぼ吹放ちの開放的な空間で、さらに前面に二間分の広い簀子縁《すのこえん》を設ける。これは、大嘗宮正殿の「室」と「堂」の構成と酷似し、伝法

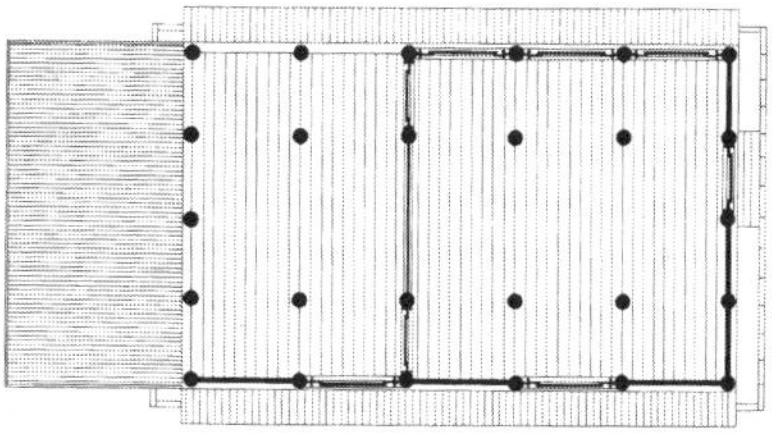

**図7　法隆寺伝法堂前身建物　復元平面図**
（日本建築学会編『日本建築史図集』丸善より）

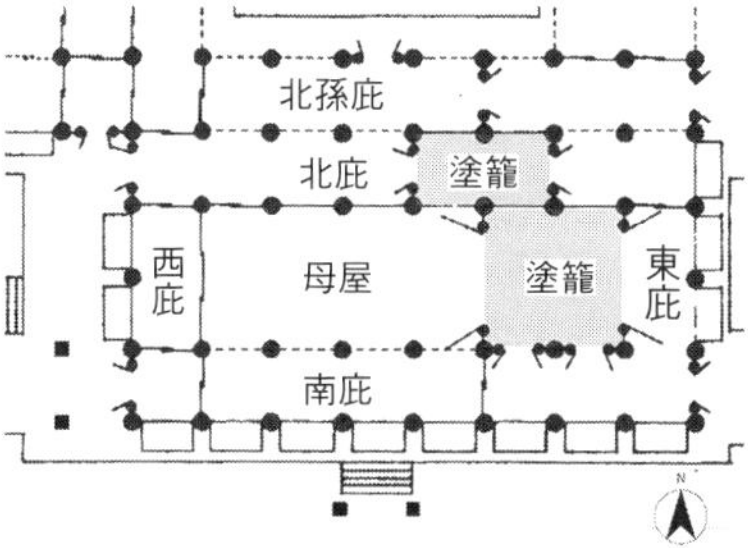


**図8　東三条殿寝殿　復元平面図**
（川本 2005 より。文字・網掛けを加筆）

堂の閉鎖的空間もまた「夜の空間」だったと推測できる。

「室」は平安時代の住宅にも受け継がれる。平安から鎌倉時代の上層住宅の様式は「寝殿造」と呼ばれる。『源氏物語』の光源氏や姫君たちの住まいであり、絵巻物などにも描かれる。これらにみる寝殿造の住宅は、「寝殿」を中心に複数の建物を廊や渡殿で繋ぐ構成を取り、南に庭、東西のいずれかに正門を設ける。「寝殿」は、先の法隆寺伝法堂のように、母屋と庇、さらにその外側の孫庇で構成され、これらが空間の段階的な序列を意味した（**図8**）。床は全面が板敷きで、外廻りには蔀《しとみ》や唐戸を立てるが、内部は間仕切りが少なく、この開放的な大空間を屏風や几帳《きちょう》などの調度で仮設的に区切って生活した。畳もまた、現在のように部屋全体に敷き詰めるのではなく、人が座る場所、寝る場所に移動して用いる座具で、場面ごとに場を設えて生活したのである。

この開放的な寝殿造の内部空間で、唯一の閉鎖的空間が「塗籠《ぬりごめ》」である。基本的に母屋の一角に設けられ、周囲を壁や唐戸で囲う。この塗籠こそ先にみた「室」を継承する空間で、本来は寝室として用意されたものである。

残念ながら平安・鎌倉時代の寝殿造の住宅は現存しないが、内裏

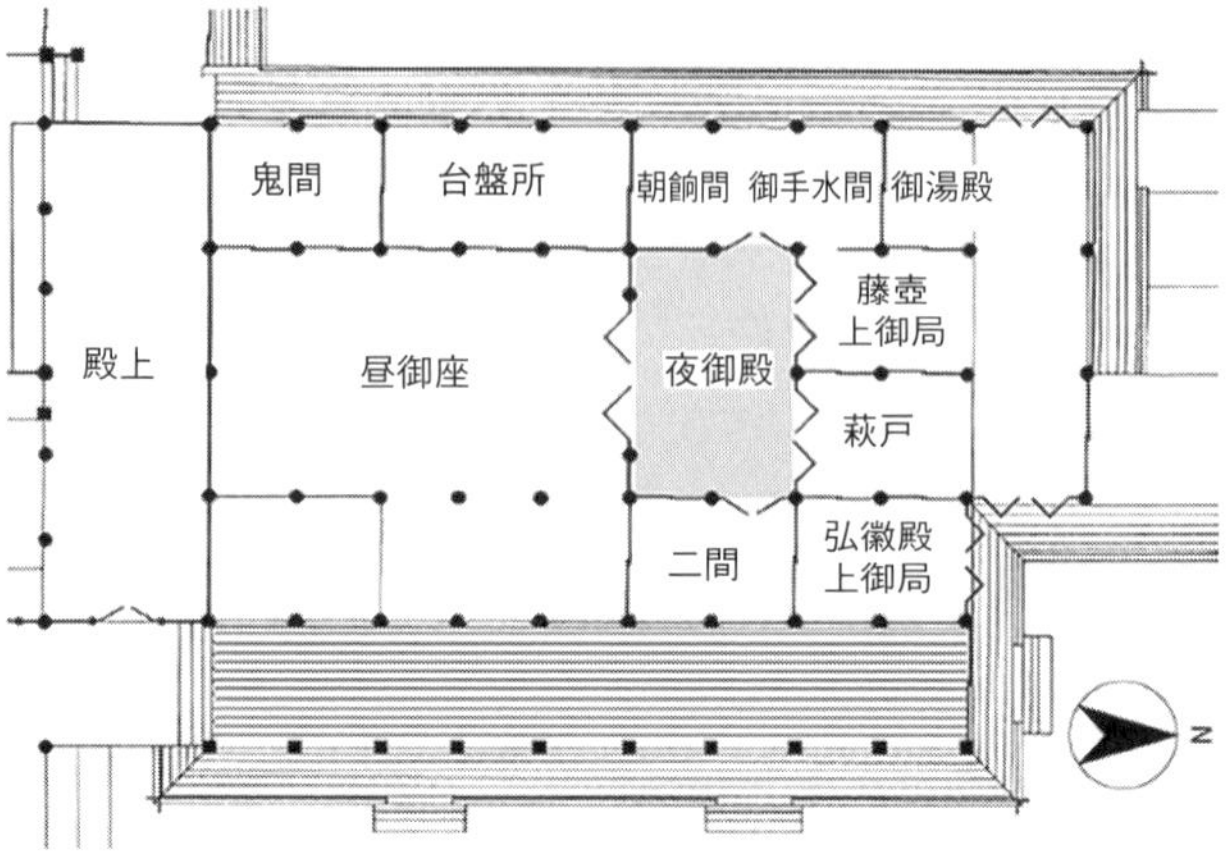

**図9　京都御所清涼殿　平面図**　（藤岡 1987 より。文字・網掛けを加筆）

の清涼殿（図9）から様子を窺うことができる。天皇の住まいである内裏は、平安時代以降の社会の変化に合わせ少しずつ姿が変えられてきたが、江戸時代後期の寛政度造営（寛政二年・一七九〇完成）に際し、儀式空間を中心に平安時代の形式への復古が行われた。この寛政度内裏が嘉永七年（一八五四）に焼失した後、これを踏襲して安政二年（一八五五）に再建されたのが現存する京都御所である。このうち清涼殿は平安時代には天皇の生活空間だった建物で、母屋・庇・孫庇の構成や屋根の勾配を室内にそのままみせる化粧屋根裏、外廻りの蔀などが寝殿造の空間を伝える（藤岡一九八七）。母屋の南寄りは「昼御座《ひのおまし》」と呼ぶ天皇の昼の御座所、北寄りの壁や妻戸に囲われた一室が「夜御殿《よるのおとど》」と呼ぶ寝所で一五畳ほどの広さを持つ。水平な天井が無く、屋根の最も高い棟位置の直下に当たるため、上部は約八・五ｍと高い。この井戸の底のような閉鎖的な空間が寝殿造の塗籠だったのである。

しかし住宅において開放的な空間が拡大していく中で、塗籠は次第に寝所としては使われなくなり、閉鎖性を継承しつつ納戸などに用いられた。九世紀末の成立とされる『竹取物語』では「嫗、塗籠の内に、かぐや姫を抱へてをり、翁も、塗籠の戸鎖さして、戸口にをり」と、老夫婦が月から迎えがきたかぐや姫を塗籠に隠す場面が登場する。塗籠が大切なものを仕舞う最も防御的な空間だった証だろう。

一方、中世の絵巻物には塗籠に代わって帳台と呼ぶ天蓋付きの寝台や、可動の畳・屏風などで寝所を設える姿も描かれる（図10）。古代・中世には、公的・儀礼的な場面を「晴《はれ》」、私的・日常的な場面を「褻《け》」と呼び、生活の基本概念とした。寝殿造もまた、南側が儀式等を行う晴の場、北側が日常生活のための褻の場に使い分けられており、寝所は褻の空間である北庇などに設けられた。図8で母屋と北庇の境に壁や建具が集中するのは、ここが晴と褻の境界に当たるためで、年代が下るほど北側の生活空間は孫庇等を付加して拡張されていった。

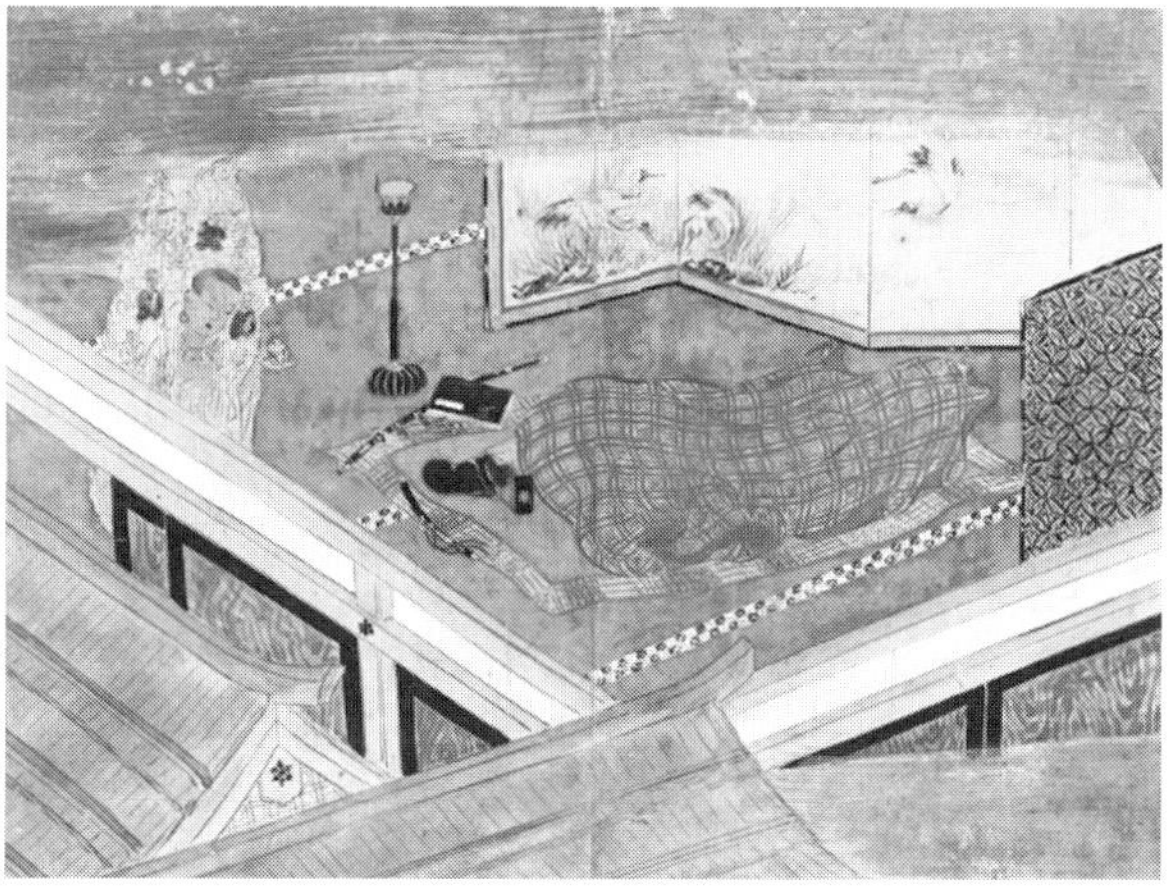

図10『星光寺縁起絵巻』にみる就寝の場面
（東京国立博物館所蔵、15世紀 ColBaseより）

## 2・2 閉鎖性の継承

では、塗籠は消滅してしまうのだろうか。

中世の上層住宅の変化として、日常生活の空間の独立が挙げられる。私的空間を寝殿から切り離して別棟とし「常御所《つねのごしょ》」「常御殿《つねごてん》」等と呼んだ。内裏清涼殿が早い例で九世紀末に登場したが、室町将軍家では六代

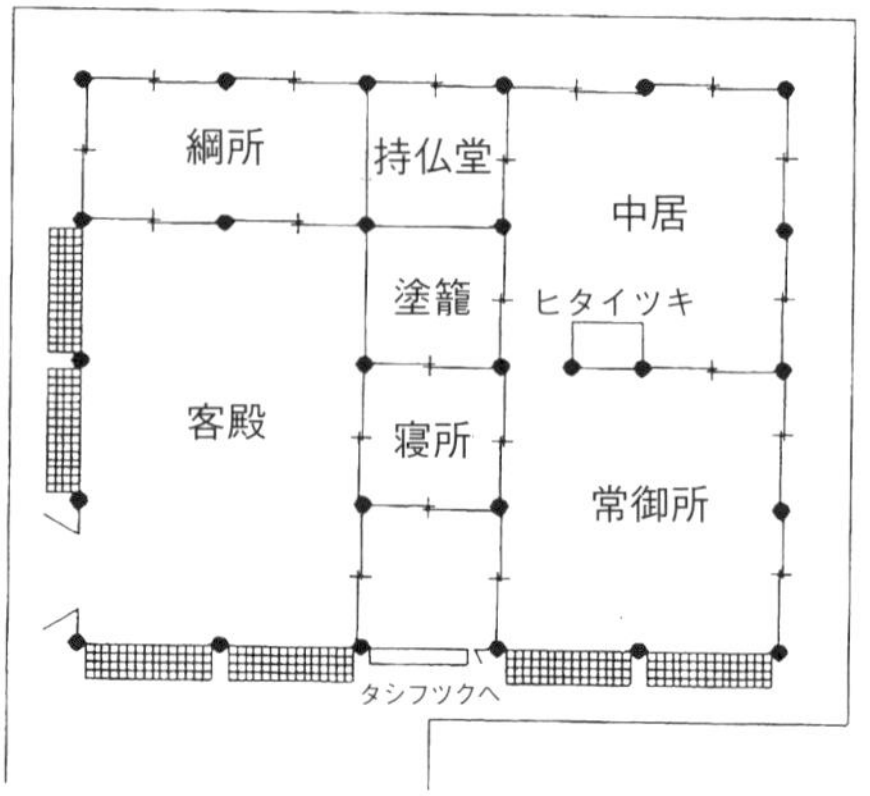


図11　青蓮院里坊十楽院小御所（藤田盟児2006）

足利義教が永享九年（一四三七）頃に構えた室町殿《むろまちどの》に確認できる（川上一九六七）。同様の用途として「小寝殿」「小御所」と呼ぶ建物も一一世紀から散見される。寝所も常御所・小御所に設けられたが、中層以下の公家や院家の住まいでは公私が一棟で完結する小規模な寝殿も継続した（藤田盟児二〇〇六）。例として、『門葉記《もんようき》』（一三四七）に描かれた青蓮院里坊《しょうれんいんさとぼう》の小御所（図11）は、梁間四間・桁行五間の小規模な建物で、西側が客殿など晴の空間、東が常御所などからなる褻の空間で、その間に持仏堂と寝所・塗籠を置く。寝所も塗籠も外部に接しない暗い空間で、塗籠はいわゆる納戸とみられる。同様に、伏見宮洛外御所の常御所（一五世紀前期）もやはり東西で晴と褻を分ける平面で、その中央に持仏堂と塗籠があり、いずれも寝所や塗籠は居間にあたる部屋から出入りする。住宅全体は、引違戸《ひきちがいど》の多用などにより開放的でフレキシブルな構成へと進むが、「ムロ」に繋がる閉鎖的な寝所は時代が降っても踏襲されたのである。

さらに一五世紀後期には、常御所や小御所を母体として、日常生活と接客・対面の機能を併せ持つ「主殿《しゅでん》」と呼ぶ建物が現れ、近世の対面所の萌芽となった。その完成した姿は二条城二の丸御殿にみることができる。現存する二条城二の丸御殿は、慶長八年（一六〇三）に徳川家康が創建、寛永三年（一六二六）に天皇行幸を迎えるために徳川家光が大改造を施したもので、内部は前述した寝殿造と異な

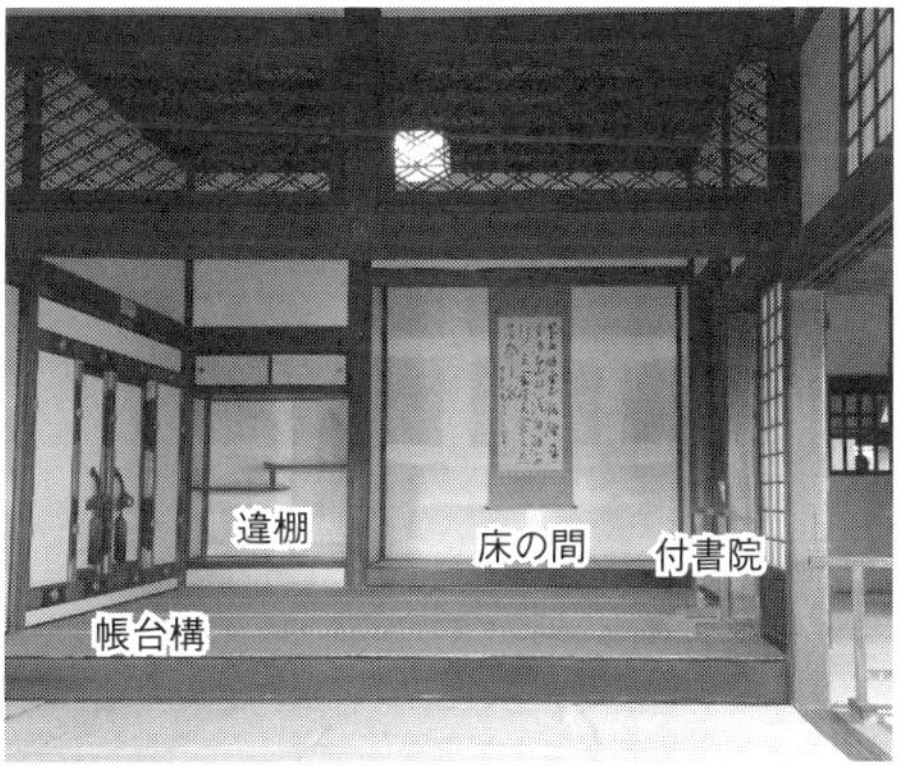


図12　座敷飾の構成（高知城本丸御殿）

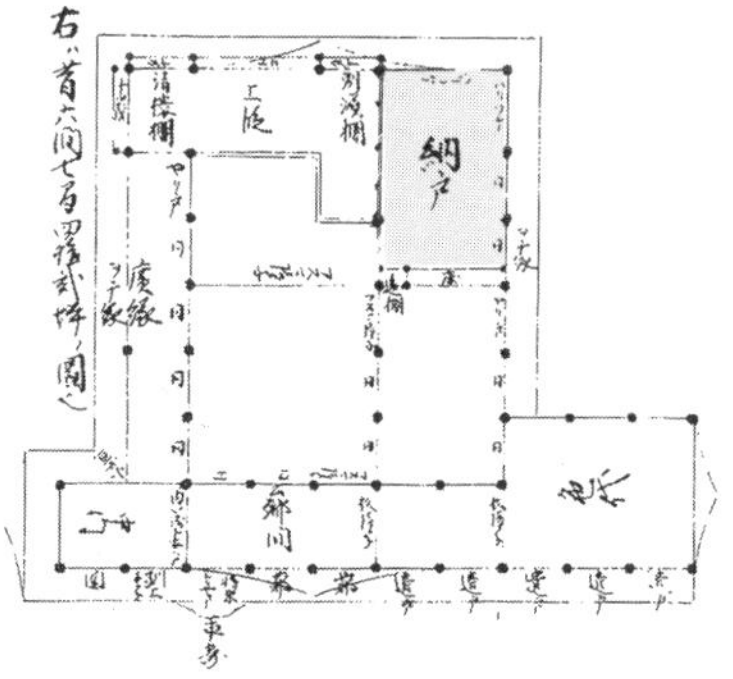


図13　『匠明』「昔七間八間主殿図」

り、襖などの引違戸で機能ごとに部屋を区切り、全ての部屋に畳を敷き詰め、天井を張る。「書院造」と呼ばれるこの様式では、対面における身分差を室内意匠で視覚的に表現するため、部屋の格に応じて床や天井の高さや仕様に差をつける。その重要な要素のひとつが座敷飾《ざしきかざり》で、床の間を中心に、違棚《ちがいだな》・付書《つけしょ》院《いん》・帳台構《ちょうだいがまえ》の四点を主室に備える形が最も正式であった（図12）。このうち床の間・違棚・付書院は室町時代中期に唐物などの絵画や工芸品を飾る場として発祥したが、一六世紀末にはその存在そのものが部屋の格を示す「装置」として定型化された。残る帳台構は「帳台」すなわち寝室の入口を意味し、他者が入りにくいよう敷居を上げ戸の高さを低くする防御的な設えが意匠的に発展して、座敷飾の一要素として定着した。

　慶長一三年（一六〇八）成立の大工書『匠明《しょうめい》』に収録された「昔七間八間主殿図」（図13）は、「昔」とあるように『匠明』の成立より古い時代の主殿を描いたものである。ここでは帳台構の内側は一二畳ほどの広い「納戸」で、寝室の入口としての意味を残している。現存する例では観智院客殿（一五九八）も、床の間と違棚は主室にある一方、付書院と帳台構は隣接する居間

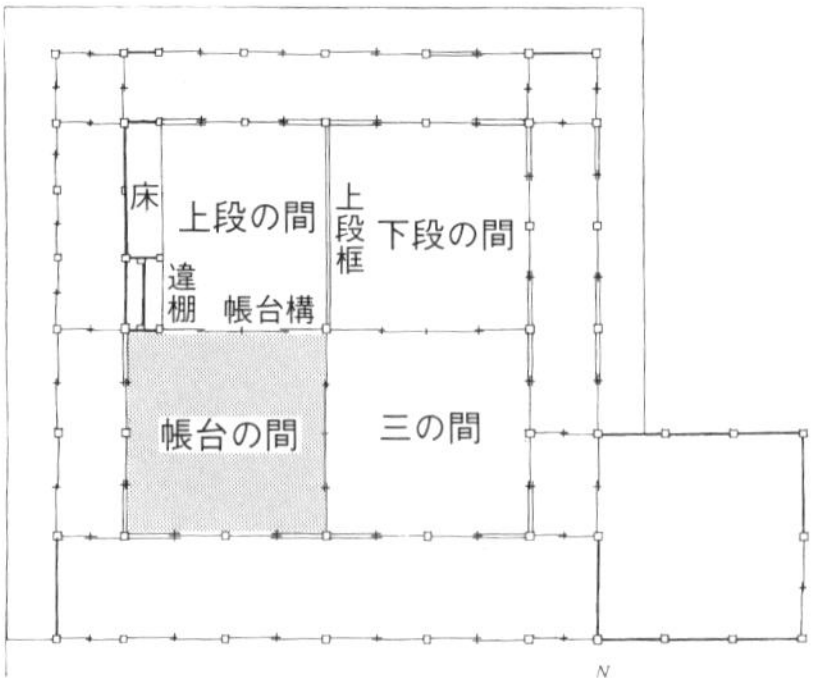


図 15　二条城二の丸御殿白書院
復元平面図（慶長度・1603）

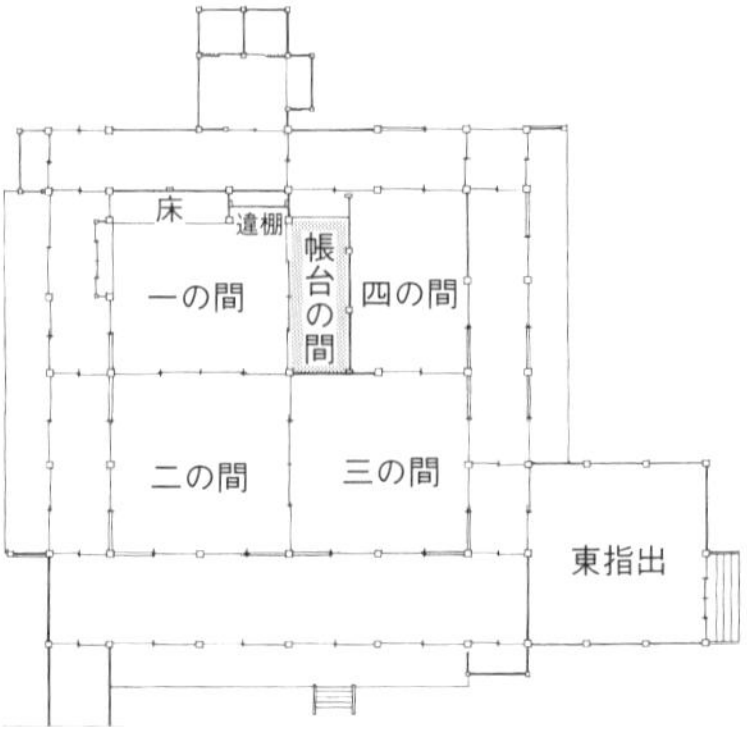


図 14　二条城二の丸御殿白書院
現状平面図（寛永度・1626）

にあり、帳台構の内側は無窓の納戸（寝室）である。

　これに対し、前掲の二条城二の丸御殿のうち将軍の生活空間である白書院（図14）は、帳台構の内側の帳台の間が六畳と狭く、かつ外側の一の間に蚊帳を吊る金具を備えることから、実際には一の間が寝所として使われたと推測できる。最も公的な大広間では、帳台の間は将軍の対面時の控えの間として用いられたとされ、帳台構は極めて儀礼的な存在だった。ただしこれは寛永度（一六二六）に改造された姿で、白書院の慶長創建時（一六〇三）の姿を痕跡等から復原すると帳台構の位置が異なり、一八畳の帳台の間を備える（小沢一九九六、図15）。つまり二条城では創建から改造までの約二〇年間で帳台の間の機能の変化と帳台構の意匠化が進んだことになる。

　一方、先にみた京都御所（一八五五）のうち、近世における天皇の生活空間である常御殿（図16）は、内向の対面や居間など多数の部屋からなる複雑な平面で、その中央に御寝《ぎょしん》の間《ま》がある（藤岡一九八七）。窓のない暗い空間であり、天皇・公家の住宅では閉鎖的な寝所が長く踏襲されていたことが窺える。

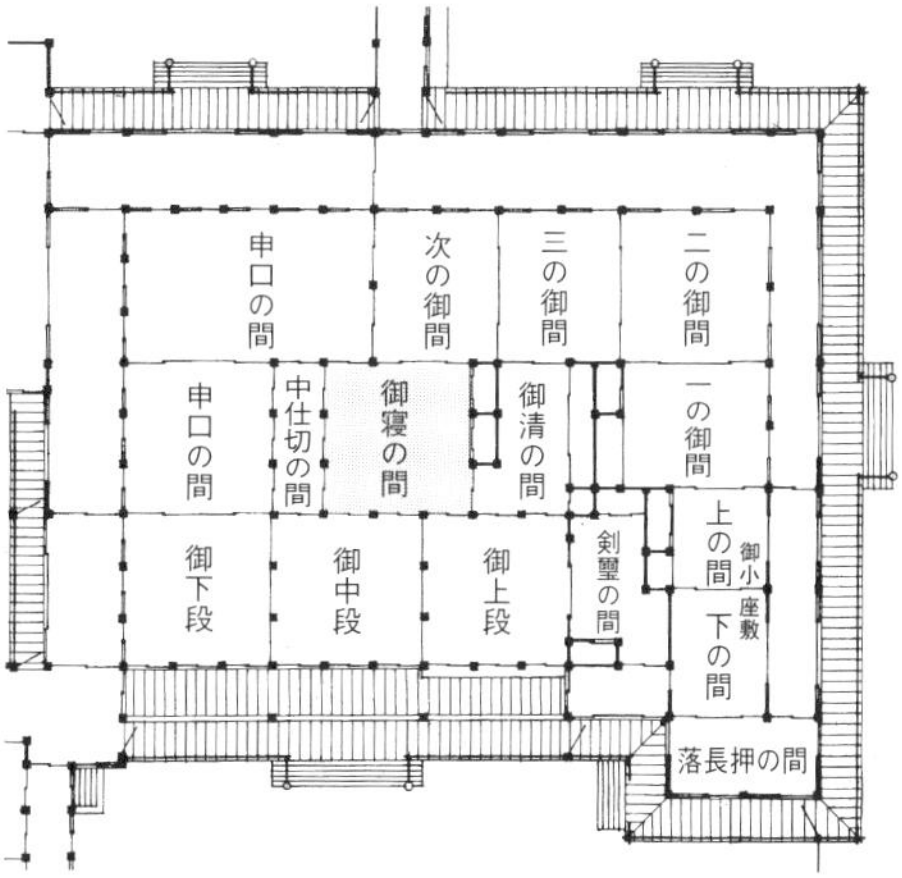


**図16　京都御所常御殿　平面図**（『京都御所』毎日新聞社より。文字・網掛けを加筆）

## 3. 分離就寝と寝所の配置

### 3・1　寝殿造と寝所の配置

では上層住宅では、人々はどこで、誰と眠ったのだろうか。これは、各人の生活空間の区分を知ることで推測できる。

日常的な行為やその生活空間は記録に残りにくいが、寝殿造の代表例のひとつ東三条殿については、保元二年（一一五七）に後白河天皇の里内裏《さとだいり》として用いられた際の用法が記録から明らかにされている（太田一九八七）。里内裏とは、正規の内裏以外に一時的に設けられた天皇の住まいを指し、平安期には主に摂関家の屋敷が充てられた。保元度の里内裏になった東三条殿は当時藤原忠通の屋敷で、先にみた**図8**がその寝殿の復元平面である。この寝殿を中心に、複数の対やそれらをつなぐ渡殿（廊）で構成され、後白河天皇はここに中宮忻子《きんし》・女御琮子《そうし》、東宮守仁《もりひと》親王らと移り住んだ。

この使い分けを示したものが**図17**で、中心となる寝殿が儀式空間である紫宸殿《ししんでん》に充てられ、次に大きな東対や寝殿と繋ぐ渡廊が天皇の空間である。東宮は寝殿の西側の上達部《かんだちめ》廊や中門廊、中宮は北対や北

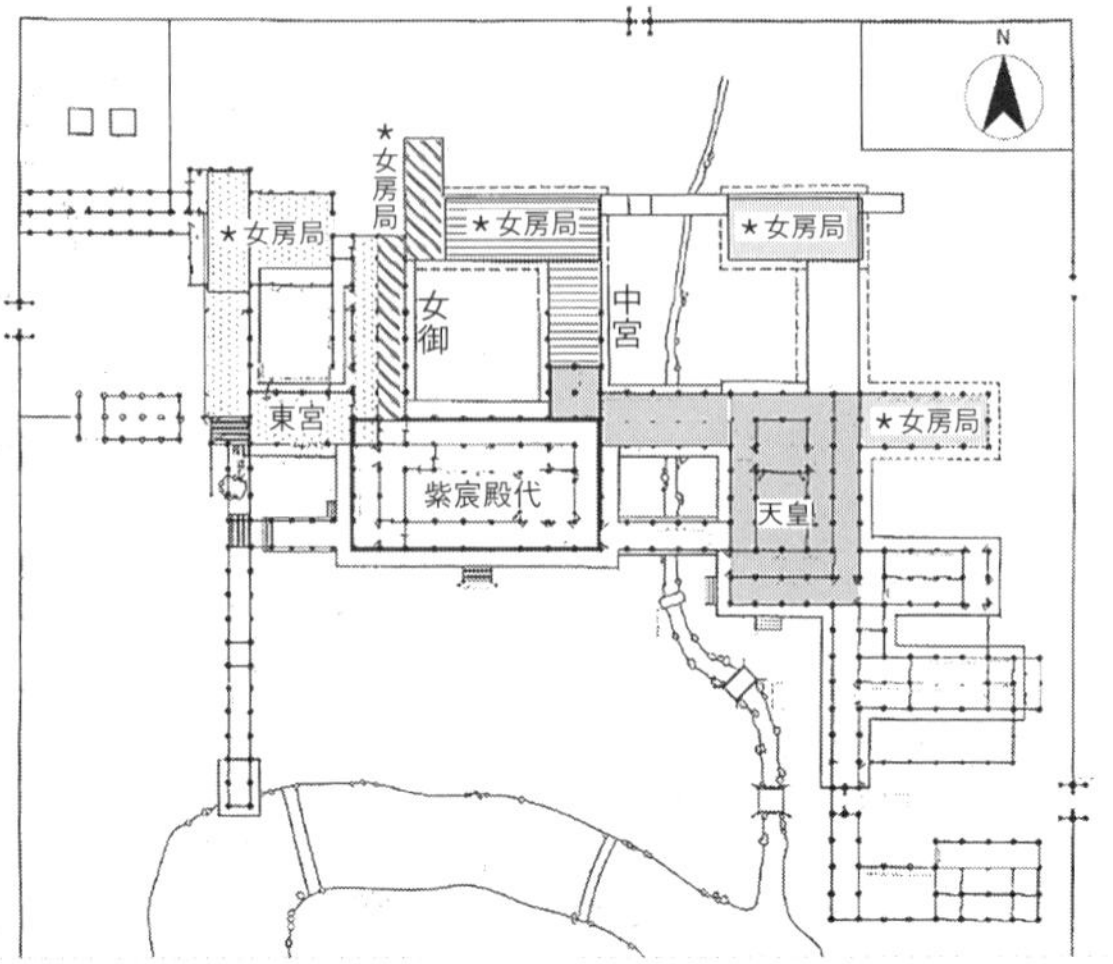


**図17　保元度里内裏における東三条殿の用法**
（太田 1987 より作成）

東の渡殿、女御は北西の渡殿を用いる。つまり夫である天皇と妻は別々の生活空間を持ち、かつ女性の生活空間は男性より北側の褻の空間に設けられていることになる。さらに、各々に仕える女房らは、主人の空間に付随する庇や廊に場を得ている。

また、保元度より遡る寛弘五年（一〇〇八）に里内裏とされた藤原道長の土御門殿では、一条天皇の中宮・彰子《しょうし》に仕えた紫式部が自分の居所を「細殿の三の口」と表現している（藤田勝也二〇〇二）。細殿とは、庇や廊などの縦に細長い建築を指し、柱間ごとに仕切られた三番目の部屋が紫式部の私的な空間だったことになる。同様に、一条天皇のもうひとりの中宮・定子《ていし》は、里内裏となった藤原道長の一条大宮院で登華殿《とうかでん》を御所とし、定子に仕えた清少納言はその西庇を居所とした。清少納言は『枕草子』で「内裏の局、ほそ殿、いみじうをかし」とし、「局」すなわち女房たちの住まいの細殿は、夏は半蔀《はじとみ》を上げると風が入って涼しく、冬に雪や霰が風で吹き込むのも、訪ねてくる男性の気配や沓《くつ》の音が聞こえるのも趣きがあるとする。清少納言の居所も、その理想の姿も、外部に近い場所だったことがわかる。

この姿は絵画史料で確認できる。やや時代は降るが『春日権現験記絵』（一三〇九年頃）をみると、主人や妻が眠る部屋に隣接する庇に女房らが眠る場面がしばしば描かれる（図18）。女房たちが主人が暮らす建物の庇や廊に住むという使い分けは一般的だったといえる。

その後、平安末期になると、女房たちの専用の居所として長屋形式の長局《ながつぼね》が現れる（藤田勝也二〇〇二）。主人らの寝所と女房の寝所が明確に分けられたことを意味するといえ、後に「対屋《たいのや》」と呼ばれるこの建物が江戸時代の内裏や将軍・大名家の奥向の定型になっていくのである。

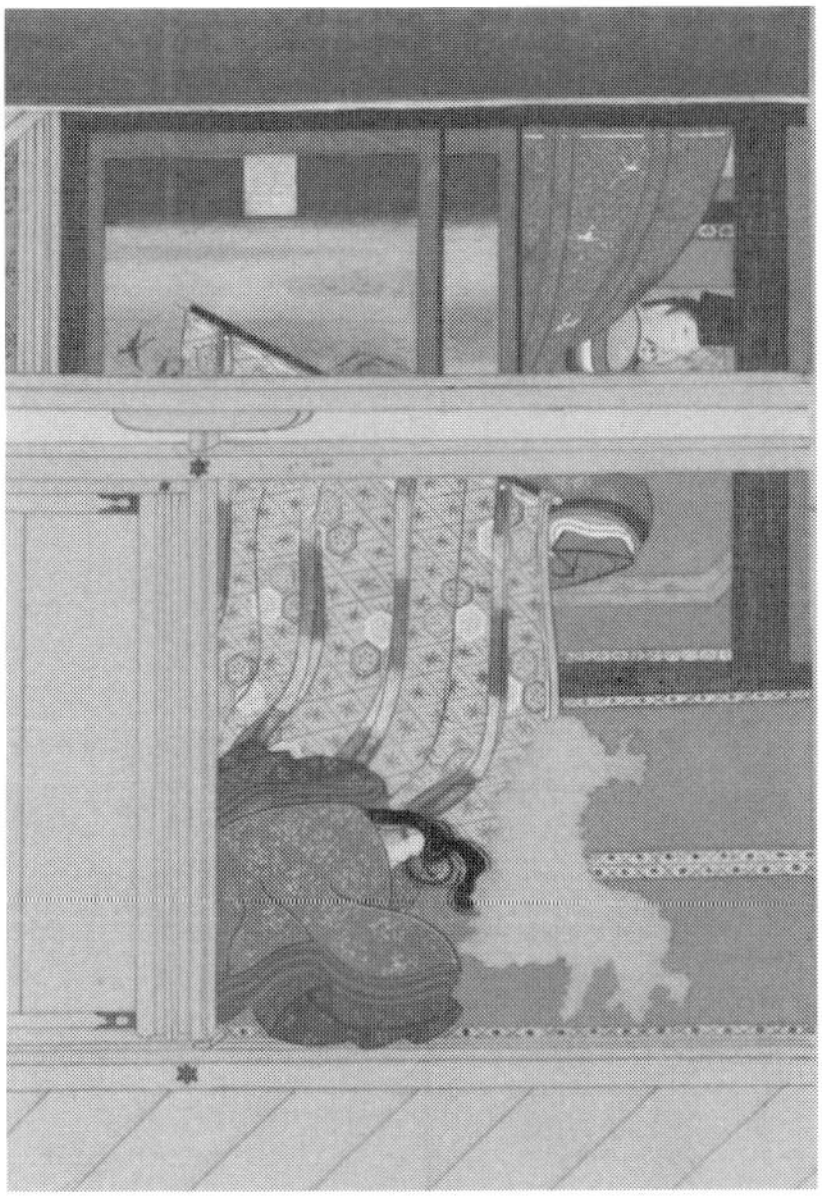

図18　東三条殿の就寝の場面
奥に主人、庇に女房が寝る（『春日権現験記絵』巻三（模本）　ColBase より）

## 3・2　男の寝所、女の寝所

夫と妻が別々の生活空間を持つ形式は、その後も上層住宅で受け継がれる。

私的空間として「常御所」「小御所」を別棟で設けることは室町期以降浸透したが、六代将軍義教時代の室町殿（一四三七頃）では、義教の居所は「常御所」、夫人の居所は「小御所」と呼ばれ、各々が寝殿の東と西に離れて位置したことがわかっている（川上一九六七）。

同様に八代将軍足利義政が文明八年（一四七六）に移った小川殿《こかわどの》でも、義政は東御所を居所とし、翌年夫人富子が移る際に西御所を新築した。いずれも東に晴門（正門）を設けており、晴の側に男性の居所、褻の側に女性の居所を置いたことが共通する。

近世の書院造では、男女の空間がより明確に分けられていく。中世の常御所の分離や主殿の登場にみるように、上層住宅では建物の機能分化が進み、さらに正門に近い側に公的、遠い側に私的な建物を置くという配置の定型が成立した。公から私へとグラデーションを描くように配置された建物群は、外部空間も併せて明確に性格で区分され、公的な範囲を「表」、私的な範囲を「奥」と呼んだ。

前掲の二条城二の丸御殿を例にみると、入口に当たる御車寄《おくるまよせ》を東南隅に置き、五棟の建物が北西側に雁行型に連なる。遠侍《とおざむらい》・式台・大広間・黒書院が「表」、最奥の白書院が私的な「奥」である。徳川将軍家の本城・江戸城の場合、「奥」をさらに二つに分け、将軍が起居し日中政務に当たる空間を「中奥」、正室をはじめとする女性が生活する最も私的な空間を「大奥」と呼んだ（図19）。中奥と大奥は上下二本の御鈴廊下で繋がれるのみで、厳格な境界が存在した。

大奥のうち、将軍の正室の通常の生活の場は新御殿で、この一角に寝所と着替えや化粧の場である御化粧の間を設ける。巨大な面積を有するのが長局で、時期によって異なるものの、二〇〇人を超える奥女中らの居所が職制に応じて設けられていた。一方、将軍の寝所は中奥と大奥の両方に置かれている。幕末の弘化度（一八四五）でみると、大奥への御成がない場合は中奥の御休息間《ごきゅうそくのま》、奥泊まりの場合は大奥の御鈴廊下近くの御小座敷などを寝室に用い、ここに御台所《みだいどころ》（正室）や御中臈《おちゅうろう》（側室）が訪れる（平井一九八九）。この奥の構成は大名屋敷や天皇が住む内裏も同様で、当主の常御殿と正室が用いる常御殿

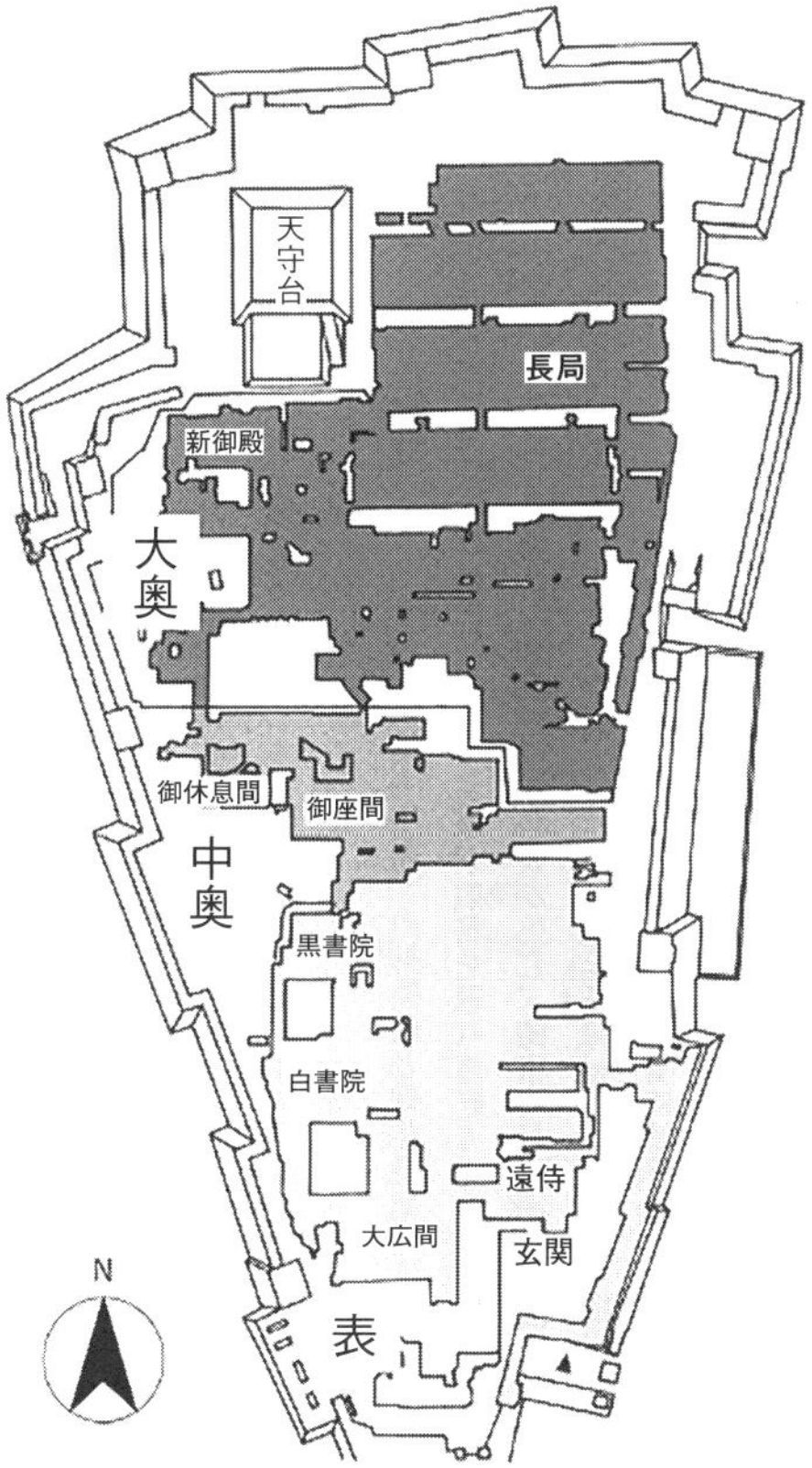


図19　江戸城本丸御殿　配置図（弘化度・1845）

は別に設けられている。夫婦が別に居所を持ち、男性または女性が互いの寝所に通う習慣は公家・武家では一般的だったといえる。

男性と女性の寝所は室内意匠も異なった。内裏の場合、現存する天皇常御殿（一八五五）の御寝の間は窓が無い一八畳で、天井を格天井《ごうてんじょう》とし対面空間に準じる。竣工当時は群雀図が描かれたが、慶応三年（一八六六）の明治天皇の践祚《せんそ》に際し竹虎図に改められた。金砂子《きんすなご》で雲形を施した極彩色の華麗な絵である。一方皇后常御殿の御寝の間は、天井が猿頬《さるぼお》天井で天皇の御寝の間より一段仕様が落ちる。繊細な四季花鳥図は中彩色、天井高や柱・長押《なげし》などの寸法もやや小さく（藤岡一九八七）、男女の格差を空間的に表現したといえる。

## 4. 庶民住宅の寝所と用法

同時代の庶民住宅の寝所を民家から概観しておこう。日本に現存する最古の民家は、室町時代後期の古井家住宅（図20）・箱木家住宅（共に兵庫県）とされる。いずれも前座敷三間取《まえざしきみまどり》型《がた》と呼ばれる平面で、前面側に「オモテ」、背面側は土間よりに「チャノマ」、上手側に「ナンド」を置く。このナンドが寝室に当たり、外周にほぼ窓がない（図21）。この前段階として、発掘成果等から寝室だけを分離した二間取形式の平面が想定されており（大野一九九九）、機能分化において寝所が最初に専用の空間として分けられたこと、上層住宅と同様、極めて閉鎖的な空間だったことがわかる。

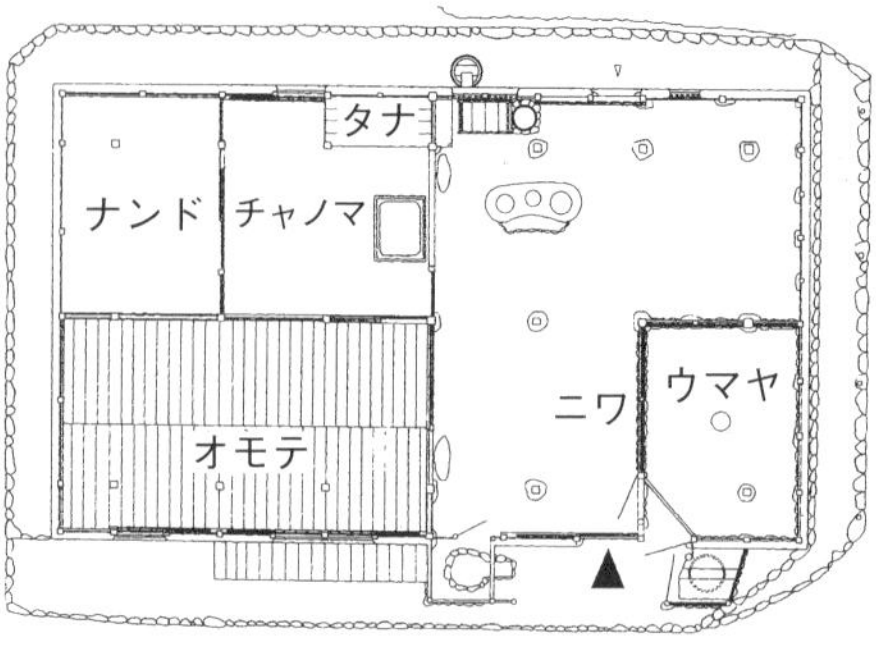


**図20　古井家住宅　平面図**
（日本建築学会編『日本建築史図集』丸善より）

なお民家の寝室を指す言葉は、ナンドのほかチョウダイ、ヘヤ、ネマなどが確認されている。民家の部屋名称は、調査時の所有者からの聞き取りによって記載する場合が多く、各家に口述で伝えられたものである。これらは上層住宅などで用いられた寝所の古語が残ったものと考えられており、チョウダイやナンドは用例が平安時代に遡る（宮本二〇〇七）。

民家の寝室は一般的に狭く、地域によっては三畳以下の例もある。狭い寝所は人が身を寄せ合うことで寒さに対抗するという説、閉鎖性と相まって寝所の防御性と神聖性を示すとの説がある。また、一つ

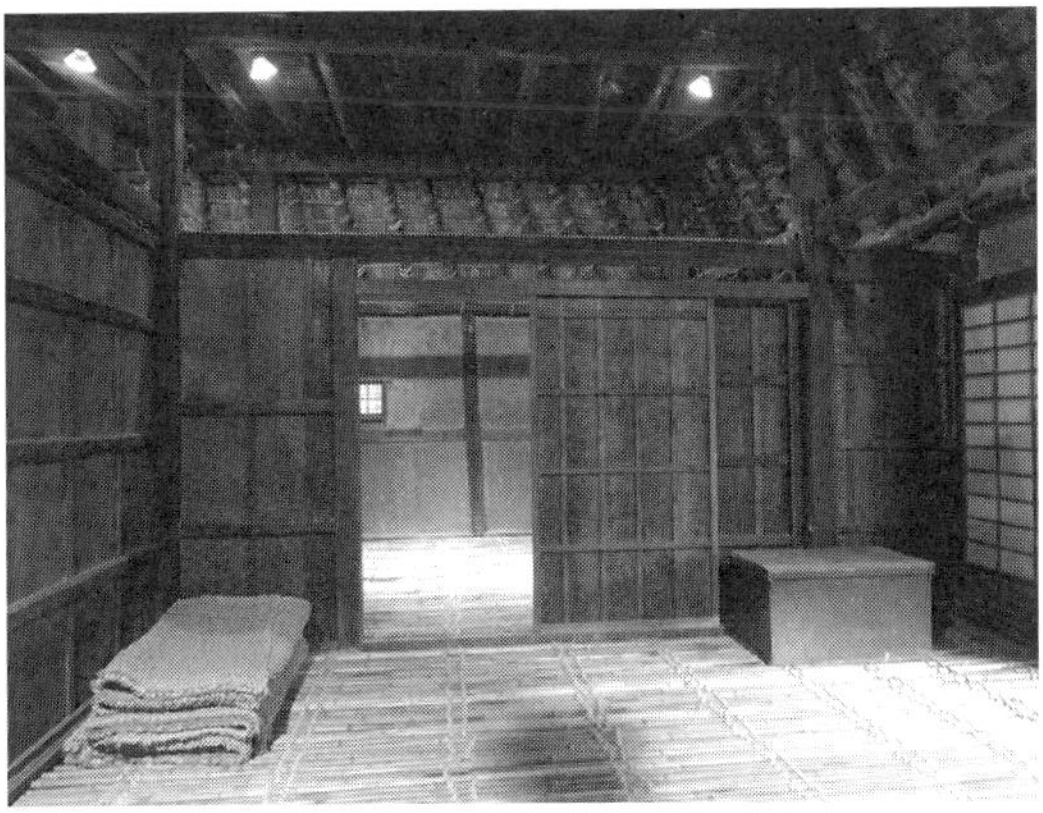

図21　古井家住宅　チャノマよりナンドをみる

の住宅における寝室の数は、隠居制度と深く関係する。隠居とは、親子が家督相続に伴って独立した生活単位を営む生活慣習を指し、同じ住宅内に隠居世帯が共に住む「同居隠居」、住まいを分ける「別居隠居」、別敷地で寝食を分ける「分住隠居」に大別される。地域差も大きく、一般に近畿を中心とする西日本は生活分離の意識が高く、関東以東や九州など周縁部では同居の傾向が強い。宮本常一は同居隠居の地域では寝室を複数持つ平面が一般的であると指摘しており、例えば渋谷家住宅（山形県朝日村から鶴岡市に移築、一八二二、図22）では「ヘヤ」「デドコ」と呼ぶ寝室が四室あり、隠居に際して親夫婦と息子夫婦が寝室を交代したという（宮本二〇〇七）。一方、宮城県は同居隠居とされるが、主屋に複数の寝室を設ける例は少なく、食事を含む生活の大部分を共有しつつ、隠居世帯は別棟の隠居所や座敷蔵・小屋などを用いる。二世帯居住の多様性が、民家平面の地域差の

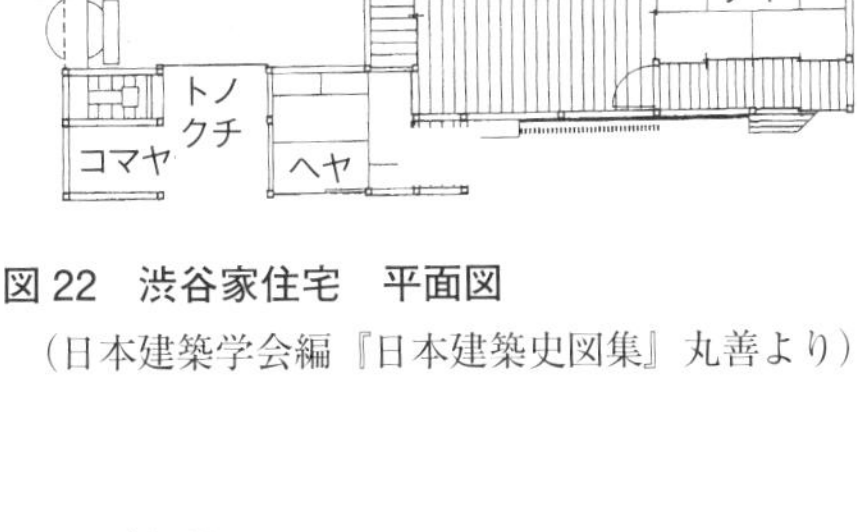


図22　渋谷家住宅　平面図
（日本建築学会編『日本建築史図集』丸善より）

要因のひとつだったといえる。

## 5. 寝所の近代化

### 5・1 洋風住宅の導入と共用寝室

近代に入っても、上層住宅での夫婦の分離就寝は継続した。

近代の皇居・明治宮殿（一八八八）は、外観は和風、内部も和風主体の意匠でありながら、生活様式は洋風の椅子座、儀式も立式が採用された。全体は公的な機能を持つ表宮殿と、天皇・皇后の生活空間である奥宮殿から成る。この奥宮殿もまた、天皇と皇后の常御殿を別棟で設け、いずれも三列構成の中央に御寝間を置く近世内裏の平面を踏襲する。天皇の御寝間は絨毯敷きで寝台を置く一方、皇后の御寝間は畳敷きで異なるが、男女別室の慣習は守られた（小沢二〇〇八）。

これは華族の邸宅でも同様である。水戸徳川家の徳川昭武《あきたけ》が明治一七年（一八八四）に建設した戸定《とじょう》邸（千葉県松戸市）は、和館九棟が連なる明治期の構成がほぼそのまま残る。当主の居間と寝室は最も公的な客間の一角、後妻の八重の居所は別棟の御居間である。また、田中光顕《みつあき》邸（東京都、一九〇七）も二階建の和館の一階に夫人の居間と寝室、二階に当主の居間・書斎と寝室を設けている。

興味深いのは洋館でも夫婦別室が採用された点である。明治四二年（一八九九）竣工の東宮御所（現・迎賓館赤坂離宮）は、片山東熊《とうくま》率いる宮内省の造営組織によって設計され、欧州の宮殿を参考にネオバロック様式を採用、家具など調度類はドイツ・フランスから輸入された。左右対称の外観から想像される通り、一階の生活空間は東側が東宮用、西側が東宮妃用に分けられ、日中の御座所も寝室も浴室も、左右対称の位置に別々に設けられている。これは一見欧州の宮殿に従ったようにみえるが、『東宮御所御造営誌』に「単に欧州各国宮廷の規範にのみ倣ふこと無く、専ら従来の御慣習に鑑み各室の設備連絡を計られたり」とあるように、近世以来の皇室の慣習を踏まえたものだった。竣工写真によると、東宮の寝室には寝台が一つ、東宮妃の寝室には寝台が二つ置かれており（図23、24）、男性が女性側に通うという近世の生活のまま計画されている（小沢二〇〇八）。

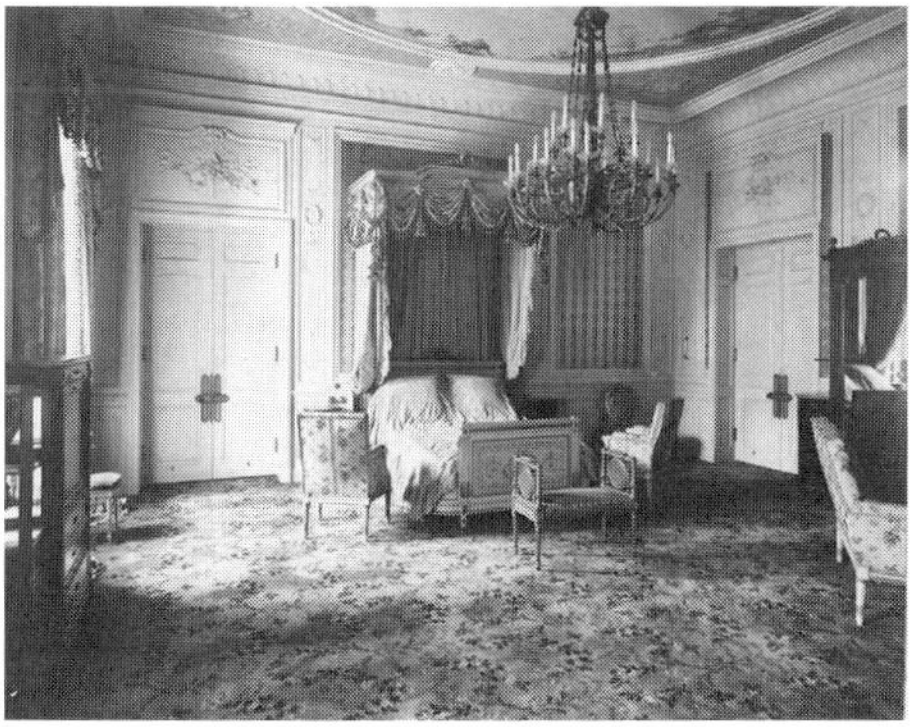

図 23　東宮御所 1 階　東宮御寝室

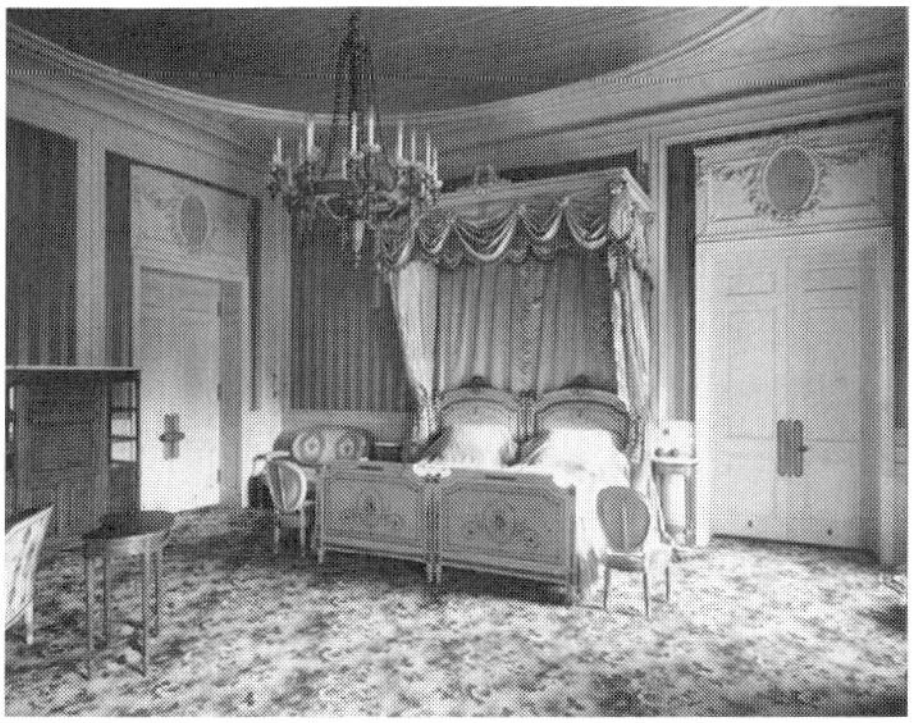

図 24　東宮御所 1 階　東宮妃御寝室

（図 23、24　『東宮御所写真帖 1』宮内公文書館所蔵）

しかし住宅の近代化が進む大正期以降、共用の寝室を持つ例が増加する。上層住宅では、明治前期には敷地内に和館と洋館を並べて建て、洋館を接客専用、和館を日常生活用とする和洋館併置型が主流だったが、生活の洋風化の進行と共に明治後期には洋館一棟に全ての機能を納める住宅が現れた。夫婦共用の寝室は、

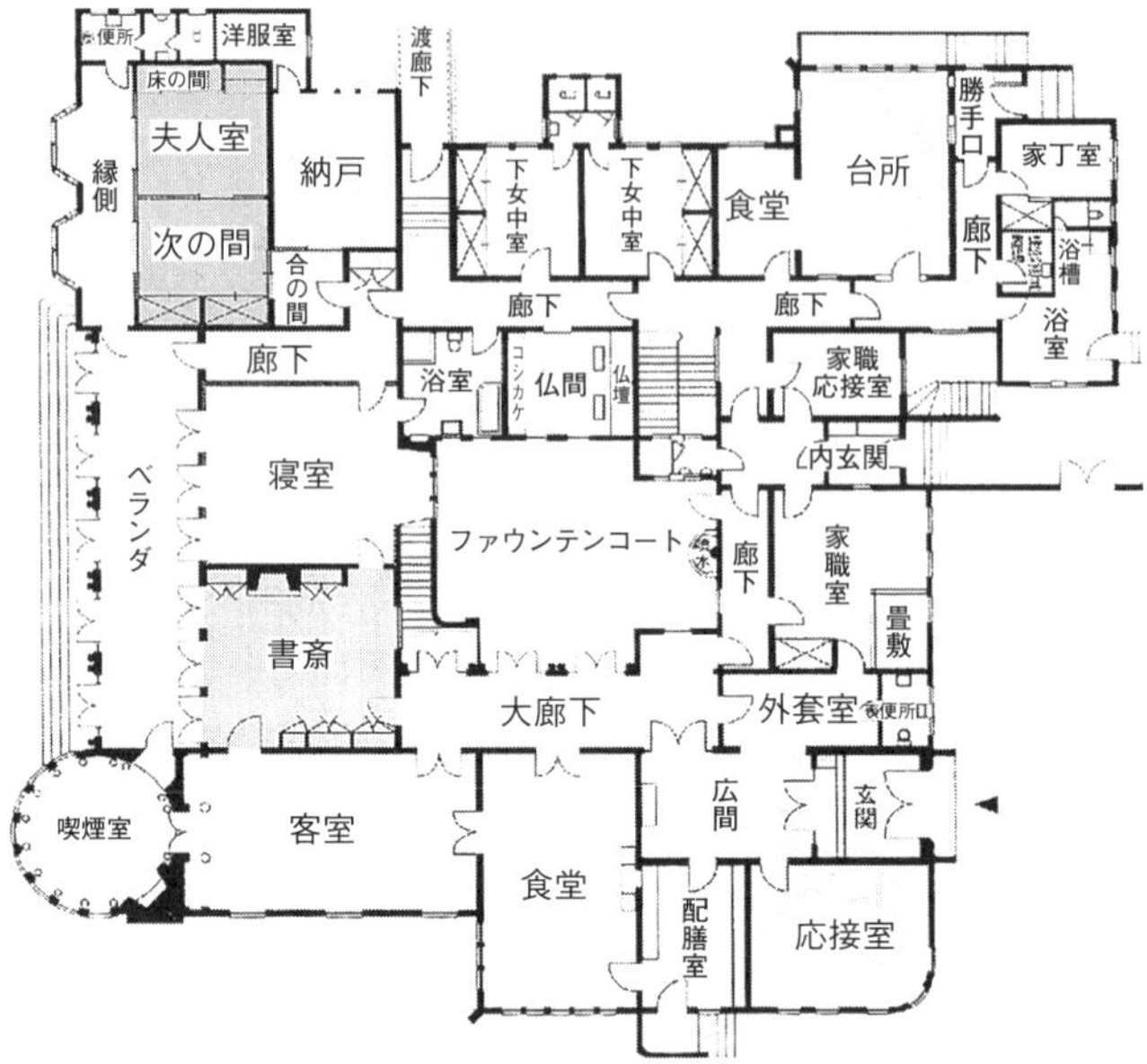


図 25　小笠原長幹邸　1 階平面図

洋館で完結する住宅で採用傾向が強い。

例えばジョサイア・コンドルが大正六年（一九一七）に設計した島津忠重《ただしげ》邸は、二階の私的空間に当主と夫人の各々の居間を置き、その間に共用の寝室を設ける。また小笠原長幹《ながよし》邸（一九二七）は当主の居間（書斎）は洋室、夫人の居間は和室で、この間に共用の洋風の寝室がある（図25）。前田利為《としなり》邸（一九二九）は、和館は接客専用で、洋館で生活空間が完結し、当主の書斎と夫人室に並んで共用の寝室が設けられている（図26、27）。皇族でも東伏見宮葉山別邸（一九一四）や秩父宮邸（一九二七）などで夫婦寝室を設ける例があることから、共用の寝室は洋風の生活様式導入の影響とみることができる。

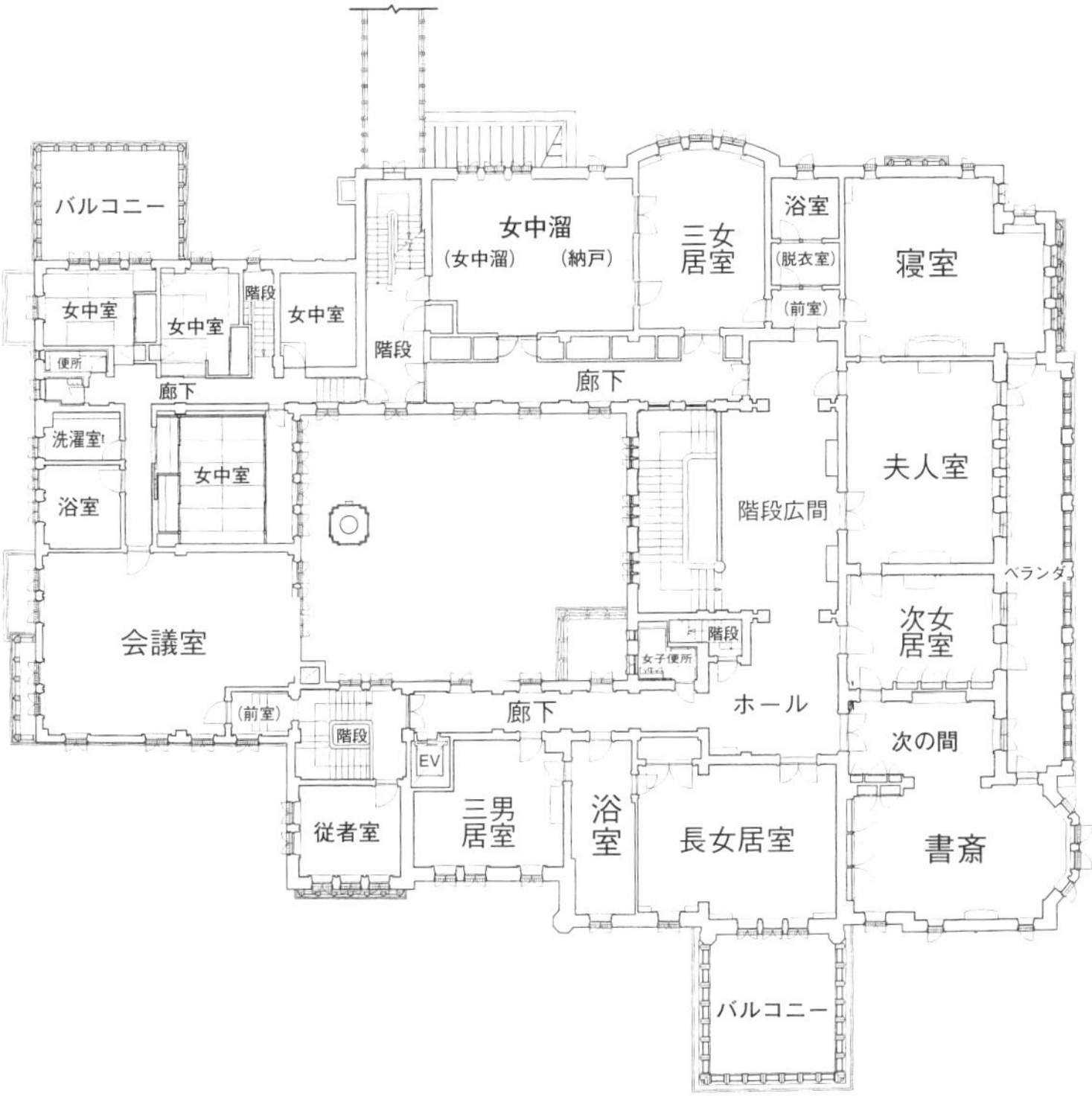


図 26　前田利為邸　2 階平面図
（重要文化財旧前田家本邸ほか一棟保存修理工事報告書、東京都、2019）

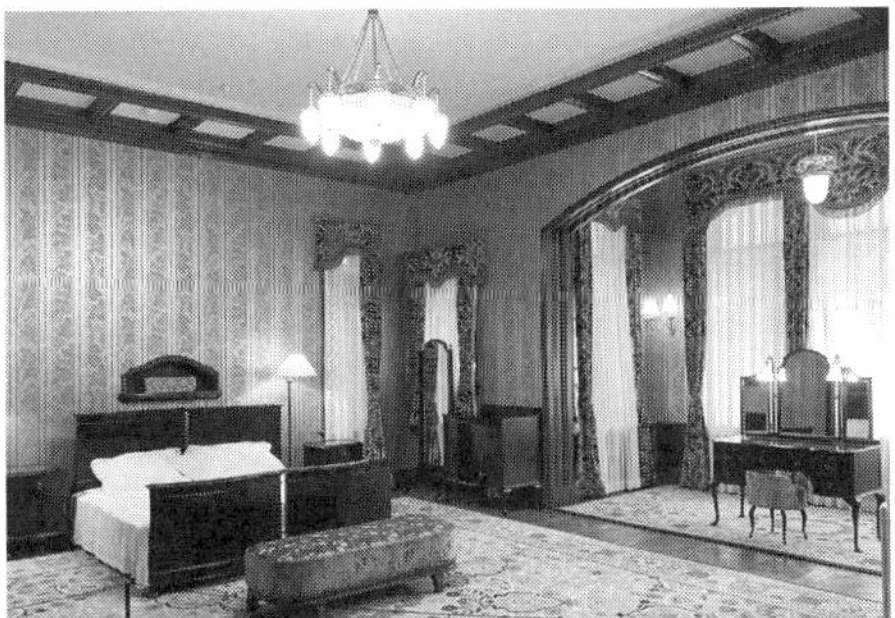

図 27　前田利為邸 2 階　夫婦寝室

## 5・2 寝所に求められたもの

近代には、寝所の環境にも改善が求められた。

先にみたように、寝所は近世以前には就寝時に外敵から身を守ることが重視され、閉鎖的な空間が用意された。このため、近代の住宅書や論考をみると、寝所について早期に言及されるのは「清潔さ」である。早い例として、明治四一年（一八九八）の天心生「眠りのこと」（『日本乃家庭』二巻六号）では「寝間は狭くて天井が低い室がよろしくありません、可なり廣くして空氣の通じもよく、下水や汚物の氣がはいらないでまた湿氣のなき室を宜しいとします」とし、寝所の衛生環境に配慮する（内田二〇〇五）。これは医学書などでも取り上げられ、明治三二年（一八九九）の『普通生理衛生学』（勃古原撰、後藤新平譯補、忠愛社）では「寝室ハ廣クシテ適宜ノ温度ヲ保チ、閑静ナラサルヘカラス、且其室内ノ空氣純良ニシテ乾燥セサルヘカラス」とあり、東南側から日光を入れ空気を新鮮に保つよう説いている。狭く閉鎖的な寝所が否定され、光や風が通る衛生的な空間が推奨されたのである。

この衛生上の配慮から推奨されたのが寝台（ベッド）の採用で、人が歩く床に直接寝床を設けるのは、堆積した塵や呼気を睡眠中に吸うため不衛生であると忌避された。寝台を置くには寝室を専用の部屋として設ける必要があるが、当時の都市型の庶民住宅では、座卓を移動したり、布団を片付けたりすることで、和室を居間や食堂、寝所に併用していた。

大正・昭和期の建築家たちは、この和洋の寝室に対して自説を述べている。例えば中村鎮《まもる》は「現代に適応する寝室に就いて」（『住宅』一九二五年二月号）で洋式の寝室について「只我々日本人と異なる点は、それが昼間は居間にもなり、客間にもなり、又時に依つては食堂にもなると云ふ様変通自在の活用性に富んで居ないと云ふ点です」とし、和式のフレキシビリティを評価する。一方、西村伊作は『楽しき住家』（警醒社書店、一九一九）で「二階の寝室を全部疊敷にし日本風に座る様にして置いて、慣れるに従ひ、一室づゝ寝臺を置いて西洋風の寝室に改めて行くのも一方法です」とするなど、段階的な移行を提案した。また武田五一は『改良住宅間取』（住宅改造会、一九二二）で、洋室の一隅に「洋室の床よりも少くも一尺以上の高さを有する疊敷」の部分を作り、ここを寝床とするという和洋折衷案を提案している。現在の小上がりのような形式で、床から一段上げることで衛生に配慮し、布団を片付ければ昼の居所としても使えるとする。いずれも単純に洋式を是とするのではなく、従来の日本の生活様式に配慮しつつ、寝室の理想像が追求されたといえるだろう。

改めて現代の寝室をみると、近代に改善が叫ばれた通風・採光という衛生的な環境は一般化し、ベッドによる就寝も定着した。一九八〇年代の調査では食堂や子ども部屋は洋室の希望が多い一方、夫婦寝室は約六割が和室を希望したとされており（初見一九八四）、急速に洋室化が進んだことになる。さらに高齢夫婦を中心に別寝室が増えていることはニュース等でも話題になっており、分離就寝への回帰とも捉えられる。

寝所の歴史には、住空間全体に対する各時代の要求と、男女のあり方が反映するといえるだろう。

## 文献一覧

浅野清（一九六九）「法隆寺東院伝法堂ならびにその前身建物の復原」『奈良時代建築の研究』二三一〜四八七頁、中央公論美術出

版
石野博信（一九九五）『古代住居のはなし』吉川弘文館
内田青蔵（二〇〇五）『「間取り」で楽しむ住宅読本』光文社
太田静六（一九八七）『寝殿造の研究』吉川弘文館
大塚昌彦（一九九八）「土屋根をもつ竪穴住居―焼失家屋の語るもの―」『先史日本の住居とその周辺』一二三～四〇頁、同成社
大野敏（一九九九）「庶民住宅―民家―」『カラー版　日本建築様式史』一二一～一二八頁、美術出版社
岡田莊司（二〇一九）『大嘗祭と古代の祭祀』吉川弘文館
小沢朝江（一九九六）「二条城の構成と機能」『名城シリーズ　二条城』九九～一三三頁、学習研究社
小沢朝江（二〇〇八）『明治の皇室建築―国家が求めた〈和風〉像―』吉川弘文館
川上貢（一九六七）『日本中世住宅の研究』墨水書房
川本重雄（二〇〇五）『寝殿造の空間と儀式』中央公論美術出版
初見学（一九八四）『「いえ」と「まち」―住居集合の論理―』鹿島出版会
平井聖（一九八九）「江戸城の諸御殿」『調査報告書　江戸城本丸等障壁画絵様』一七～五八頁、東京国立博物館
藤岡通夫（一九八七）『京都御所（新訂版）』中央公論美術出版
藤田勝也（二〇〇二）『日本古代中世住宅史論』中央公論美術出版
藤田盟児（二〇〇六）「主殿の成立過程とその意義」『中世的空間と儀礼』九三～一二四頁、東京大学出版会
宮本常一（二〇〇七）『日本人の住まい―生きる場のかたちとその変遷―』農山漁村文化協会

第3章

# 光環境の変遷と日本人の睡眠
## ――千年で変わったこと変わらないこと――

小山恵美

## 1. 序論――光環境と睡眠

人々の生活を取り巻く物理的環境要素のなかで、光環境は温湿度環境とともに睡眠にさまざまな影響をもたらしている。本論文では、約千年前から現代にかけて、光環境の変遷に着目し、日本人の睡眠のありようを考察する。前準備として、本節では、可視光の波長帯域（約三八〇～七八〇nm）の光を対象とし、まず光環境の物理的側面を概説し、次に光が睡眠にもたらすさまざまな影響を概観する。

## 1・1　日常の生活で体感する光環境

地球上で人々が日常生活で体感する「光」は電磁波の一部であり、自然現象として発生する「自然光」、人類が開発（獲得）した技術によって発生する「人工光」に大別される。それぞれの代表例を以下に示す。

自然光の例として、太陽など恒星の光、月光（太陽光の反射）、蛍など生物が発する光などがあり、人工光の例としては、焚火、燈火、蝋燭《ろうそく》の炎などの燃焼光、電気照明光（白熱電球、蛍光ランプ、LED：発光ダイオード、など）、化学反応による光などがある。これらのうち、傍線を引いた光は熱放射（物質を構成する原子や分子から、熱運動によって、温度に依存する電磁波が放出される現象）によるもので、その絶対温度（単位はK《ケルビン》）に見合った色味（色温度）の白色光（広帯域の波長を含んで特定の色彩に偏って知覚されない光）が熱とともに放射される。一方、白熱電球以外の電気照明光は物理化学的な発光によるもので、白色光として設計されるとは限らない。

日常生活では、白色光は対象物を見るための「あかり」として、人工の有彩色光（狭帯域の波長の光が際立ち、特定の色彩として知覚される光）は主として表示やイルミネーションとして利用される。

## 1・2　生物としてのヒトに影響する光の生理的作用

ヒトの眼球から網膜に入った可視光は、感光色素を有する光受容細胞で電気信号に変換される。さらに視神経を経由して脳に伝達され、ものを見て形や色彩を知覚するという大脳の視覚情報処理に関わるだけでなく、視覚とは別の脳中枢への伝達経路をたどって生理的作用をもたらす。このような、ものを

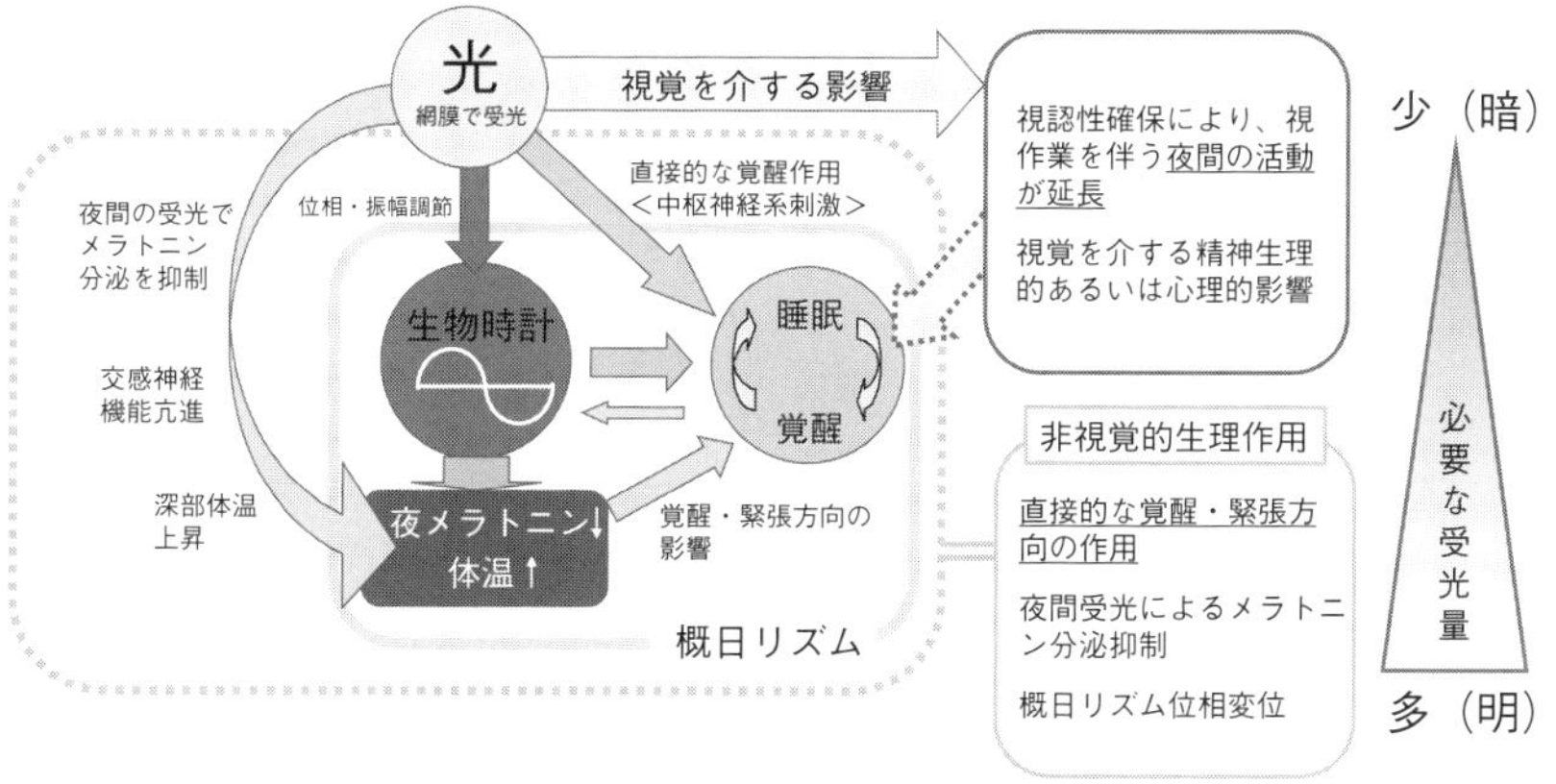


**図1　光と睡眠・覚醒との関係**

光は網膜で受光された後、視覚を介して睡眠・覚醒に行動的な影響をもたらすとともに、視覚を介さずに脳の中枢に信号が伝達され、直接的な覚醒作用や概日リズム調整などの生理的作用をもたらす。

見るのとは関係なく身体に与えられる生理的影響は、「非視覚的（non-visual）」あるいは「非イメージ形成的（non-image-forming）」な生理作用と呼ばれ、ヒトの健康維持に直結する影響をもたらしている（小山 二〇二〇）。光と睡眠との関わりについて、**図1**に概要を示す。これらの生理的影響は、目に入る光の量が多いほど大きくなり、可視光の青色側の短波長帯域の光で相対的に大きくなる。

メラトニンなどのホルモン分泌や深部体温変動にみられる概日リズム（circadian rhythm）は、時刻の手がかりのない環境では二四時間から少しずれた固有の周期で振動を続けるが、自然光を含めた規則的な明暗のサイクルによって、社会生活の二四時間周期に同調する。その同調が不完全あるいは不安定であると、体内のさまざまな機能のリズムがかみ合わず、結果として、睡眠関連の諸問題や日中活動の不調、生活習慣病のリスク増大などの、健康上好ましくない影響が生じる。

また、概日リズムの調整とは別に、脳の中枢を経由する直接的な光の生理的影響として、覚醒水準の上昇、交感神経機能亢進、夜間の光曝露によるメラトニン分泌抑制、瞳孔反射など、総じていえば、覚醒・緊張方向の影響が生じる。それらの光の生理的な影響の有無や大きさは、比較的明るい環境で目に入る光の量や波長成分によって決まり、視覚的に光をどのように知覚するか、つまり、光に対する印象や嗜好性には依存しない。例をあげると、明るい室内照明として青みがかった白色光を用いた場合に、クールで爽やかという好ましい印象で落ち着くと感じる人がいるとしても、生理的には落ち着きとは反対方向の影響が生じており、特に夜間就寝前の空間には好ましくない。

ところで、メラトニン（必須アミノ酸のトリプトファンからセロトニンを経て、松果体から夜間に分泌されるリズムをもつホルモン）と光との関係について、昼間の受光は夜間の分泌を促進し、夜間の受光で分泌が抑制されることが知られているが、メラトニン分泌だけで睡眠の制御を説明することには無理がある。なぜなら、メラトニン分泌リズムは昼行性動物でも夜行性動物でも同じく夜間にピークを示すので、「メラトニン↓睡眠」と解釈すると説明がつかない。メラトニンは、「夜」の情報を脳にもたらすと解釈するのが妥当と考えられる。

## 1・3　生活する人間に対する光の行動的影響

日常生活で目にする光は、対象物の形や色彩を知覚、すなわち視覚情報処理をするために必要な「あかり」としての役割が身近であろう。視覚情報処理についても、網膜に入射した光は電気信号に変換された後、生理的作用とは別の神経伝達経路をたどり、最終的には大脳前頭葉で判断や印象なども伴って統合的な認知にいたる。前項で概説した非視覚的生理作用とは異なり、視覚を介して光が睡眠に及ぼす影響は生理的なものではなく、人間の行動を通したものとなる。つまり、昼行性動物のヒトでは夜になると自然の眠気が生じるとはいえ、「あかり」によって周囲が見える状況で、何かしなければならないことやしたいことがある場合には、眠気に抗って、あるいは、眠気を強くは感じることなく、活動をある程度継続できてしまうのである。これは、大脳前頭葉が発達した人間の特性のひとつかもしれない。

視覚情報処理に関わるヒトの光受容感度は他の昼行性動物と比べて遜色なく、対応可能な明るさの範囲も広いといわれる。汎用照度計で計測できる下限の〇・〇一lx《ルクス》を切る照度環境でも、網膜の桿体《かんたい》が機能して物の形はぼんやりわかる（暗所視）。明るくなるにつれて錐体《すいたい》も機能し始めて物の色と形が少しずつはっきりし（薄明視）、さらに明るくなると、形状と色彩の知覚が明瞭な状態（明所視）になる。暗所視あるいは薄明視の状況で、光による覚醒方向の生理的影響はないけれども、人間はその意志によって活動を継続することができる。また、明所視となる照度範囲も広く、目に入る光の量が少ない環境では、覚醒方向の生理的影響は極めて小さい。このような、生理的影響がほとんどないような視環境では、そこで生じる空間や対象物の印象が人間に及ぼす影響を無視できないと思われる。たとえば、ものの形や色彩は知覚できるがあまり明るくはない室内で、照明の色味が青白いと、寒々しく不気味な印象になって落ち着かず、安心して眠りにつけるとは考えにくい。一方、暖かみの感じられる光環境であれば、空間の印象として人間との親和性があって、消灯後に円滑な入眠につながると考えられる。つまり、生活空間がもたらす安心感や人間との親和性といった印象は、光の生理的な覚醒作用を気にしなくてよい環境であっても、心理的側面で睡眠に一定程度影響すると考えられる。

## 1・4　受光量という視点での整理

図1の右部分には、非視覚的生理作用に加えて、視覚を介する行動的な睡眠への影響についても概要をまとめている。これらの関係性をどのように理解すればよいか、眼球での受光量という視点で整理するとわかりやすいと思われる。図1中の右部分では、行動的生理的な各影響が生じ始めるのに必要な受光量が少ない順に、上から下に項目を記載している。ここでの受光量とは、単にある瞬間の明るさだけでは規定できず、その光に曝露された時間の長さや、どのような波長成分で構成される光であったか、ということも考慮する必要がある。つまり、明るい光に長時間曝露されるほど、また、その光に含まれる青色側の波長成分の割合が大きいほど、受光量は相対的に増大する。

光環境についての生理的影響の先行研究を整理すると以下のような解釈に落ち着く。概日リズムの位相を変化させるためには、日中の屋外で過ごすに近い多くの受光量を必要とするが、夜間のメラトニン分泌抑制だけでメラトニンリズムの位相まで変化しない影響は、現代の室内電気照明を全点灯して夜間数時間過ごす程度のより少ない受光量でも生じるし、直接的な覚醒・緊張方向の影響については、さほど明るくない室内照明程度での多くない受光によっても生じ始める。一方、光の行動的影響については、視環境についての考察とあわせると、生理的覚醒作用が生じないような極めて少ない受光量でも、眠気の強弱によらず、睡眠への影響が生じうると推察される。

このように、光環境の睡眠に対する影響を生理学的側面および行動的側面から、歴史も含めて統合的に考察することが、睡眠文化という視点から重要になると考えている。

## 2. 光環境の変遷

本節では、人々の生活を取り巻く光環境の歴史的変遷を概観するとともに、自然光との関わりのありようがどのように変わってきたかも考察する。おおまかには、図2に示すように、人工光は燃焼光から電気照明光に移り変わり、それらの分光分布（光の放射成分を波長の長短の順に並べ、それを離散的に表したもの）も様変わりするが、次項以降でその変遷を概説する。

### 2・1 何かを燃やして得る「あかり」

燃焼に伴う熱放射として、火は人類最初の人工光源と解釈される。深津（一九八三）によると、「あかり」として火を利用するための道具として、縄文時代の遺跡にイノシシなどの獣脂を燃やしたと考えられる土器が見つかっている。また、調理のために火を利用したことが結果としてあかりにもなっていたと考えられ、それは「いろり」として現存する。住居内では「いろり」、屋外では「庭火」や「篝火《かがり》」が、植物を直接燃やす「あかり」として使われ、『日本書紀』、『万葉集』、平安文学などにそれらの記述がみられる。さらに、マツなどの脂を多く含む植物の根を乾燥させた後細く割いたものを燃やして「あかり」とする方式は、農村部を中心に古代から近代の初期まで利用されていた。宮本（一九九四）によると、夜なべ仕事の折には子ども達がそれらを燃やす「あかり」が途絶えないように後から後からさし添えていかねばならず、子ども達にとってはつらい仕事であったという。

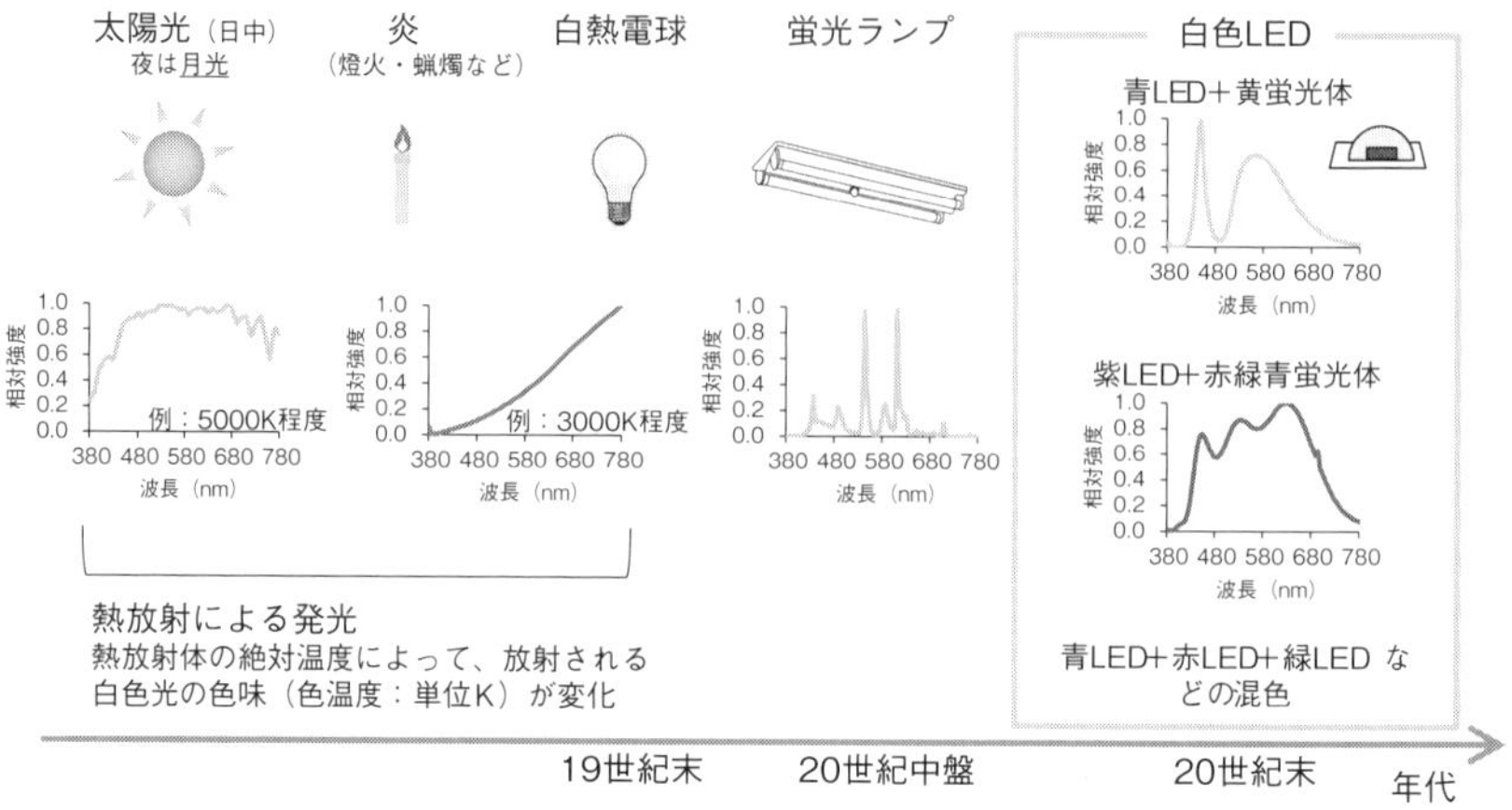


**図２　照明用白色光源　登場年代の概要**
自然光（太陽光・月光）に加えて、人類は人工光を活用してきた。人工光は長い間燃焼による光であったが、電気照明が普及するにつれ、それらの発光効率は時代とともに向上してきた。さらに、様々な分光分布の白色光源が普及している現況では、分光分布の異なる光源間では生体への影響が異なる可能性が示唆される。

深津（一九八三）によると、仏教伝来と弘布《ぐぶ》（六世紀後半）以降、仏を供養するため献ずる「燈火」の燃料として、仏教の教えから動物性油脂は使えないので、植物（ゴマ、ハシバミ、エゴマなど）から得られる油の需要が増大した。「燈油」に「燈心」を浸す器具が「燈台」であり、それらの技術の発達によって、植物を直接燃やすよりも安定した炎を屋内で得ることが可能になった。宮本（一九九四）によると、奈良時代には土器などの燈明皿を三本脚の簡素な台に載せた結《むすび》燈台が用いられていたが、平安時代には高燈台や切燈台から発展して車輪燈台や菊燈台なども作られたといわれる。しかし、それらが宮中や寺社から貴族や富裕層の住空間に普及していくのは平安時代半ばから鎌倉時代にかけてであり、時間を要したとされる。

屋内で用いる植物性の燈油については、奈良時代までは生産量が少なく宮中や寺社での利用に限られていた。平安時代から室町時代半ばにかけて大山崎でエゴマ油の生産が盛んになり、貴族や富裕層にも燈油は普及していくが、生産量に限りがあって高価なため、庶民が使える状況にはなかった。近世になると、アブラナの種子から種油が生産され、さらに木綿の栽培が国内で始まって精製綿実油が生産されるようになり、江戸時代に燈油の生産量が増えるにつれて、燈火の周りに紙を張って火袋とする「行燈《あんどん》」が江戸時代都市部の庶民の生活に少しずつ普及し、夜間の室内の活動範囲が拡大していったと考えられている（深津一九八三）。

燈心については、平安時代には麻布（調布）を割いて用いたといわれ（宮本一九九四）、後に綿糸や綿布も使われるようになった。また、麻布に替わって、使い勝手のよい「イ（燈心草）」のずい部分を材料とする燈心が流通するのは近世以降とされている（深津一九八三）。

なお、海洋性動物（魚類、クジラ）の油は不飽和脂肪酸を多く含むため、植物油と同様に常温では液体であり、油の抽出が植物より容易であることから、海産物がとれる沿岸部を中心に、日本では古代から燈油として海洋性動物の油を用いられてきたとされる。ただ、中世以前は燈心に使う布や糸の入手が限られるため、土器に魚油を入れて油自体を燃焼させた可能性にとどまると思われる。江戸時代から明治の初期にかけて、魚油として都市部で流通があり、その値段は植物油に比べて半分程度と安価で、裕福でない人々は行燈の油として使っていたとされる（宮本一九九四）。化け猫が行燈の油を舐めるという俗説は、飼い猫が燈火用の魚油を舐める姿が行燈の光で障子に映し出される現象がもとになったともいわれる。しかしながら、海洋性動物の油は、植物油に比べて燃やすと臭いが強いため、室内で長時間利用するには不向きであったと考えられている。

「蝋燭」も現代に伝わる燈火のひとつであるが、奈良時代に中国大陸から輸入された蜜蠟《みつろう》の蝋燭は寺や宮中などでの利用に限られ、国内でウルシやハゼなどから木蠟《もくろう》の和蝋燭を作り始めたのは一五世紀頃といわれる（深津一九八三）。江戸時代には提灯《ちょうちん》の光源として徐々に普及していくが、燈油よりも高価であった。植物燃料の和蝋燭は、燈心を時々切る必要があることや、価格的に不利なことから、パラフィンなどを燃料とする洋蝋燭が明治以降に輸入されると、使用量がしだいに減少した。

燈油や蝋燭に比べて効率よく発光する燃焼光源として、明治維新直前頃から石油ランプやガス灯が導入されたが、白熱電球さらには蛍光ランプという電気照明の普及とともに姿を消し、乾（一九九八）によると、その変動に費やす期間は欧州で約二〇〇年かかったのに対し、日本では八〇年程度と短期間であったといわれる。

## 2・2　電気照明の発達と普及

一八七〇年代に欧米で白熱電球が試作され、欧米では一九一〇年頃から白熱電球がガス灯に替わり、日本でも明治二〇年代（一八九〇年頃）から白熱電球の製造が始まり、電力供給の拡大とともに、大正末（一九二〇年）頃までに全国的に普及した。

白熱電球よりも発光効率を高めるために、蛍光について二〇世紀前半から技術開発が始まり、米国で一九三八年に蛍光ランプが実用化され次第に普及していったが、開発当初は青みがかった白っぽい光源しかなく、電球色の蛍光ランプが実用化されるまでは、特に欧州では受け入れに慎重であったといわれる。日本では、一九五〇年頃から民生用に生産され、高度経済成長とともに欧州をしのいで急速に普及した。近年、水銀対策のため蛍光ランプは敬遠され、二〇二七年に生産終了の見込みである。

一九九〇年代に、青色LEDを励起光《れいきこう》として黄色蛍光体との組み合わせで白色光を発生させる技術が開発された。これらは光の質において、熱放射を発光原理とする白熱電球とは大きな断絶（可視光の赤外に近い成分が相対的に激減する分光分布となる傾向、**図2**）がある。その後、紫色（近紫外）LEDを励起光としてRGB蛍光体と組み合わせて白色光とする方式や、RGBなどの有彩色LEDを混色して白色光とする技術が実用化されている。

## 2・3 自然光との関わり

夜の光環境について、自然光との関わりを考察するのに先立ち、約千年前（平安時代中期頃）の燈火を再現した炎の発光出力がどのくらいか、実測してみたことがある（小山二〇一一）。発光量は炎の大きさに依存するので、五Wの白熱豆電球と同程度の大きさの炎をエゴマ油で作成した。**図3**に示す光源の位置で、机上水平面照度を炎と白熱豆電球で比較したところ、炎条件では白熱豆電球の五分の一程度の明るさであった。しかし、炎の近くで物の形は識別可能で、大きなサイズの文字は読めていた。『源氏物語：帚木』（阿部ほか一九九八a）の記述（**図4**右）からも、燈火を近寄せて墨書き文字を読んでいたことがうかがえる。燈火の分光分布は、青色側の波長成分が少なく赤外領域に向かって増大する波形（**図2**の白熱電球の波形に相似）を示し、短波長成分は白熱電球よりも相対的に少ない。燈火の光学特性を考慮すると、現代社会の電気照明を天井で全点灯するような光環境と比べると、多く見積っても明るさは数百分の一程度で、短波長成分も白熱電球よりさらに少ないことから、覚醒方向の生理的影響はないと推

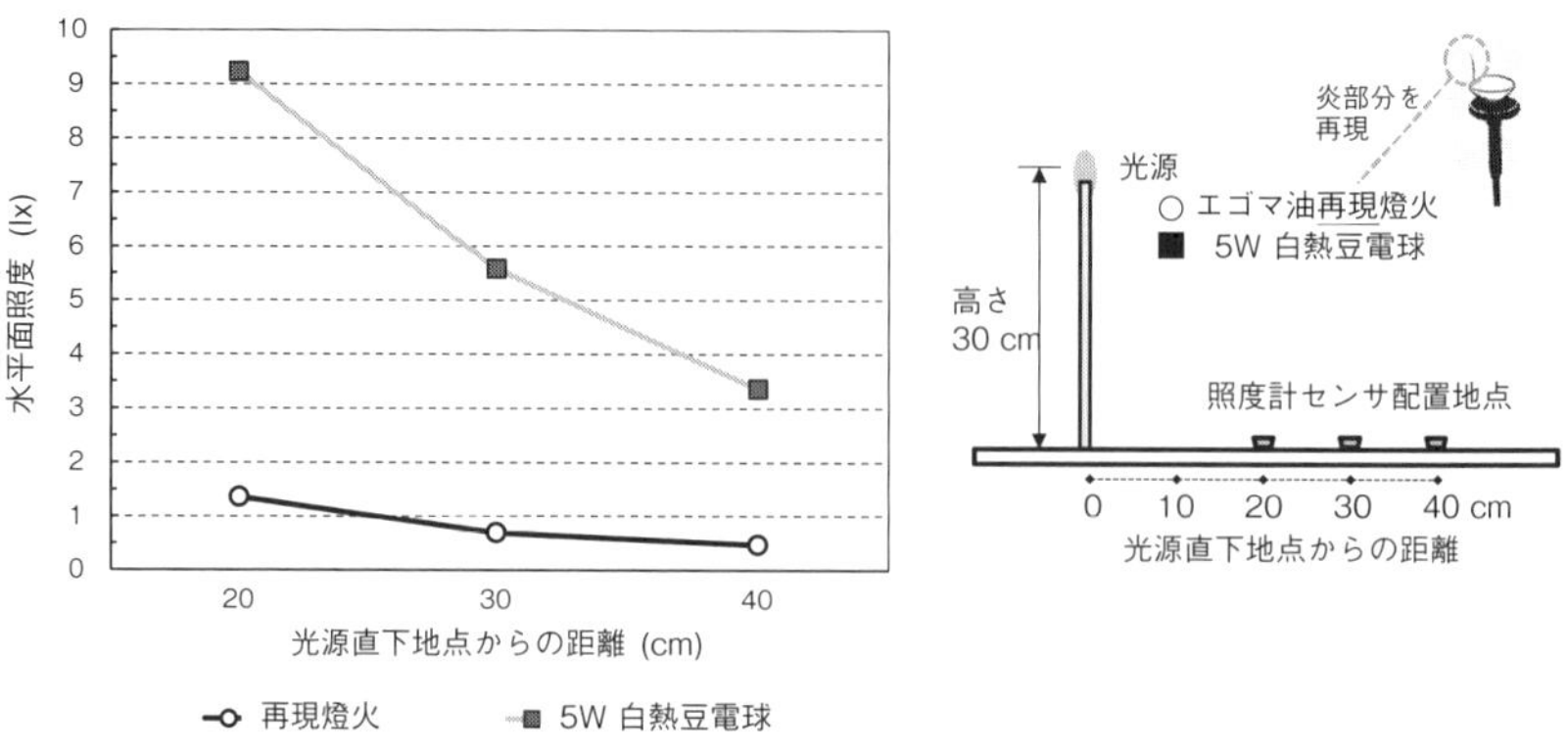


**図3　再現燈火と白熱豆電球（5W）の明るさ比較**

光源を高さ30cmに配置した条件で計測した机上水平面照度（lx《ルクス》）をプロットした。再現燈火として、エゴマ油を麻の再現燈心に浸して点灯した。

炎の大きさが豆電球とほぼ同じ大きさになるよう調節した条件で、炎により得られる照度は白熱電球を用いた場合の5分の1程度であったが、光源の近傍での視認性は確保できていた。


察される。

一方、夜間に得られる自然光、すなわち、月光はどの程度「あかり」として使えそうだったのかを考察してみる。満月で晴天の場合には○・一 lxを超え、月が細い場合でも○・○一 lx程度の水平面照度が得られるので、屋外あるいは月光が差し込んでくる室内では、燈火と同等むしろそれ以上の明るさが得られていたことになる。『源氏物語：若紫』（阿部ほか一九九八b）に、月の出が遅い時期なので庭に火を灯した（図4右）という記述があるので、貴族であっても、月光が得られる場合にはそれを優先していたと推察される。月光の分光分布は燃焼光源の分光分布とは異なり、昼間の自然光から紫外と赤外部分が減衰する波形となる。そのため、月光の下と燈火の下で対象物の色彩の見え方の良し悪しが異なるが、『枕草子：一本の二段』（松尾ほか一九九七）には、その違いについての記述（図4中）があり、それぞれの分光分布を反映していることに驚かされ

『源氏物語：帚木、若紫』

……**大殿油近くて**書どもなど見たまふ。

**月もなきころなれば**、遣水に篝火ともし、灯籠などにもまゐりたり。

『枕草子：一本の二段』
**ひかげ**におとるもの　**むらさき**の織物。藤の花。すべて、その類はみなおとる。**くれなゐ**は、**月夜**にぞわろき。

『源氏物語：桐壺』

……**灯火を挑げ尽くして**起きおはします。右近の司の宿直奏の声聞こゆるは、**丑**になりぬるなるべし。人目を思して夜の御殿に入らせたまひても、まどろませたまふことかたし。

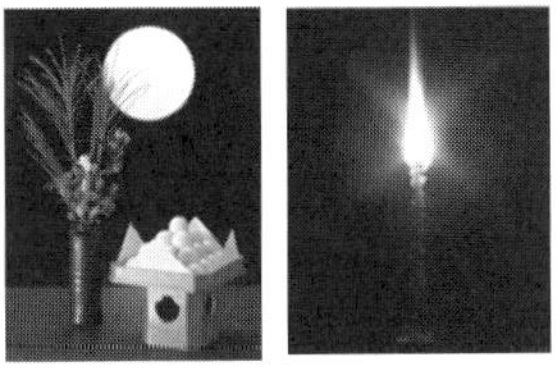

**図4　夜の光環境（平安時代中期の例）**

（右）燈火で得られる明るさには限りがあり、墨書きの文字であっても、燈火を近寄せて書物などを読むという状況にあった。また、屋外では、月光が得られる場合には、明るさおよび光に照らされる範囲ともに、月光をまず優先して活用する方が有利であり、月の出が遅いなど月光を得られない場合に、釣り灯籠や篝火を用いたという描写がある。

（中）燈火や月光の下で、少なくとも薄明視（網膜の錐体と桿体の双方が働き、物体の色と形がいくらかわかるくらいの視環境）での視認性は確保され、物体色の識別とともに、分光分布の異なる光源下での見え方の違いの認知も可能であったと推察される。

（左）上流階級で燈火が使えるといっても、宮中ですら、一晩に使える燈心の長さや燈油の量には決まり事があったといわれている。桐壺帝が夜眠れず起きているときに、燈火をかき立てかき立て油の尽きるまで起きていたという描写がある。


る。以上のことから、燈火や月明りのある環境では、少なくとも薄明視の状態であったことが示唆される。月光が得られるかどうかは、季節や時間帯や天候に依存するし、建物の開口部の状態によっても変わるとはいえ、燃焼光よりも「あかり」としての光学特性は有利であり、当時の人々は月光を大切にしていたと思われる。燈火や蝋燭を利用できる場合であっても、その使い勝手は現代の電気照明に比べると格段に劣る。燃えた後の燈心を時々切らねばならないし、油の補給も必要で、火災の危険も想定しなくてはならない。さらに、深津（一九八三）や宮本（一九九四）によれば、宮中といえども、一晩に利用できる燈心（古くは「燈炷《とうしゅ》」と称された）の長さや燈油の量には決まり事があり、『延喜式：巻三六主殿《とのも》1』にそれらの記載がみられる。延喜式のルール通りに実際に運用されていたかは不明とはいえ、このような制約の例として、『源氏物語：桐壺』（阿部ほか一九九八ａ）に、使える限りの燈火で桐壺帝が起きていたという記述（**図4左**）がみられる。

次に、昼の光環境については、電気照明が普及するより前の時代は、室内に「あかり」を点灯することはなかったと思われる。建具を完全に閉じてしまわない限り、太陽光が少しでも入れば視作業に支障はないし、屋外での労働に従事する人々の割合は現代と比べて格段に多いためである。ただ、近世以前にはガラス窓はなく、薄手の和紙を貼って採光が可能な明《あかり》障子が使われるのは鎌倉時代以降といわれていて、少なくとも平安時代以前には、自然光を部屋の奥に多く採光しようという考え方や必要性もなかったと考えられている。

ところで、日常生活で体感できるように、日没（日の入り：太陽の上端が地平線に接した時）時刻で即刻周囲が暗闇になるわけではなく、日の出も同様で、日の出時刻の前から周囲は明るくなっている。このように、日の出直前日没直後の時間帯には薄明期があり、太陽中心位置と地平線との角度によって、次のように区分されている。晴天で人工照明の影響を受けないとして、夜明けを例にとると、東の空に見えていた六等星が見えなくなるのが天文薄明（第一薄明、太陽俯角：約一八～一二度）、海面と空との境界が見分けられるようになるのが航海薄明（第二薄明、太陽俯角：約一二～六度）、人工照明なしでも屋外で活動が可能になるのが市民薄明（常用薄明、第三薄明、太陽俯角：約六度～五〇分）と呼ばれている。なお、薄明を二つの区分として、天文薄明と掌の静脈が見えるようになる市民薄明（太陽俯角：約七度二一分〜五〇分）とする場合もある。薄明の時間帯は、緯度や季節に依存して変動する。日本は南北に長いとはいえ、中緯度地域に属しているので、本州では夏季といえども天文薄明の終わりと始まりとの間には六時間程度はある。また、薄明期全体の長さについても緯度や季節によって変動するが、日本では、朝夕それぞれ、概ね一時間半から二時間程度となっている。

自然光の一日の時間的変動自体は、地球誕生からの長い歴史を考えると、千年程度の年月で変化するとは思えない。しかしながら、人工照明、特に、電気照明が普及している現代日本においては、市民薄明はともかくとして、天文薄明を体感することは屋外でも難しくなっている。さらに、室内照明の出力を考えると、特に、日没後の薄明期は、照明を消灯しない限り、消えてしまったといっても過言ではない。

## 3. 日本人の睡眠

二一世紀の現代日本人の睡眠時間は、男女ともに世界で群を抜いて短いといわれる。過去の日本人の睡眠はどのようであったか。筆者は光環境の変遷とあわせて、これまで主に千年前の平安時代の睡眠について、現代と比較考察してきた（小山二〇一二）。本節では、それらの概要とあわせ、中世から近世についての変化を加え、千年で変わったことと変わらないことは何か、考察する。

『源氏物語：夕顔、帚木』

……、**暁近くなりにけるなるべし**、隣の家々、あやしき賤の男の声々、目覚まして、（中略）。……、起き出でてそそめき騒ぐもほどなきを、（中略）。……、踏みとどろかす唐臼の音も……

**鶏も鳴きぬ**。人々起き出でて、……


『紫式部日記：五壇の御修法』

**まだ夜ふかきほどの月さしくもり、木の下をぐらきに、**「御格子まゐりなばや」「女官はいままでさぶらはじ」「蔵人、まゐれ」など、いひしろふほどに**後夜**の鉦うちおどろかして、五壇の御修法の**時**はじめつ。……

**人々**まゐりつれば、**夜も明けぬ**。

**図5　暁〜早朝の活動開始の様子（平安時代中期の例）**

（右）街の人々の暮らしぶりを描いた部分で、暁（夜明け少し前のまだ暗い時期）が近くなる頃から活動を開始していることがうかがえる。また、暁を告げる一番鶏の声がして、お供の人々が起き出しているという描写もある。

（左）中宮彰子の出産が近づいた頃、夜明け前から後夜《ごや》の修法が始まる。（その後も交替で加持祈祷が行われるが）女官たちが出仕してくると夜明けになったとある。

## 3・1　平安時代

千年前の日本で、人々はどのような睡眠をとっていたのか、『源氏物語』や『紫式部日記』といった平安文学の助けも借りて、考察してきた。起床時刻についてはある程度推定できる。斉藤（一九九五）によると、『日本書紀』や貴族の日記（古記録）などの記述、星食などの天文学的検算結果から、公の社会行動では、「一日の始まり」は「丑寅の境」（午前三時頃）と慣行上決まっていた。これは夏季では天文薄明の時間帯に含まれ、夜明けの漸増光を得られる場合には、起床できていても不思議はない。庶民が「暁」（夜明け前のまだ暗い時間帯）の頃に起き出して活動を始めている記述が『源氏物語：夕顔、帚木』（阿部ほか一九九八a）にみられ（**図5右**）、『紫式部日記：五壇の御修法』（藤岡ほか一九九四）にも、中宮の出産という特別な事情があるとはいえ、夜明け前に女官が出仕してくる記述（**図5左**）がみられる。一

『源氏物語：夕顔、花宴』

**宵過ぐるほど、**すこし寝入りたまへるに、（中略）。……、人は少なくて、さぶらふかぎりみな寝たり。

**夜いたう更けて**なむ事はてける。（中略）……、上の人々もうちやすみて、（中略）。人はみな寝たるべし。


『源氏物語：若紫』

初夜《そや》といひしかども、夜もいたう更けにけり。内にも人の寝ぬけはひしるくて、……

……、作夜《よべ》縫ひし御衣どもひきさげて、……

……


『紫式部日記：宰相の君の昼寝姿』

上よりおるる途に、弁の宰相の君の戸口をさしのぞきたれば、**昼寝したまへるほど**なりけり。萩、紫苑、いろいろの衣に、濃きがうちめ心ことなるを上に着て、顔はひき入れて、**硯の筥にまくらして、**臥したまへる額つき、いとらうたげになまめかし。

**図6　就寝にかかわる記述（平安時代中期の例）**
（右）通常の暮らしでは、宵を過ぎて深夜になる前には就寝したと推察されるが、時間帯の記述は不明瞭である。
（中）深夜まで起きていたと考えられる記述もある。
（左）中宮彰子の出産が近づいた頃、乳母となる予定の女房が「昼寝」をしている様子が描かれている。

方、就寝時刻の規則性については不明な部分が残り、多くは現代より数時間早いと推察される（**図6右**）が、日没後の薄明状態が終わった後にすぐ就寝しない場合（『源氏物語：若紫』、**図6中**）（阿部ほか一九九八b）もあったようである。同様の傾向は、シテーガ（一九九八）の先行研究においても言及されている。燈火を使えない人々にとっては暁以降の太陽光を最大限に活用する生活が一般的と思われ、日没後の薄明時間帯が終わる頃には、光による生理的覚醒作用の影響もないため、自然に眠っていた可能性が高いと推察される。

燈火を使える上流階級では、意志や生活行動によって明るさを制御できるので、さまざまな行事が日没後にも実施され、貴族の「夜」化（＝夜更かし）が示唆されているだけでなく、細井（二〇一一）によると、時刻の表示装置が共有されない状況で、多忙のため睡眠時間が不規則になる例もあり、遅刻の常態化がみとめられている。また、日中に仮眠をとるなどして睡眠不足をしのいでいた可能性があり、昼寝についての記述が『紫式部日記：宰相の君の昼寝姿』（藤岡ほか一九九四）にみられる（図6左）。

## 3・2　中世から近世

日本では、平安時代末期から戦国時代の前頃までを中世（戦国時代を中世に含めるかは諸説あり）、その後の江戸時代を近世ととらえている。本項では、人々の暮らしぶりを推定するために、平安末期から室町時代初期に描かれた絵巻を参照し、中世から近世の睡眠事情を考察する。

中世庶民の生活誌を論じた宮本（一九八一）の著作において、絵巻物を史料考察の対象としている。絵巻などの絵画史料には、一日の時刻を定量的に知るための情報はないと思われるが、定性的には、昼と夜の区別として、絵巻に何らかの「あかり」を描くことや「寝姿」を描くことによって夜の出来事を示す、という暗黙のルールになっているようである。ただ、宮本（一九八一）の著作にも「眠り」について詳細な記載はなく、夜の生活風景が描かれること自体が少なかったと述べられている。

一方、寝姿が描かれた数少ない場面には、興味深い特徴がみとめられた。例えば、『春日権現験記（巻七）』や『石山寺縁起（巻五）』では、人々が眠っている場面では、点灯中の燈台が至近距離に描かれている場面はみられなかった。また、『吉備大臣入唐絵巻《きびのおとどにっとうえまき》』や『春日権現験記（巻一、巻一五）』や『慕帰絵《ぼきえ》詞《ことば》（巻三）』では、警護の武士や供人が、それぞれのミッションがあるにもかかわらず、燈火から離れた暗い環境では眠ってしまっているという様子が描かれている。

平安時代末期から室町時代初期にかけて描かれた絵巻では、時代が進むにつれて、屋内に描かれた燈台の種類が少しずつ増えているという特徴もみられた。しかし、貴族や富裕層だけが高価な燈油を夜間の「あかり」に利用できていた一方で、それ以外の庶民は燈火を使えず、月光を取り入れない限り、ほぼ暗闇の中で夜を過ごしていたであろう。中世では夜の世界と昼の世界は分けられており、中古の時代と顕著な変化はみられなかったと推察される。ただ、月光にしろ、燈火にしろ、眼での受光量を考えると、光による生理的な覚醒作用はほぼないと思われるので、燈火の至近距離で執務などの活動を維持しなければならないという精神的負荷のかかる状況でもなければ、たとえ座位のままでも、警護で待機の必要があっても、ヒトの概日リズムにしたがって、夜が更けると眠ってしまったことと推察される。

では、中世の夜間の生活は中古から全く変化がなかったのかといえば、そうでもなさそうである。特に、屋外では、生活行動が昼から夜間に少しずつはみ出していく傾向がみられる。宮本（一九八一）によると、漁労が絵巻に描かれているのは『石山寺縁起』や『彦火々出見尊《ひこほほでみのみこと》絵巻《えまき》』の限られた場面ではあるが、篝火用の籠や網・ヤス・干魚などが描かれ、昼漁を主とする村と夜漁を主とする村があったとされる。ただ、篝火に使う燃料の持続時間などを考慮すると、夜間の漁労といえども、一晩中漁を実施することは不可能で、昼間から夜間にはみ出す時間は薄明を含んで長くても数時間程度と推察される。「篝火」について、鎌倉時代における京都の治安維持のために、「篝屋」が一二三八年に四八台設けられたといわれ、一二四六年に一時廃止されたが、治安が悪化したためまもなく復活し、室町時代まで続いたといわれる（宮本一九八一）。これらの燃料としてどのくらいの森林資源が費やされたか詳細は不明であるが、深津（一九八三）によると、年間一五〇〇トン近い松割木が消費されたと推察されている。一方、農村での暮らしぶりについては、不明点もある。鎌倉時代までの絵巻では、農耕について、昼間の様子しか描かれていない（宮本一九八一）。ただ、月光の下では、満月に近ければ、日没後に農作業を継続することはある程度可能であり、中世以前からも、夜間に農作業をしたという記録もあるといわれる（石田二〇二四）。しかしながら、連日夜を通して農作業を継続していたとは考えられず、中世において、月光あるいは松などの燃料の確保ができる範囲で、日中の農作業が日没後の薄明期を含んで少し延長された可能性はあったかもしれない。

以上のように、中世から近世に向かって、夜間の行動時間が少しずつ長くなる傾向はみられるとはいえ、全国的に同時期に同様の変化が生じた可能性は低いと思われる。さまざまな絵巻に描かれた中世庶民の姿を分析した宮本（一九八一）の著作では、「陽気な日本人」という特徴が筆頭にあげられているのである。生活環境として、現代と比較して不利な状況であっても、「陽気な日本人」の姿が描かれていたことの背景として、睡眠量が十分に確保されていた可能性が考えられる。庶民の生活では、貴族のように燈火の下で仕事や行事をすることもなく、生活の糧を得るために、自然光の恩恵をできるだけ受けることのできる時間帯に主たる生活行動をしていたと考えられる。七〜八時間程度の睡眠時間をとっている人々の抑うつ傾向が小さく（Matsui et al. 2020）、パフォーマンスも良好である（Okajima et al. 2021）ことから、少なくとも室町時代初期頃までの絵巻に描かれた「陽気な日本人」の睡眠時間は、夏季と冬季で長短の差はあっても、夜の薄明の終わりから朝の薄明の始まりまでとすると、平均的には七〜八時間程度確保できていたと推察される。

しかしながら、近世になると、庶民の暮らしぶりが「陽気な日本人」の姿からしだいに離れていった可能性が高い。右田(二〇二四)によると、一八世紀後半に農村部で夜なべに「糸稼ぎ」(糸紬、木綿織)が盛んな地域があったという。ただ、農村部での屋内夜業では、値段の高い燈油ではなく、松などの根からとった燃料を用いて「あかり」をとっていたとされる。一方、都市部では、燈油がしだいに普及して、夜間の生活時間が薄明時間帯を超えて長くなっていくが、燃料コストはかかるので、夜間に働いて得る収入に見合う範囲での労働にとどまっていたと考えられる。都市部を中心に全国的に労働時間が顕著に長くなるのは、電気照明が使われるようになる近代以降であると推察される。

## 3・3　近代から二一世紀

明治時代の早い時期から、機械工業生産活動が始まり、労働時間が長くなるだけでなく、夜間の生産活動も増えたといわれる。電気照明(白熱電球)も徐々に普及していくが、深津(一九八三)によると、白熱電球の国内生産が始まるのは一八九〇年頃のことで、当時の電力供給は夜間のみであったことから、生産に電力を要する工程が夜間に回り、月間で三〇〇個程度の生産にとどまったといわれる。このように、工場での労働時間が自然光の明暗変動と乖離する例もみられた。右田(二〇二四)によると、一九〇〇年頃の東京市中の夜はまだ暗く、百貨店などの商業施設の夜間営業(午後七時以降の営業)が始まるのは一九二〇年代半ばになってからで、後にはカフェーやバーといった施設の深夜営業(午後一一時頃まで)も始まったといわれる。しかしながら、一九三〇年代の後半にはしだいに戦時色が強まり、電力消費を伴う商業活動に制約が加わり、都市部での生活の夜型化は抑制されることになった。

戦後、国民の生活時間について、定期的な調査が実施されるようになった。国民生活時間調査

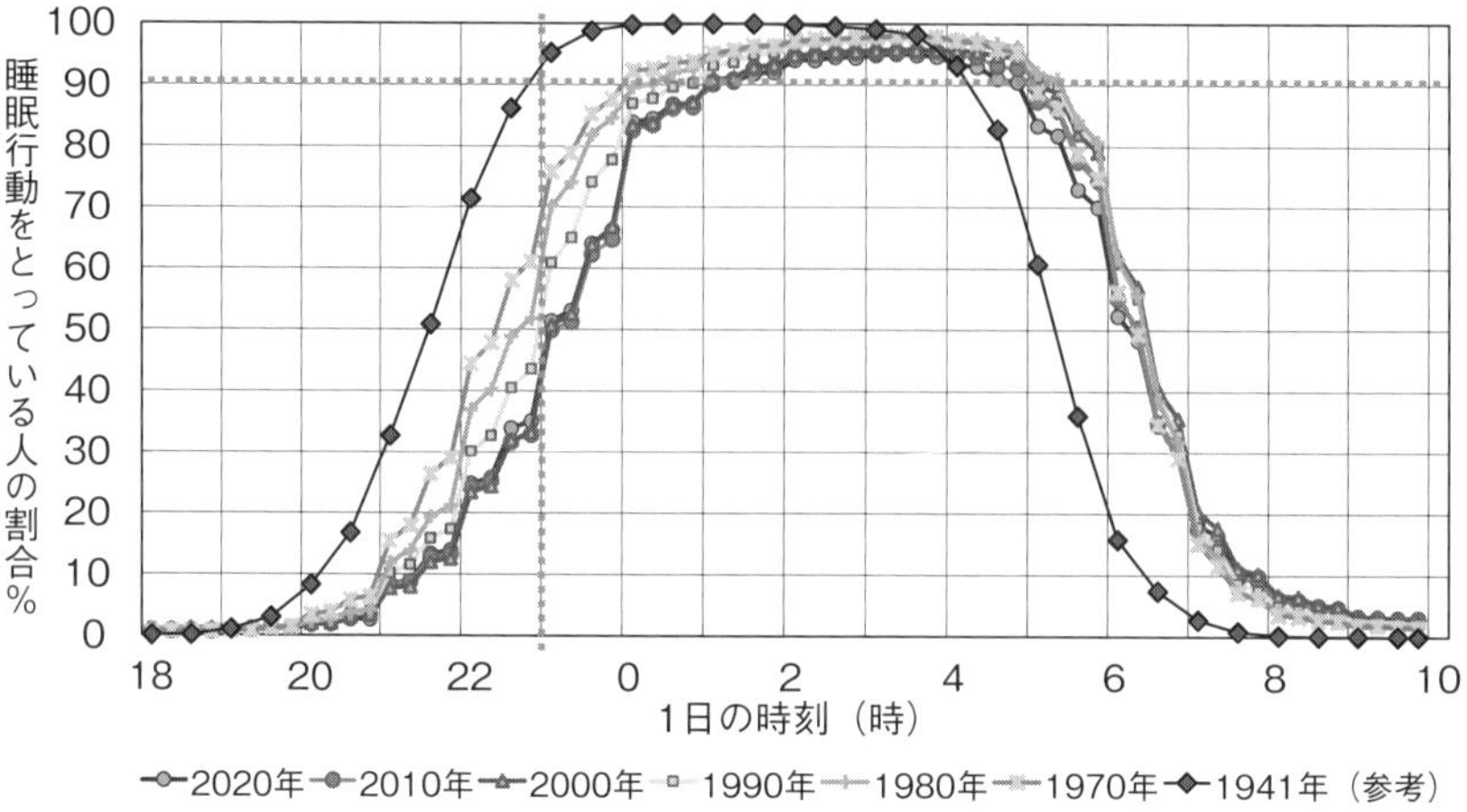


**図7　時間帯別の睡眠行動率（国民全体、平日）**

NHK 放送文化研究所「国民生活時間調査」の睡眠時間帯別分布数値
（NHK 放送文化研究所 1991, 2001, 2011, https://www.nhk.or.jp/bunken/yoron-jikan/ を用いてグラフ作成）
23 時の時点での睡眠行動率は、1941 年には約 95% であったものが、1970 年以降 10 年ごとに約 76%、70%、61% と減少し、2000 年以降はほぼ 50% 前後で推移している。
また、睡眠行動率が 90% を超える夜の時点は、1941 年では 23 時であったものが、1970 年以降、深夜 0 時、0 時 15 分、0 時 45 分と遅くなり、2000 年以降は 1 時で後退が止まっている。
一方、睡眠行動率が 90% を切る朝の時点は、1941 年では 4 時 30 分、1970 年以降、5 時、5 時 30 分、5 時 15 分と推移するが、2000 年以降は 5 時で変動が止まっている。

（一九七〇～二〇二〇）の国民全体平日のデータをグラフ化（**図7**）すると、日本人の平均的睡眠習慣が五〇年間で激変していることが示唆される。二〇〇〇年にかけての就床行動の夜型化、二〇一〇年には起床時刻の前進傾向も加わり、睡眠時間の減少が顕著である。戦前では一九四一年の生活時間調査がある。現行の調査方法と異なる部分があり、戦時下の生活統制の影響も考慮する必要はあるが、**図7**によると、国民の平均的な就寝時刻は二〇〇〇年に比べて二時間程度早く、起床時刻についても、午前六時までに八割程度の人が起床し、一九七〇年以降の起床率（約四割）を大幅に上回っている。一九四一年の調査結果は睡眠時間帯が一九七〇年よりも起床就寝ともに早かったことを示しているが、それでも千年前の起床推定時刻よりは遅いと思われ、睡眠時間帯の夜型化については、光環境の変化と同期するように、少なくとも二段階の変動を示し、二〇世紀後半以降の変動が急激であったことを示唆している。また、日中に屋内で過ごす人々の割合が増え、受光量と短波長成分が昼夜ともに増大したことで昼に相当する光環境が延長し、睡眠時間帯の夜型化につながる覚醒・緊張方向の生理的な影響が生じる一方、社会生活の制約から起床時刻の後退には限界があるため、一九七〇年以降の睡眠時間減少が顕著になったと考えられる。

## 3・4　千年で変わったこと変わらないこと

千年前と比べて現代日本人の平均的就寝起床時刻は数時間後退し、睡眠に費やす時間が短縮していることがうかがえる。その差異を生じさせる物理的要因として光環境の激変があげられ、電気照明の普及によって夜間の明るさおよび短波長側の成分が屋内屋外ともに増大して覚醒・緊張方向の生理的な影響が生じるレベルに達したことがまず考えられる。さらに、照明の点灯消灯時刻をスイッチひとつで任意に決められるようになり、発光画面を直視する機会も増えたことから、自然の明暗変動に伴う薄明時間帯が消失し、昼間に相当する時間が延長したことが示唆される。

一方で、自然光の明暗変動やヒト概日リズムや光感受性自体がわずか千年の間に変化するとは考えられない。昼行性のヒトは、通常、夜になると眠くなるとはいえ、夜間に視覚情報処理ができる程度の「あかり」があれば、人間の生活行動は可能である。光の行動的影響については、生理作用の有無にかかわらず、変化はないといえる。千年前にも、たとえば藤原実資や藤原行成といった「デキる」貴族には仕事が集中して昼も夜も多忙であったわけで、「あかり」によって生活の営みが睡眠を圧迫しがちな傾向は今後も変わらないであろう。

**注**

1 『延喜式』巻三六主殿《とのも》：主殿寮は夜間の照明に関する任務を主要なものとしたが、その外に主油司《あぶらのつかさ》の任務をも受けついでいるので、これらに関する数量的規定が主体となっている（虎尾一九九五）。

燈心や燈油の数量に関して、「供奉ノ年料（中略）燈炷ノ調布十二端三尺六寸（長夜一尺六寸短夜ニハ減二三寸一）燈油ハ随夜ノ長短ニ（従二二月一至二七月一夜ノ別ニ三升三合従二八月一至二正月一夜ノ別ニ三升八合）」などの記載がみられる。なお、延喜式の原文は、以下の資料を参照した。https://shoryobu.kunaicho.go.jp/Toshoryo/Detail/1000317050035

**文献一覧**

阿部秋生、秋山虔、今井源衛、鈴木日出男 校注・訳（一九九八ａ）『古典セレクション 源氏物語① 桐壺・帚木・空蟬・夕顔』四〇頁、七一頁、一四三頁、二二〇〜二二二頁、二三四〜二三六頁、小学館
阿部秋生、秋山虔、今井源衛、鈴木日出男 校注・訳（一九九八ｂ）『古典セレクション 源氏物語② 若紫・末摘花・紅葉賀・花宴』三〇頁、三六頁、九六頁、二四八頁、小学館
乾正雄（一九九八）『夜は暗くてはいけないか――暗さの文化論 朝日選書600』朝日新聞出版
小山恵美（二〇一一）「ヒトの社会生活における光環境と生物時計について―工学および文化的考察―」『時間生物学』一七巻一号、三五〜四四頁
小山恵美（二〇二〇）「光放射の応用―健康・保健・福祉への応用―」『照明ハンドブック 第3版』五一二〜五一六頁、オーム社
斉藤国治（一九九五）「第Ⅱ章 古代の日始、第Ⅲ章 星食による検証」『日本・中国・朝鮮 古代の時刻制度―古天文学による検

証―』五〇～八四頁、雄山閣出版
シテーガ、ブリギッテ（一九九八）「第1章　古代日本人はいつ寝ていたか」『日本人の労働と遊び・歴史と現状』一六巻、一三一～三三頁
虎尾俊哉（一九九五　新装版）「四　延喜式の内容と価値　10宮内省関係の式」『延喜式（日本歴史学会編）』一八一～一九〇頁、吉川弘文館
深津正（一九八三）『燈用植物　ものと人間の文化史50』法政大学出版局
藤岡忠美、中野幸一、犬養廉、石井文夫 校注・訳（一九九四）「紫式部日記〔二〕五壇の御修法、〔七〕宰相の君の昼寝姿）」『和泉式部日記・紫式部日記・更級日記・讃岐典侍日記　新編日本古典文学全集26』二一四～二一五頁、二一八頁、小学館
細井浩志（二〇一一）「平安貴族の遅刻について―摂関期を中心に―」『時間学研究』四巻、三一～四七頁
松尾聰、永井和子 校注・訳（一九九七）「一本の二段　ひかげにおとるもの」『枕草子　新編日本古典文学全集18』四五三頁、小学館
右田裕規（二〇二四）「「夜なべ」の近代史、夜の消費文化と商業照明」『夜更かしの社会史』三四～五一頁、七六～九五頁、吉川弘文館
宮本馨太郎（一九九四）『燈火―その種類と変遷―』朝文社
宮本常一（一九八一）『絵巻物に見る日本庶民生活誌　中公新書６０５』中央公論新社
Matsui K., Kuriyama K., Yoshiike T., Nagao K., Ayabe N, Komada Y., Okajima I., Ito W., Ishigooka J., Nishimura K., Inoue Y. (2020) The effect of short or long sleep duration on quality of life and depression: an internet-based survey in Japan. Sleep medicine, 76, pp. 80–85
Okajima I., Komada Y., Ito W., Inoue Y. (2021) Sleep Debt and Social Jetlag Associated with Sleepiness, Mood, and Work Performance among Workers in Japan. Int J Environ Res Public Health, 18 (6) : 2908

column

## 枕のオーダーメイド誕生小史

鍛治　恵

個人に合った高さと素材の組み合わせを、専門の販売員が顧客と対面しながら計測して作りあげていくという方法は、今では枕の販売方法の標準になったといえるかもしれません。それを誕生させたロフテーは、昭和二三年（一九四八）設立の寝装品卸売会社として、八〇年代後半からユニークな枕を発売していましたが、九〇年代に入り、トップダウンによる新たな究極の枕の開発を目指してプロジェクトがスタートしました。寝具類が家庭で手作りされていた時代が終わり、工業製品として量産・販売されるようになって数十年の歳月を経て、新商品ではなく、オーダーメイド枕とコンサルティング販売という新しい枕作りの手法が編み出されたのは画期的なことでした。

当時、工業製品として販売されるようになっていた枕は、徐々に人間工学の研究からの知見を背景にその形状が着目され、「握り拳一つ分」が一般的に枕の適切な高さの目安になっていました。そこでロフテーの開発プロジェクトでは、体型によって一人一人異なる頸部の湾曲部分を計測して枕の高さを決め、素材は個人の好みで選んでもらうことで、バラエティに富んだ総合体としての枕の売り場を創造したのです。この枕の売り方の最大の特徴は、計測から販売まで専従の販売員が顧客一人一人に付いて、枕を「誂える」対応をしたことでした。

このような販売手法は、店頭で購入前に試しに履いて歩いてみる靴、顧客の肌の特性にあわせて対面で選択肢を提示しながら好みにあわせて実際につけてみる化粧品などのような業界の販売ソフトが参考になりました。靴売り場では八〇年代後半からシューフィッターと呼ばれる専門販売員がいました。それに倣って、ロフテーの枕売り場にはピローフィッターを配置し、常設したベッドに横になって枕を試してもらったのです。顧客の睡眠習慣や寝具環境を聞き取りながら、相応しい枕を提案していくプロセスは、販売員に専門的な知識を学ばせる育成方法を含めて、化粧品業界のソフトの応用でした。

しかし、枕のコンサルティング販売は期待や歓迎のもとで始まったわけではありませんでした。寝具業界の分類では、布団や夜着などは「重寝具」、枕やシーツ、タオルケットなどの寝装品は「軽寝具」とされていました。八〇年代、軽寝具類は慶弔ギフト用の商品として流通しており、ロフテーでも取引先百貨店での売上の大半が、香典返礼品のシーツやタオルケットだったのです。単価数千円の、寝具のおまけのような存在だった枕に従来の倍以上の値段をつけ、販売員に睡眠の知識まで教育し、専門売り場で対面販売しようという企画には、社内外からの猛反発と冷ややかな視線が浴びせられました。

当時、枕はもとより寝具が取り上げられることがなかった新聞や雑誌などのメディアへ「睡眠」とセットで記事化してもらうアプローチと、主体的に進めた売り場作りとの連携が奏功し、枕の専門売り場は平成八年(一九九六)の一号店を皮切りに全国の百貨店内に次々と誕生し、二〇〇〇年代に入る少し前には七〇箇所近く展開しました。枕の専門売り場を訪れる顧客の中には、自らの枕を買い替えてきた遍歴と、それでも如何に眠れないかを販売員に語り、最終的には購入することなく帰っていく人々が少なからずいました。当時は、医療の分野でも睡眠専門外来もなく、来店する人々は眠りの悩みを語ることで無意識のうちにストレスを発散し、その日の快眠を手に入れていたのかもしれません。

時代の雰囲気は、バブル経済崩壊後にそれまでは人々が仕事や遊びにと外へ向けていた関心を、プライベートな時間・空間の充実に向け始め、リラックスを求める空気が広がってきたのと重なります。自分自身の健康や睡眠をより満足させたいという内向きの欲求が、身近で変えることができる枕を格好の対象として、より良い眠り＝「快眠」を志向する生活者の潜在欲求を顕在化させたのかもしれません。「私」に合った枕を求める「マイ枕ブーム」が誕生したのです。この頃から次第に「快眠」という言葉が、それまで多く使われていた「安眠」と入れ替わり、今や一般的な語彙となりました。眠りにとって安心と安全が最も求められた時代から、眠りの質に関心が寄せられる時代へと移行していく中で、睡眠の社会的位置付けや睡眠への意識も変化しました。この日本の睡眠文化の転換期に大きな役割を果たしたのが、寝具の付属品として存在していた枕という小さな存在だったのです。

# 第Ⅱ部

# 睡眠を「行動」でとらえる

睡眠の研究の中でも広く関心が持たれている「夢」とその周辺領域である金縛り、さらにはシェイクスピア劇の登場人物に眠りがいかに関わっているかという問題を扱う。睡眠中、ヒトは何もしていないわけではなく、身体は行動している、特に脳は活発に動いていることを示す研究分野である。

# 第4章 夢の民族誌

## ——世界の人はどんな夢を見るのか——

豊田由貴夫

### 1. はじめに

夢の内容は文化によって違うのだろうか、というのが本論文の問題意識である。より具体的に言えば、日本人の見る夢とアメリカ人の見る夢、あるいは韓国人の見る夢は異なるのだろうか、異なるとしたらどのように異なるのだろうかという問題である。[1] 特定の夢に対する意味付けは文化によって異なり、断片的に報告されているのだが、[2] 一般的には夢と文化の関係はどのように考えたらよいのだろうか、という問題を考えてみたい。

## 2. 夢を見るしくみ

この問題意識に対するアプローチのために、夢を見るしくみについて現在の科学的な説明を確認しておこう[3]。

ヒトが夢を見ている状態では、外界からの視覚に関する情報は入ってこない。しかし寝ている間でも脳は活動しており、特にレム睡眠の際には脳は活発に動いている。夢を「見ている」時は、脳の中で視覚に関連する領域が活動しており、このため視覚の情報は入ってこないのだが、視覚の情報が「感じ」られて、夢を「見る」ことができるのである。

そして夢を見る際には、外界からの視覚の情報は入らないので、脳内に蓄積された情報をもとに夢を見ることになる。この情報が無秩序に読みだされ、そして脳内の前頭葉と呼ばれる部分がこれらの情報をもとにして夢のストーリーを考える。しかしこの時の前頭葉の活動は覚醒時ほど活発でないために、記憶をうまく並べられないということが起こる。このため夢のストーリーは非論理的でたらめになってしまうのである。

夢の内容が非論理的であるのは、このように脳の働き、特に論理的な思考をつかさどる部分が十分に活発でないためであるが、同時に批判能力をつかさどる部分も活発でないために、夢の内容が非論理的でつじつまが合わなくても眠っている本人は特に不思議には思わない。

以上のように、夢のストーリーのもとになる情報が無秩序に読み出されることから、夢の内容には特に意味はないというのが、現在の脳科学での有力な説になる。これに対して夢は潜在意識の表れであるというジグムント・フロイト（一八五六～一九三九）の説があるが、夢の内容の解釈については客観的でなく実証性に欠けるとされている。ここでは夢の解釈の議論には立ち入らず、あくまでも夢の経験の内容だけを問題にすることにするため、フロイトの議論は扱わないこととする。またカール・グスタフ・ユング（一八七五～一九六二）の集合的無意識の概念は、民族の集合的無意識とするならば、まさに本論の問題には考慮しなければいけない概念であるが、フロイトの説と同様、この議論のために実証的に扱うことが困難であることから、本論では扱わないこととする。

## 3．夢に関するデータベース

世界の人はどのような夢を見るのか、文化によってどのような差があるのか、このような問題に対して学術的、客観的な調査はあまり行われていない。しかし夢の内容を扱ったウェブサイトで利用できるデータベースがある。これは睡眠研究者のドムホフとシュナイダーが立ち上げたドリームバンクというウェブサイトであり、研究者によって収集された夢の内容の事例が利用可能となっている。[4]

このドリームバンクでは七歳から七四歳までの人物の、約二万二千件の夢の報告が掲載されており、そのうち一万六千件が英語、六千件がドイツ語によるものである。紹介されている事例は一般にネットに出回っているものを収集したものではなく、すべて研究者によって収集された夢の内容であり、研究の対象になり得るのが特徴である。内容の一部は夢を見た人のカテゴリーによって分類されている。十代の子ども、大学生、目の不自由な成人など、特定の特徴をもった人の集合である。またこれとは別に、個人の一連の夢を収集したものもある。英語のものはアメリカ人を対象に、ドイツ語のものはドイツ人を対象に収集されたものである。

このデータベースを利用した結果の概略が発表されている（Domhoff & Schneider 2003）。それによれば、このデータベースは覚醒時の思考と夢の内容との関係を分析するために有用であるとされ、実際にこのデータベースを利用しての研究報告がなされている（Domhoff & Schneider 2020）。そしてその調査結果はこれまで行われてきた夢の内容の分析結果とほぼ類似しているという。このデータベースによってオリジナルの研究成果を出すのは容易ではないかもしれないが、これまで示されてきた仮説の検証作業などには有効となる可能性がある。

ただしこのデータベースは対象がアメリカとドイツに限られるために、それ以外の文化的背景（例えば西洋諸国以外の文化的背景）を持つ人の夢の分析はできない。あくまでもアメリカ人あるいはドイツ人を対象にして、覚醒時の思考と夢の内容の関係を分析するために利用できるという性格のものである。

このデータベースの利用結果から、夢の内容を研究する際の困難な点がいくつか挙げられている。一つは夢の研究のために利用できるような十分な内容を持つ夢を、被験者に経験してもらうことの難しさである。ある程度ストーリーを持った夢を、研究のためのデータとして必要な一定数を集めるのはそれほど容易なことではない。もう一つは夢研究の根本に関わる点であるが、被験者が夢を見ている際に自分でその内容をリアルタイムに語ってもらうことは不可能であるという現実である。夢のデータを集めるには、被験者が起きてから（夢から醒めてから）その夢の内容を語ってもらうしかない。この意味で夢の研究は、夢自体つまり被験者が経験した夢の内容そのものからは隔てられているとされている。[5] このデータベースからは、これまでの夢研究における仮説をアメリカ人とドイツ人に対象をしぼって検証することはできるが、それ以上の分析に進むことは難しい。

## 4. 文化人類学による夢研究

前述したドリームバンクは研究対象がアメリカ人とドイツ人とに限定されており、これをもとにして研究を他の社会に進めることは困難であったが、西洋諸国以外の地域の夢については、これまで文化人類学者の研究成果がある。これはそれほど多くはないが、ここ三〇年ほどで、様々な社会の夢に関する報告が蓄積されてきた（Tedlock 1992a, Shulman & Stroumsa 1999, Lohmann 2003）。以下ではこれまでの文化人類学者により報告されてきた、非西洋世界の夢について概略を見てみよう。

第一の事例はパプアニューギニアの高地地域の例である。いくつかの民族が夢に関して同じような考え方を持っており、その報告がされている。[6] このパプアニューギニアの諸民族の夢に関する考え方では、霊や魂が眠っている間に体を離れ、その霊や魂が経験するのが夢だとされる。この考え方はパプアニューギニアに限らず世界に広く見られるが、ここではパプアニューギニア高地地域に注目してもう少し詳しく見てみよう。

ベダムニに関する林の報告（林一九九五、一九九八）によれば、ベダムニではアスリブと呼ばれる存在が身体の中にあるとされており、睡眠中や意識不明の時、さらには死に至った時もアスリブが体外へ出ている状態であると信じられている。そして睡眠中にこのアスリブが人の身体を離れて経験することが夢であると考えられている。

またハートによれば、サンビアという民族では夢の体験を報告する際の言い方が、覚醒時の体験を報告する言い方と同じになるという。つまり夢を見たときに「私はこういう夢を見ました。私は夢でこういう体験をしました」というような言い方はしない。例えば「私は隣の村に行った夢を見た」ではなく、夢の中の体験でも「私は隣の村に行った」と、覚醒時と同じ言い方をする。厳密に言えば、「私の霊は（私が眠っている間に）隣の村へ行った」ということなのだが、特に「霊」を表現しない場合もあるので、「私は隣の村に行った」となる。それは夢の中での体験なのかと改めて問うことで、初めて夢の中の体験だとわかるのだが、基本的には覚醒時も夢の時も、その体験を報告するときには区別はしないという（Herdt 1992）。

そしてこれと関連するのだが、このような社会では夢の中での経験に対して現実世界で対応がとられるということが起こる。例えば神話的な人物が存在することの証明として、その人物と夢の中で出会ったということが頻繁に伝えられる（Lohmann 2000）。また幽霊が存在することの証明として、幽霊を夢の中で見たということが伝えられるという（Tuzin 1975）。これらパプアニューギニアの社会では、夢と覚醒時を独立した別の世界とみなしているのではなく、ある程度連続しているものと考えていると言ってよい（Herdt 1992）。

第二の事例はメキシコのララムリと呼ばれる民族である。ララムリの人びとは、人間の身体には「自我」と「魂」とでもいうべき二つの存在があり、睡眠中にはその「魂」が身体を離れて活動し、その経験が夢となると考える。覚醒時の経験は魂と自我が一緒に行っているものであるのに対して、夢は魂が単独で経験したものである。夢の中では覚醒時には不可能なことがいろいろできるのだが、それは夢では自我が休んでいて魂だけが活動しているからそれが可能なのだという。夢の中で空を飛んだり、会えるはずがない人に出会ったりすることは、夢の中では自我が眠っているので、普段は不可能なことができると考える（Merrill 1992）。

この事例からは、夢の考え方を知ることにより、その民族の「人格」に関する概念を理解することができる。また、分離できない「個人」（divide できない individual）という概念が近代西洋特有のものであり、必ずしも普遍的ではないことがわかる。

第三の事例は西マレーシアのセノイ民族の例である。セノイの人々は夢を積極的に他人と語り合い、夢を「共有」することで平和で理想的な社会を作り上げているという。彼らは毎朝親族が集まって夢の報告会を行い、親から子どもへ夢の見方の指導が行われる。その指導を受けると、夢を自分でコントロールできるようになるという（スチュワート一九九一）。

このセノイの夢の「共有」の理論はスチュワートにより一九五〇年代に紹介されて有名になり、アメリカではこの影響で夢を語り合う（夢を「共有」する）ことが広まった。夢をコントロールするというのは、おそらく明晰夢（夢を見ていて、それが夢だと自分で分かる夢のこと）の状態を前提にしていると考えられる。[7] スチュワートによるこのセノイの報告は、その後に信憑性に問題があると批判されたが（ドムホフ一九九一）、これに刺激されて夢を共有することの精神的な効能に関する研究が進み、その後の心理・行動療法に応用されてきた経緯がある。

これらの文化人類学者による非西洋世界の夢研究からは、夢に関する考え方は民族によって異なり、また非西洋社会の夢の考え方が西洋社会のそれと大きく異なることがわかる。さらには夢の認識の仕方が文化によって大きく異なり、そのため一律の調査方法をとることが難しいということが想像される。そこでは「あなたはどのような夢を見ましたか」という質問が適切なのかはわからない。その文化の夢に対する考え方がわかって初めて、例えば「あなたの霊はあなたが寝た後で、どのような経験をしたのですか」と訊くことになる。そしてそのような場合、「私はこのような夢を見たのです」という報告が期待されるわけではなく、「私の霊は私が寝た後にこのような経験をしたのです」という返答になるかもしれない。そもそもその社会が夢というものをどのように考えているかを知らなければ、夢に関して質問をするのも難しいのである。

そして夢の内容がそのまま報告されるわけではないという、夢研究の本質的な方法論上の問題がある。夢の内容を語る場合、他の人に言いにくい内容、あるいは自分に不都合となるような夢の経験は語らない可能性がある。もちろん、これは文化人類学が対象としてきた非西洋社会だけでなく、どんな社会でも起こる問題である。しかしこの問題、つまり報告された夢の内容が実際の夢の経験と異なる可能性があるという問題は、社会による夢の位置づけがわからない状況では、より先鋭化すると言える。これについては後述する。

## 5. 夢の民俗理論のパターン

以上のように夢をどのようにとらえるかというのは、文化によって大きく異なっていることがわかる。世界の様々な民族がそれぞれ夢をどのように考えているかということを、それぞれの民族の夢に関する「民俗理論」とするならば、その夢の民俗理論はいくつかのパターンに区分できる。以下では、これまでの文化人類学の研究の蓄積から、夢の民俗理論の分類を試みよう。[8]

第一のパターンは、夢というのは人間の中にある霊や霊魂、魂が体を離れて体験するものであり、その霊や魂の体験が夢となるのだという考え方である。前述したパプアニューギニアのいくつかの民族やメキシコのララムリの理論がこれにあてはまる。このとき、霊魂、霊、魂というのがどのようなものを指すかは民族によって異なる。この考え方は東南アジアやオセアニア地域などでも報告されている。[9]

夢の民俗理論の第二のパターンは、前述したパターンとは逆に、霊などの存在が外から自分の体の中に入り込んできて、それが夢をもたらすのだという考え方である。この時も入ってくる霊の概念は民族によってさまざまである。動物の霊が入ってきて夢をもたらす考え方もあれば、ある人の夢を見たというのは、その人物の霊が自分の体の中に入り込んできて、それが夢となって現れたのだとする考え方もある。あるいは夢を引き起こすもの、夢そのものが空中をさまよっていて、それが体の中に入って夢となるのだという考え方もある。

例えばネイティブ・アメリカンの一部の人たちは、「ドリーム・キャッチャー」あるいは「ドリーム・ネット」というものが、悪い夢を取り除いてくれると考えている。[10] 彼らは夢は空中を浮遊しており、それが人間に入り込むことで人間は夢を見るのだと考える。眠る際にはこのドリーム・キャッチャーをそばに置いておくと、人間に入り込む夢がこの網を通り、悪い夢は網に引っかかるという。特に子どもに悪い夢を見させないように、子どもの寝ている場所につり下げるということが一般的に行われている。

日本の『万葉集』などでは、夢に特定の人が出てくる場合、それは夢を見た人が夢に出てきた人を思っているので夢に出たのだという考えと、夢に出てきた人が夢を見た人を思っているので夢に出てくるという、二つのタイプの考え方があることはよく知られている。[11] これは一つの社会でも異なる考えが同時期に併存していたことを示している。したがって以上のような第一と第二のパターンが一つの社会で併存していたり、地域により年代により変異があることも考えられる。

また以上の第一、第二のパターンはシャーマンのタイプを区分する際の、脱魂型、憑依型のパターンの区分と類似している。シャーマンは超自然的存在と交流するとされるが、その際にある人物の霊魂が身体を離脱して超自然的存在と交流する「脱魂」型と、霊がその人物の身体に取り憑く「憑依（憑霊）」型のタイプがある。夢に対するこのような考え方の区分はシャーマンのタイプの区分と重なる。

夢に対する民俗理論の第三のパターンは、「夢の世界」という、現実とは別の世界の存在を前提とするものである。現実の世界と別の世界があって、人がそこに入ることにより夢を見るという考え方である。そしてその夢の世界と現実の世界との関係も様々である。夢の世界を、現実とはかけ離れた世界であるという考え方もあれば、現実の世界とある程度、連続しているという考え方もある。[12]

表1　夢の民俗理論のパターン

| タイプ | 夢の説明 | 特徴 |
|---|---|---|
| A | 霊などが身体を離れ、その経験が夢となる | 「魂の旅行」理論<br>シャーマンの脱魂型と類似 |
| B | 夢の内容が外から身体に入り込む | 「訪問」理論<br>シャーマンの憑依型と類似 |
| C | 夢の世界に入り込み、その経験が夢となる | 「パラレルワールド」 |

（Lohmann2007を参考に作成）

以上のような夢に関する「民俗理論」を、かなり大まかにではあるがまとめると、**表1**のようになる。夢の民俗理論のパターンについては、この表に示した以外のパターンも考えられる。また、ここでのタイプの区分もその基準は厳密に定められるわけではない。**表1**のパターンは、今後の研究の基礎としてあくまでも暫定的な区分として示したものである。

## 6．国別の夢の比較事例

夢の題材を考えた場合、ヒトの記憶から情報が（ランダムにではあるが）呼び起されてそれが夢の材料になることを考えると、日常生活（つまり覚醒時の生活）が夢の題材に強く反映されることは当然と考えられる。この意味では覚醒時の生活（つまり文化）は、夢の内容に影響を与えると考えるのは妥当であろう。言い方を変えれば、「夢は日常の反映である」ということになる。そうなると地域・文化により夢の題材は異なると考えるのは不自然ではないだろう。

しかし夢の内容を定量的・客観的に調査し、文化が夢の内容にどのように影響を与えるかということを調べるのは容易ではない。

第一に既に述べたように方法論上の問題がある。夢のデータは被験者の回想によるため、記憶に頼らざるを得ない。後述するように、実際の夢の経験は言語化、報告というフィルターを通って調査結果となるために、これを客観的に扱うのは難しい。

第二に夢の経験については、その内容の比較が難しい。そもそも様々な属性（年齢、性別、出自など）の人々が見る夢は内容も様々であり（多くは筋も不合理であり、一貫性はない）、その内容を客観的に比較すること自体、難しいのは容易に想像がつく。

以上のように夢の内容を比較する際には困難な状況があるのだが、そのような状況の中、夢の内容を国別に客観的に比較した、数少ない調査がある。夢の研究者であるドムホフが行った、夢の中で登場する人物の性別を調査するという報告である。[13] 夢の中で何人の人物が登場し、それを性別に分けてそれぞれ何人が登場したかを調査し、それを国別に比較するというものである。

**表2 各性が見る夢の登場人物の男女比（男性／女性）**

| | 男性 | 女性 |
|---|---|---|
| 日本 | 68/32 | 29/71 |
| アメリカ | 67/33 | 48/52 |
| ペルー | 51/49 | 55/45 |
| メキシコ | 50/50 | 61/39 |
| アルゼンチン | 70/30 | 50/50 |
| インド | 71/29 | 46/54 |

（Domhoff 1996 をもとに作成　数字は全体の中の％）

**表2**がその調査結果を整理したものである。日本と他の五ヵ国（アメリカ、ペルー、メキシコ、アルゼンチン、インド）で同じような調査を行い、その結果を比較している。

この調査が評価できるのは以下の二つの特徴である。まず登場人物の人数ならびにその性別という、数量化できる指標を用いていることで、夢の内容を客観的に比較することができる点である。第二は男女の性別の登場頻度という指標が、「文化」的な性格を持つと考えられるという点である。これにより文化と夢の関係に関して、ある程度客観的な材料を提供してくれることになる。

以下、この調査結果を概観してみよう。

**表2**でわかるように、日本の場合だと男性が見る夢の中には男女の登場人物が六八対三二の割合で出現する。これに対して日本の女性が見る夢では、この男女の比率が二九対七一となる。つまり男性の見る夢には男性が多く登場し、女性が見る夢には女性が多く登場する。そしてその比率は男女でほぼ対照的になっている。これはある程度当然と考えられるのだが、他の国では必ずしもそうなってはいない。他の国では男性の出現する割合が男性、女性を問わず高い傾向が認められる。これは一般的に男性の方が女性よりも社会の公共の場で登場する割合が高いことから、それが強く印象に残るからだろうと推察される。日本がそうなっていない理由については後述する。

ドムホフがまとめたこの調査結果全体からわかることが二つある。

第一に夢の中に登場する男女の比率が国によって異なるという点がわかる。似た傾向を示す場合もあるが、結果は国によって（かなりおおざっぱな言い方をすれば、つまり「文化」によって）異なるということである。国によって登場人物の性の割合が異なるということであり、言い方を変えれば、国によって（文化によって）夢の内容は異なるということになる。

第二はその国ごとの男女の登場する頻度の違いが、文化によって説明できそうだという点である。例えば、表の中のペルーとメキシコは調査結果が似ている。男性の夢に登場する人物の男女の割合はほぼ一緒であり、女性の夢に登場する人物の男女の割合も大きな差はない。これは二つの国が中南米のスペイン語圏、ヒスパニック系の国であり、これもかなりおおざっぱな言い方であるが、文化的に類似しているということを考えると納得がいく。

しかし表の中のアルゼンチンも中南米のスペイン語圏の国であるということを考えると、アルゼンチンとペルーの結果が似てくることが期待されるのだが、実際にはそうなっていない。アルゼンチンの男性と女性の夢の調査結果はペルーとは異なり、むしろアルゼンチンの調査結果はアメリカと似ている。これだと文化的な類似が夢の内容に反映されていないということになる。しかしこれについては、アルゼンチンで行われたこの調査は、アメリカからの移住者が多い地域で行われたことがわかっており、そのためペルーやメキシコのヒスパニック系の地域ではなく、アメリカと類似しているのではないかとの推察がなされている。

日本の場合、男性の見る夢の調査結果は、男性が多いということで他の国のいくつかと類似しているのだが、女性の見る夢の場合は、他の国と比べて極端に男性の登場の割合が低い。これについては日本では女性の社会進出が進んでいない状況を反映すると推察される。女性の社会進出が進んでいない状況から女性は女性同士で過ごす割合が高く、そのため夢でも男性の登場の割合が低いのだろうと説明できる。日本での調査が行われたのは一九八〇年代と古く、地域は都市部ではなく徳島県であることを考えると、これはある程度説得力がある。

インドの場合、他のアメリカやアルゼンチンと同じような傾向を示す。しかし日本と同様に女性の社会進出が不十分と考えられるインドで、女性の見る夢では日本のような調査結果にはならず、他の多くの国と同様の結果を示している。これについてはインドの調査が都市部で行われており、女性の社会進出がインド国内では比較的高い地域で行われたことが影響しているのではないかとされている。

以上のように夢の内容の差がある程度、国の差（文化の差）によって説明できるのではないかということになる。

もちろんこれらの説明は「後付け」ではないかという批判は免れない。都合のよいように解釈しているのではないかということである。他の地域でのさらなる調査や、同一の国内での地域的差異を考慮した調査が望まれるが、分析に耐えられる精度の、一定の規模以上のこの種の調査が非常に難しいことを考えると、現時点ではこれ以上の分析は期待できない。

この調査結果からわかることを確認すると、国によって（文化によって）夢の内容は異なっていることが客観的にわかり、そしてその内容の違いは文化の違いによって説明できそうだ、ということである。[14]

## 7. 夢と文化の関係論

夢の内容を研究するには、かなり制約がある。既に述べたように、大きな制約は、夢というものは個人的な経験であり、その経験に外部から直接せまるのは難しいという点である。その経験を知るためには、夢を経験した当人の報告に頼ることしかできない。夢を見ている間の脳の働きなどについては脳生理学の分野などから研究が進められており、脳のどの部分が活動しているかにより、その夢の性質について推測することはできる。しかしどのような夢を見ているか、夢の内容を脳の働きからさぐるというのは、まだ十分には達成されていない。[15] したがって現時点では、夢の経験内容はそれを見た人の報告を通してしか研究対象にできないと言ってよいであろう。

　そうすると報告された夢というものは、夢の経験が「言語化」というフィルターを通して語られたものであるということになる。そしてこの際の言語化という過程に関しては、いくつかの問題が考えられる。

　まず視覚的なイメージを言語化するという問題がある。夢の経験は視覚の要素が強く、一般的に夢は「見る」ものだと表現される。先天的に視覚に障害がある人は聴覚で夢を「聞く」ことになるが、一般的には夢は視覚の要素が非常に強いということが言われている。その視覚的イメージの強い夢を言語化する場合、絵画を言語で伝える際と同様の問題が生じる。つまりどの部分を強調してどのように語るかによって、伝わり方は異なってくる。

　第二に夢が言語化されて「報告」されることにより、他者と夢の経験を「共有」することになるのだが、その際には夢が語られる社会的コンテクストが重要な要因となってくる。誰にどのように語るかによって夢の報告は違ってくる可能性がある。

　例えば文化によっては、よい夢は人に話すとその価値が少なくなる（あるいはなくなる）と考えられる場合がある。メキシコのズニの場合などはその典型的な例である（Tedlock 1992b）。そのような場合、報告される夢は悪い夢ばかりとなる。つまり本人からの通常の報告に頼る調査法では、このような場合、よい夢は出現しないという可能性がある。また前述したパプアニューギニア高地の諸社会のように、夢の経験が現実世界に影響を与えると考えられる場合、現実の世界への影響を恐れて夢の経験を報告しないという場合がある。このように夢が語られるコンテクストによって、夢の報告は実際に経験された内容と異なってくる可能性がある。どのような状況で語られたものか（大勢の人の前で語られたものか、親しい人たちだけで語られたものか、外部からの調査者だけに語られたものか、など）というコンテクストによって報告が違ってくる可能性があるのである。

第三に夢の報告が意図的に変えられる場合があり得るという問題がある。つまり、見てもいない夢が報告されるという場合である。夢によって病気の原因がわかったり、薬の作り方がわかったりする呪術師などの存在はよく報告される。また託宣などのように、夢で何らかの予想が行われる場合もある。これらのように夢の報告が社会的に影響を与える場合、夢の内容が意図的に変えられている（あるいは作られている）のではないかと疑わしい場合がある。しかし実際にどのような夢だったかは他人にはわからない。夢は個人的な経験であるので、虚偽の報告がされても検証のしようがないわけである。もちろんインタビューでの発言なども、常に虚偽の可能性があるという意味では、これは夢に限らず社会的な調査ではいつも考えられることである。ただしインタビューでの発言は、他の人からの発言でその真偽を確認したり、実際の行動を「観察」するという調査方法によって補ったりすることができる。しかし夢の場合は、夢の経験には他の人が入り込む余地はないという意味で、当人の報告にしか頼ることができないのである。この意味で夢の研究は、夢自体つまり被験者が経験した夢の内容からは隔てられているのである。

さらには夢の報告がいつ行われるかも、報告に影響を与える。夢の経験を経て、言語化されないイメージが記憶に残り、夢の経験後の思考や行動を説明する時に初めて、夢の経験が関連づけられて、言語化されるという場合も考えられる（林一九九五）。夢を見たあとで何らかの事件が起こった場合、その事件から「あの夢はこういう意味だったのか」と後から意味づけられるような場合である。この場合、夢を見た直後の報告と、その後の思考や行動と結びつけて語られる場合とでは、報告の内容が違ってくる可能性がある。

以上のように夢の経験の研究には、調査上の大きな制約がある。したがって報告された夢の内容は、言語化を含む複雑な文化的フィルターがかかっていることを十分意識すべきであり、どのような状況で語られたものか、いつ語られたかというコンテクストを常に意識したり、後述する「夢の社会的意味」を考慮したりしながら研究・調査を行う必要がある。

## 8. 夢研究の可能性

これまで見てきたように「世界の人はどのような夢を見るのか、それは文化によって異なるのか」という問題意識については、少なくとも夢の題材に関しては、文化によって異なるようだということが言える。夢の題材というのがヒトの記憶から呼び起されてそれが材料になることを考えると、日常生活が強く反映されることは当然と考えられる。また、夢の登場人物の性別に関する調査結果を考えると、夢の内容が国（文化）によって変わることが明確に表れている。そしてその違いが文化によって説明できそうだという程度までは言える。

しかし夢の研究方法に大きな制約があることから、この問題をさらに追及するのはそれほど容易ではないことも分かった。

それでは以上のことを前提にして、これまでのような夢の研究、「夢の民族誌」とでも呼んでいいような、様々な社会の夢の研究がどのような意義があるのか、どのような可能性を持っているのかを、最後に簡単に触れておきたい[16]。

第一にこのような夢の民俗理論を研究することは、その民族の「世界観」や「人格」に関する民俗概念（その民族独自の概念）を理解する助けになり得る。夢に関する考え方は、世界のあり方や人格をどう捉えるかという問題に深く関わっている場合が多い。

第二に人の経験の文化的構築のあり方を理解するためにも、夢の認識の仕方は重要である。夢を見ることは、自分自身の経験の構築に重要な役割を果たしている場合がある。夢が覚醒時に反映されることによって、夢は自己の経験となり、夢の経験が人格の総合的な統一体の一部と見なされる場合がある（Kempf & Hermann 2003）。

第三に様々な社会の夢の研究は、これまで西洋近代において普遍的とされてきた諸概念を再検討する機会となる。例えば西洋近代の考え方では、「個人」というものは分離できないものとして考えられてきたが、非西洋社会の例を見ると必ずしもそれが普遍的なものではないことがわかる。これは夢の研究だけに限らず、非西洋社会を主たる対象地域としてきた文化人類学の対象分野では一般的に言えることだが、夢は文化によってその捉え方が大きく異なることから、夢の場合はその典型的な例となる。

最後に夢の社会的な性格の重要性が挙げられる。夢の経験は文化から影響を受け、さらにその報告も文化の影響を受けるが、同時に夢は報告されることにより文化に影響を与えることになる。古来、何らかの判断を行う場合、託宣や占いなどで夢の結果が使われることがあった。このことを考えるならば、夢を研究対象とする場合、夢の社会に対する影響を常に考えるべきであろう。

世界の人はどのような夢をみるのかという問題、いわば「夢の民族誌」とでもいうべきフィールドは、方法論上の制約があり、そしてそれは決して成果が出やすい研究課題ではないのだが、以上のような意義が考えられるのである。

**注**

1 もちろん、「国」と「文化」は異なるのだが、ここでは「文化」の現れる対象として、曖昧ではあるがわかりやすいように、「国」の事例を出している。

2 例えば、日本では初夢として「一富士二鷹三茄子」の夢を見るのがよいとされる。韓国の例だと、「豚」の夢を見ることは「運がいい」とされたり、「糞」の夢は特に金銭的な運の良さを示したりするという(帝京大学の権赫麟氏との私信による)。

3 ここで述べるヒトが夢を見るしくみに関する説明は、主として北浜(二〇〇八)によっている。

4 https://dreambank.net/

5 Domhoff & Schneider 2008による。

6 例えば、カルリ(Schieffelin 1976)、ファス(栗田一九八九)、ベダムニ(林一九九五、一九九八)、サンビア(Herdt 1992)などの民族からの報告がある。

7 明晰夢は一定の訓練で見やすくなるのが可能だと言われており、セノイである程度一般化していたと考えるのは不自然ではないだろう。

8 夢の民俗分類に関しては、ローマンが現代社会の夢のとらえ方も含めて、分類を試みている(Lohmann 2007: 41–43)。詳しくは豊田(二〇一二)を参照。本論文ではより単純化した区分を用いている。

9 前述したローマンの分類によれば「魂の旅行」というパターンになる。

10 ドリームキャッチャーについては、Andrews 1998を参照。

11 吉田(二〇二〇)を参照。

12 『日本の夢信仰』の著者である河東仁はこれを「パラレルワールド」という用語で表現している（河東との私信による）。
13 Domhoff 1996。この調査はドムホフ自身がすべてを行ったというわけではなく、他の調査者のデータをドムホフが整理して利用したものである。
14 この議論には、現実の世界で登場する頻度が高い人物は、夢の中でも登場する頻度が高いだろうという前提がある。
15 夢の中で扱われるトピックについては、覚醒時の脳の働きと夢を見ている最中のそれを比較することにより、ある程度解明されつつある。しかしあくまでもわかるのはテーマ・トピックのレベルであり、夢のストーリーがわかるわけではない（Horikawa, et al. 2013）。
16 詳しくは豊田（二〇一二）を参照。

## 文献一覧


河東仁（二〇〇二）『日本の夢信仰―宗教学から見た日本精神史―』玉川大学出版部

北浜邦夫（二〇〇八）「フロイトの夢分析と脳科学」高田公理・堀忠雄・重田眞義編『睡眠文化を学ぶ人のために』世界思想社

栗田博之（一九八九）「ニューギニア・ドリーミング―ファス族の夢について」吉田禎吾編『異文化の解読』平河出版社

スチュワート，キルトン（一九九一）「マラヤの夢理論」ドムホフ，ウィリアム『夢の秘法―セノイの夢理論とユートピア―』岩波書店

ドムホフ，ウィリアム（一九九一）『夢の秘法―セノイの夢理論とユートピア―』岩波書店

豊田由貴夫（二〇〇五）「さまざまな民族の夢理論」北浜邦夫監修『夢うつつまぼろし―眠りで読み解く心象風景―』インターメディカル

豊田由貴夫（二〇〇八）「夢の民族誌」高田公理・堀忠雄・重田眞義編『睡眠文化を学ぶ人のために』世界思想社

豊田由貴夫（二〇一二）「パプアニューギニアにおける夢の民俗理論」河東仁編『夢と幻視の宗教史上』リトン社

林勲男（一九九五）「夢の体験を語るということ―パプアニューギニアの調査データより―」『民博通信』六七号

林勲男（一九九八）「夢語りの位相―パプアニューギニア、ベダムニの霊媒による語り―」『国立民族学博物館研究報告』二三巻一号

吉田幹生（二〇一〇）「『万葉集』の夢の歌」『成蹊大学文学部紀要』第五五巻、成蹊大学文学部学会

Andrews, Terri J. (1998). *Living by the Dream*, World & I.

Domhoff, G. W. & A. Schneider, (2008). Studying dream content using the archive and search engine on DreamBank.net. *Consciousness and Cognition* 17 (4):1238–1247.

Domhoff G. W. & A. Schneider, (2020). From Adolescence to Young Adulthood in Two Dream Series: The Consistency and Continuity of Characters and Major Personal Interests, *Dreaming*.

Domhoff, G. W. (1996). *Finding Meaning in Dreams: A Quantitative Approach*, Plenum Press.

Herdt, G. (1992). Selfhood and discourse in Sambia dream sharing. In Tedlock (Ed.), *Dreaming*

Horikawa, T. et al. (2013). Neural decoding of visual imagery during sleep. *Science*, 340 (6132), 639-642.

Kempf W. & E. Hermann, (2003). Dreamscapes: Transcending the Local in Initiation Rites among the Ngaing of Papua New Guinea. In R. I. Lohmann (Ed.) 2003.

Lohmann R. I. (2000). The Role of Dreams in Religious Enculturation among the Asabano of Papua New Guinea, *Ethos* 28 (1): 75-102.

Lohmann R. I. (ed.), (2003). *Dream Travelers: Sleep Experiences and Culture in the Western Pacific*. Palgrave Macmillan.

Lohmann, R. I. (2007). Dreams and Ethnography. In D. Barret & P. McNamara (Eds.) *The New Science of Dreaming, volume 3 Cultural and Theoretical Perspectives*.

Merrill, W. (1992). The Raramuri stereotype of dreams. In Tedlock (Ed.), *Dreaming*, 1992.

Schieffelin, E. L. (1976). *The Sorrow of the Lonely and the Burning of the Dancers*, University of Queensland Press.

Shulman D. & G. G. Stroumsa (Eds.) (1999). *Dream Cultures: Explorations in the Comparative History of Dreaming*. Oxford University Press.

Tedlock B. (ed.), (1992a). *Dreaming: anthropological and psychological interpretations*, the University of Washington Press.

Tedlock B. (1992b). Zuni and Quiche dream sharing and interpreting. In Tedlock (Ed.), *Dreaming: anthropological and psychological interpretations*, the University of Washington Press.

Tuzin, D. (1975). The Breath of a Ghost: Dreams and the Fear of the Dead. *Ethos*, 3 (4), 555–578.

# 第5章 日本文学における夢文化の拡がりと非在
## ——その諸相をたどる——

荒木　浩

### 1．日本古典文学と夢 —— 研究脈絡と『古典の中の地球儀』という集約へ

日本古典文学において、夢の世界とその文化は、大切な研究の対象である。その一つのエポックメーキングな道標は、西郷信綱の『古代人と夢』(一九七二)という著作であった。私も同書に触発されて、荒木(二〇〇七)『日本文学　二重の顔』第四章に「夢とわたし——もう一つの自伝」を置き、広く夢の文化を見渡しながら、夢を記す営みについてフォーカスしたことがある。中世の僧侶・明恵(一一七三～一二三二)が四〇年以上に渉って記した『夢記《ゆめのき》』などを読み込み、「夢の記」には、日記や自伝の要素が含まれることについても考察している。

ただし、古典世界をめぐる夢表象の拡がりは、文学はもとより、美術や思想を始めとして、文化の諸相に及ぶ。その解明には、学際的な共同研究が必要だ。よって私も、荒木編（二〇一五）『夢見る日本文化のパラダイム』、同編（二〇一七）『夢と表象』などに結実する、いくつかの試みを続けた。前者には、荒木「夢と文化の読書案内」を付して、国際的な夢文化研究の歴史と立脚点も紹介した。後者は、文理融合的なパネルも参加した国際研究集会の成果であるが、『夢の日本史』（二〇一七）の著者・酒井紀美の寄稿も得ている。

その後、私は専門である古典研究において、世界の中の〈古典〉／古典の中の〈世界〉という視点から、荒木（二〇二二）『古典の中の地球儀』という論著をまとめることになった。この研究コンテクストの中で、あらためて日本の夢文化を捉え直してみようと考え、最終第7章を「夢と日本文化」と名づけて、私のイメージする夢文化の通史的問題を、おおよそ集約して論じたのである。

そこで本論においては、まず『古典の中の地球儀』にそって夢文化の諸相を概観しながら、その後考えたり、旧稿では触れ得なかったりした研究動向や資料などにも言及する。後半では、新たな視点で、日本文学と夢文化の関わりと〈非在〉をめぐって、いくつかの現象を考察してみたい。

## 2. 古典文学を基軸とする日本の夢文化の世界

『古典の中の地球儀』第7章「夢と日本文化」では、最初に1「夢ということば――それはビジョンかドリームか」を布置して、「夢」ということば自体への着目から出発した。日本語では、さまざまな

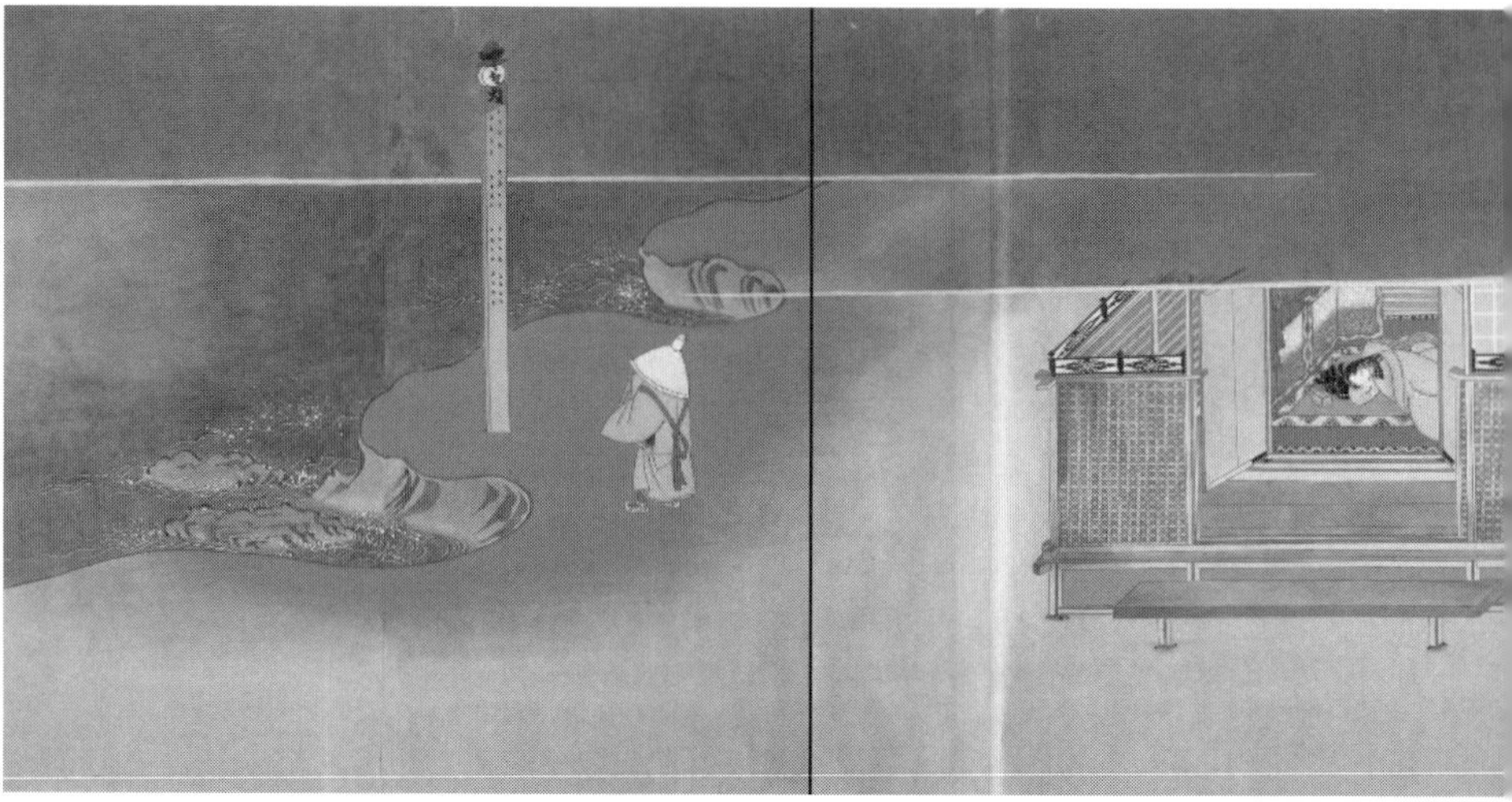

**図１　国立国会図書館所蔵『春日権現験記』写本第７軸**
右が眠る五条局。左が彼女の夢見る自らと大河のほとりの大きな卒塔婆
（国立国会図書館デジタルコレクションより）

現象が、広く「夢」という一語に集約されてしまうが、たとえば英語で考えてみると、往年のポピュラーミュージックの歌詞においても、vision と dream という二語に分かれて現象を捉えていることに、たやすく気付く（サイモンとガーファンクルの『サウンド・オブ・サイレンス』など）。むしろそうした分化こそ、世界的な一般であった。このような観点から、日本の「夢」という概念の独自の広さや曖昧さに着眼し、「夢」と「幻視」を対語にして論じる河東仁編（二〇一三）『夢と幻視の宗教史 上』なども引きながら、議論を展開してみた。

続いて、２「聖者の夢／古代の夢——夢の日本文化概観」では、古代の夢文化を俯瞰しながら、まず、夢を見ない覚者として仏や神が存在することを、仏典や、記紀（『古事記』『日本書紀』）などをもとに考えた。そうした神や仏・菩薩らの言葉や意図は、逆に夢を通じて、この世の人々に伝えられる点が興味深い。たとえば古代の最高権威者・天皇には、特別な夢見の場として、「神牀《かむどこ》」という専用のベッドがあった。この神牀で崇神《すじん》天皇は、大物主神《おおものぬしのかみ》の夢を見て、神と対話した。このような状況で天皇が見る夢は、国の創始や政治の根幹とも関わる、象徴的なものだったらしい。

「神牀」などない人々は、仏・菩薩や神のお告げを求めて寺社に参籠し、夜を明かして夢を見て、啓示を受ける。『石山寺縁起絵巻』や『春日権現験記絵』などの中世の絵巻には、参詣した人々が夢を見て、神仏の意を感得する様相が語られ、描出される。ところが、絵巻の中で鮮やかに描かれた夢の世界には、現実との区切りがなく、同じ場面に連続して映し出される。ここには、夢の絵画表象をめぐる、重要な時代性の問題があるので後述するが、自覚的な仏教修行としての夢見も、僧侶にとっては大事な日常であった。そうした夢の記述と日記、さらには自伝につながる問題を考える際にも貴重な文献として、先に触れた明恵の『夢記』がある。

この明恵に先立つ平安後期の女性の日記『更級日記』（一〇六〇年ころ成立か）が、夢と信仰の関わりを大事な主題に据えて自伝的メモワール（回想記）を構成しており、注目すべき作品だ。ちなみに『石山寺縁起絵巻』には、『更級日記』作者も日記世界を素材に登場し、やはり現実と連続した夢見の世界が、極彩色で描かれている。

一方で、夢をめぐるリアルな日常感覚と現実性は、カラフルな視覚には留まらない。明恵の『夢記』には、苦り汁をかけ過ぎた飯を食べ、「にがし」と感じる言述もある。そもそも明恵に限らず、古代・中世の僧侶たちは多様な夢記を残したようだが、古代の入唐僧・円仁が残した夢の記録には、蜜のように甘い薬の味覚が誌されている。

さらに夢の表象は、五感を超えて、予知・予言性を伴う第六感にも及ぶ。荒木（二〇二三）『京都古典文学めぐり』で読解した例を挙げよう。説話世界のことになるが、後に応天門の変で失脚する伴大納言善男（『伴大納言絵巻』に描かれる）は、佐渡国の郡司の従者という低い位だった時（史実ではあり得ない設定だ。いかにも説話らしい）、西の大寺（＝西寺）と東の大寺（＝東寺）を跨いで立っている夢を見た。都の中心を南北に貫く朱雀大路を跨いで大内裏（応天門はその南の正門だ）を鳥瞰する、究極の政治支配の夢だったが、妻に話すと、あなたの股が裂かれちゃうわね、と夢合わせをされた。不安になり、郡司を訪ねると、そなたは、勝れて高貴な相を表す夢を見たが、つまらぬ人に語ってしまった、必ず高く立派な位にまでは昇進するが、きっと不慮の事件が起こり、罪を被り罰せられることになろう、と郡司は、夢を解いて占い語った。善男はそれから京都へ上り、大納言にまで昇るのだが、結局応天門の変で罪を被り罰せられる。郡司の言葉の通りであったと、夢合わせ・夢解釈の重さについても説話は語る。[1]

類話には、藤原道長の祖父師輔《もろすけ》（九条殿）が若き日に「朱雀門の前に、左右《さう》の足を西東《にしひんがし》の大宮にさしやりて、北向きにて内裏を抱《いだ》きて立てり」という夢を見た、という話がある。こちらも、お側付の「なまさかしき女房」が、まあさぞかしお股が痛かったでしょうね（「いかに御股痛くおはしましつらん」）と茶化して夢が違《たが》う。子孫は栄えたが、師輔自身は摂政・関白という出世を果たせなかった、と平安時代後期の歴史物語『大鏡』は語り伝える。

もちろん普段の暮らしの中で、昼夜に見るさまざまな夢がある。すべてに神秘が宿るわけもないが、そうして見た夢は、しばしば目覚めた後に記録され、しかるべきアーカイブとなる。平安時代の男性貴族が残した日記の夢については、倉本一宏（二〇〇八）『平安貴族の夢分析』などに多様な挙例と分析がある。

そして、3「夢を描く——夢文化の歴史性」では、中世の絵巻が描くような、夢と現実世界との連続的な絵画表象が、歴史を経て次第に変化し、その間に区切りをもうけて描こうとするようになることを考察した。それはやがて、現代では「フキダシ」と呼ぶ形態に収斂していく。ただしその過程は一直線ではない。夢見る日本文化の表象は、歴史の中でさまざまな描出を試み、その世界を拡げていった。

時代を画する作品は、一八世紀後半の黄表紙と分類される絵入り小説『金々先生栄花夢《きんきんせんせいえいがのゆめ》』である。邯鄲《かんたん》の夢のモチーフを淵源として戯作化されたこの絵本では、フキダシの中に、文字までが書き込まれていき、近代の漫画の元祖ともいわれるようになった。

フキダシは中国の文化に生まれ、日本に移入されて広まった。その形象は、夢、また魂の描出——中国では、夢で魂が抜け出すという思想

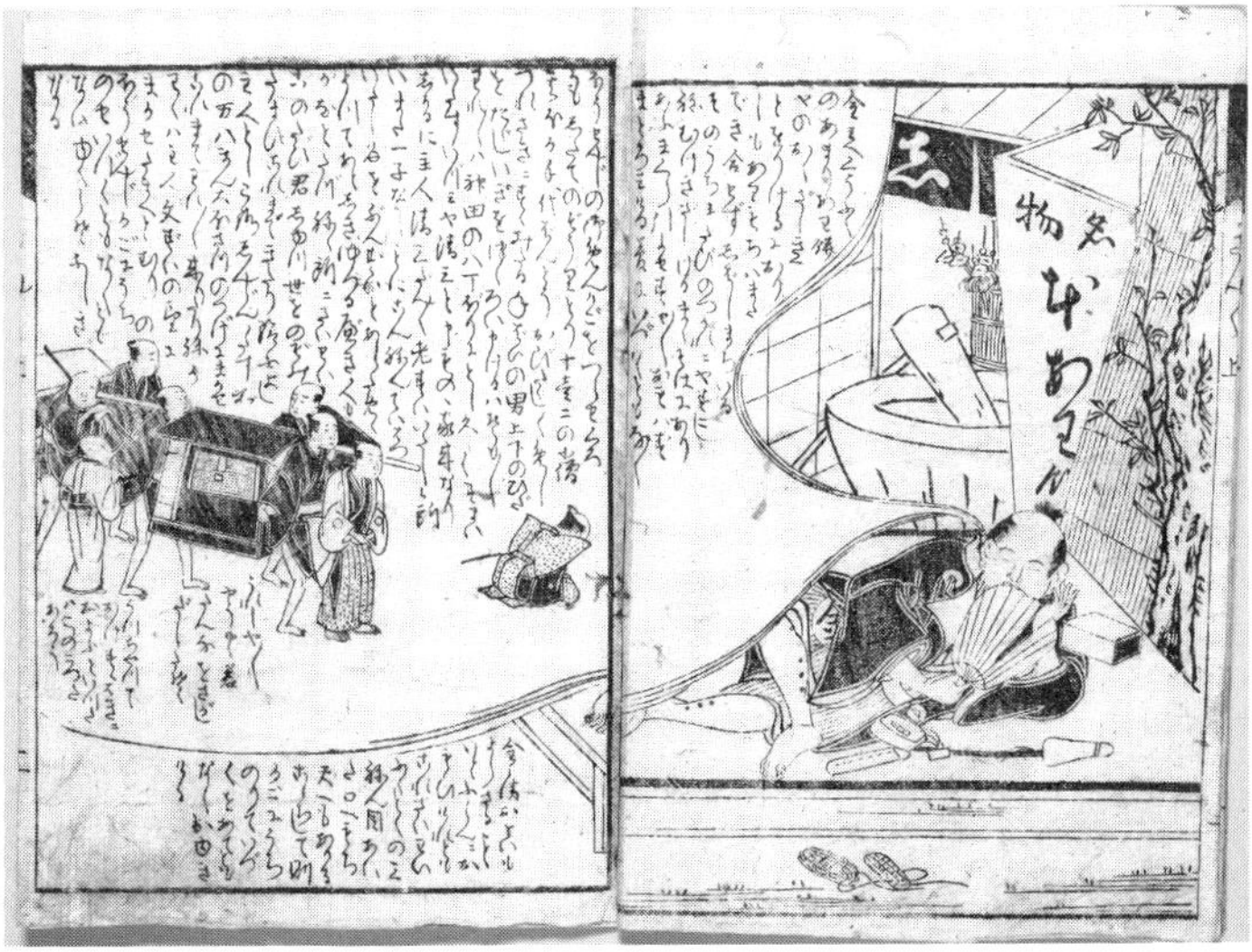

図２　国文学研究資料館所蔵『金々先生栄花夢』挿絵

（国書データベースより）

があった——などに関わる。そうしたことを、中国の壁画や版本、また日本の絵巻などへの連続を追って、日本文化の特質——たとえば中国の夢のフキダシは必ず頭頂部から出現する。だが同じ絵を描いても、日本のフキダシはなぜか頭頂部を避け、うなじや喉元、胸ほか、多様な場所から出現する、ということなど[2]——についても注意を喚起しつつ、その歴史を通観してみた。

こうして視覚化される夢は、モノのようにも流通する。よく知られたところでは、北条政子（一一五七〜一二二五）が二一の時のことだ。政子の一九の異母妹が見た「たかき峰にのぼり、月日を左右の袂におさめ、橘の三つなりたる枝をかざす」という霊夢を買い取った話がある。政子は「この夢、かへすがへすおそろしき夢なり」と妹を「おどし」、「あしき夢をば転じかへて、難をのがるる」すべはないか、とすがる妹に「さらば、うりかふといへば、のがるるなり。うりたまへ」と妹をだまして夢を買う。それは彼女が源頼朝と結ばれる、重大な転機の一つとなった、という（『曽我物語』）。

この月と太陽の夢は、平安時代の『蜻蛉日記』に記された、両袖に「月と日とを受け」、「月をば足の下に踏み、日をば胸にあてて抱《いだ》」く霊夢とよく似ている。こちらもまた、『蜻蛉日記』の作者自身が見た夢ではない。別人が見た夢を、作者が所得したものであった。

『蜻蛉日記』作者の道綱母は、夫・藤原兼家の不実に悩み、天禄元年（九七〇）の七月、お盆過ぎに、姉妹にも告げず、独り石山寺参りを思い立つ。石山寺の御堂で泣き暮らした夜も更けて、未明にふとまどろむと、石山寺の別当らしき人が、銚子で右膝に水を注ぐ、という夢を見た（『蜻蛉日記』中巻）。『石山寺縁起絵巻』にも描かれた有名な場面だが、この石山寺参詣の折に、もう一つ大事な夢をめぐる出会いがあった。それが先の夢につながるのだ。

すなわち、二年後の『蜻蛉日記』下巻・天禄三年（七九二）二月条によると、天禄元年の当時、「こころぼそかりし夜な夜な」、不安な思いで滞在した石山寺に、陀羅尼《だらに》を尊く読み、礼堂で拝む法師がいた。聞けば、前年から山籠もりする穀断《こくだ》ちの僧だという。そこで作者は「さらば祈りせよ」と頼んでおいた。その約束を忘れず、二年後の天禄三年の二月に、あの法師から「いぬる五日の夜《よ》の夢に、御袖に月と日とを受けたまひて、月をば足の下に踏み、日をば胸にあてて抱《いだ》きたまふとなん見てはべる。これ、夢解きに問はせ給へ」と言ってきたのである。

彼女は、偶然やって来た「夢合はする物」（夢解き）に、他人の見た夢のように装ってこの夢の意味を問うてみた。すると夢解きは、どんな方の見た夢かと驚きながら、「みかどをわがままに、おぼしきさまのまつりごとをせむものぞ」――帝も朝廷も意のままに、思い通りの政治を行うという意に他なりません、と解いたという。

彼女をめぐる夢の不思議はまだまだ続く。最終的にこれは、息男・道綱の将来を占う瑞夢なのだ……、と作者は期待を込めて考え、その旨を日記に誌している。それは、もはや一種の「夢の記」であった。詳しい経緯は、前掲荒木（二〇一三）『京都古典文学めぐり』を参照されたい。

## 3. 近代化とフロイト理論が変容する日本の夢文化の世界

こうした神仏との回路になる夢の外部性は、近代に入って大きな変容を遂げていく。たとえば本来、夢のフキダシは煙や霞の形象として描かれ、外部との回路という意味からも、閉じられずに画面の隅に広がって漂う。ところが江戸時代以降盛んに用いられ応用されて人気のあったフキダシが、西洋の漫画で会話をあらわすフキダシ（Speech balloon）とも交流して、いつしか閉じられて描かれるようになり、現代のマンガの夢のフキダシも、風船のような枠取りを持つことになる。

このことに象徴されるように、近代において夢は、夢見る人の心理の反映として、個人の所有へと帰着する。そうしたことについて、フロイトの夢理論受容の歴史を追いながら、4「日本の近代文化と夢――フロイトの出現」という節で論じている。一九〇〇年という、象徴的な年の刊記を刻印して出版された、フロイト『夢解釈（夢判断）[3]』の影響は大きかったが、石橋臥波《がは》という明治の民俗学者が著した、『夢』（一九〇七）という日本の夢文化研究史上劃期となる著作には、フロイトの影響が見られない。しかしその一〇年後に出来した高峰博『夢学』（一九一七）は、ヨーロッパの伝統的なOneirologie（オニロロギー）＝「夢学」を受け止めて、日本の夢の総合的研究を志向した大著であるが、高峰は、いささか否定的なコメントを付しながら、フロイトの『夢解釈』に触れ、その世界的な影響力に言及している。ちなみに石橋の『夢』は、夏目漱石『夢十夜』発表の前年の刊行であり、その関係にも注目されよう。

続く、5「フロイトの衝撃から現代の夢の視覚化へ」では、『夢解釈』刊行の一九〇〇年という年紀に着目し、近代以降におけるOneirologie「夢学」の様相と受容、フロイトの位置づけ、ユングの登場、そしてまさしく一九〇〇年に生を受けた後世のフロムによるフロイトとユングの比較・総括など、夢理論の展開をも俯瞰した。その考察には、エジプト学者のM・ポングラチュと精神分析学者のI・ザントナーが著した、種村他訳（一九八七）『夢の王国――夢解釈の四千年』が、古代的夢観とフロイトとをつなぐ、興味深い通史的視点を提供する。

フロイトは、門下のユング等の慫慂があって、夢理論を文学の分析に用いることになる。イェンゼンの『グラディーヴァ』という小説が対象だ。この小説をめぐるフロイトの夢分析については、芥川龍之介も着目しており、メモが残る。[4]

ちなみに、こうした夢の表象解析は、とかく文化的、あるいは文学的な問題に留まるように思われるが、現代の夢分析はそれに留まらない。いわゆるレム睡眠（睡眠中の急速眼球運動、rapid eye movement, REM）の発見以降、夢の科学的研究が大きく進展することになったからである。5「フロイトの衝撃から現代の夢の視覚化へ」では、近年、それらを電子的に画像化する「脳情報デコーディング技術」の研究が進んだことにも触れた。より詳しくは、前掲荒木編（二〇一七）『夢と表象』所収論文などを参照されたい。

そして『古典の中の地球儀』第7章は、以下の6「フキダシをめぐる夢の形象」、7「フキダシの絵と文字」、8「フキダシの未来学」と続くのだが、いずれも節題に「フキダシ」と付されるように、夢のフキダシをめぐる表象と文化史が、今日にも続く漫画のフキダシも巻き込んで、現代文化においてどのような位相を見せ、またそれは国際文化比較の中でどのような意味を持つのか。そうしたことへの追跡と展望を述べたもので、本論が対象とする夢文化の周辺的あるいは超越的な位相に渉るので、要約は省略する。[5]

ただ、8の「未来学」という語については、注意を喚起しておきたい。これは、日本語の「夢」には本来「希望」という意味がなく、近代になって西洋文化と接触して以降、たとえば dream の翻訳語として、希望の意味を併せ持つようになったとする通説に反論して書いた、荒木編（二〇一七）『夢と表象』所収の荒木序論「夢と未来――はじめにかえて」などを承け、夢の未来学という試みと提案をしたものである。

近代以前の日本の「夢」にも、未来の希望という意味が含まれていたことを示す、印象的な絵がある。国際日本文化研究センター（日文研）所蔵・安永二年（一七七三）刊の春画、磯田湖龍斎『風流十二季の栄花』元旦の絵がそれである（画像は日文研の艶本資料データベースから閲覧・ダウンロードできる）。二人の夢のフキダシが合流して一つになり、ともに見るめでたい初夢「一富士二鷹三茄子」と二人の旅を描く図様だ。恋人同士が共有する同じ夢＝希望が描かれた、文字通り未来の夢なのである。

## 4. 古代文学浦島の夢――睡眠と異界遭遇、夢とのあわいをめぐって

さて、これまで私の論のまとめをかねて、夢文化について概観してきた。以下では、右では触れ得なかった新たな視点から、夢の実存と非在のあわいをめぐりながら、いわば特論として、いくつか考察を展開してみたい。

まず『万葉集』巻九に詠まれた、太古の浦島「水江《みづのえ》の浦の島子《しまこ》」の物語[6]を見てみよう。霞みわたる春の日に、旅する歌人は、海の釣り船を眺めながら、いにしえの伝説に想いをいたす。水江の浦の島子は、釣りをして七日の間家に帰らず、海原遠く舟を出し、いつしか海坂《うなさか》という人の国との境を越えて、海の神の乙女に出会う。互いに誘って声を掛け合い、思いが通じて結婚することになった二人は、固く契りを結んで常世の国にやってきた。そこには、海の神の宮廷の麗しい御殿がある。二人仲良く不老不死の命を得て、永遠の時を幸せに暮らしていた。それなのに……、という部分が長歌の前半にあたる。

浦島については、養老四年（七二〇）成立という正史『日本書紀』雄略天皇二二年（四七八）七月の記事に、丹波国《たにはのくに》余社郡《よざのこおり》管川《つつかわ》の水江浦島子《うらのしまこ》が舟に乗り、釣りをしていたら大亀を得た。亀は「便《たちまち》に女《をとめ》と化為《な》る」（原漢文、訓読して示す）。浦の島子は、若き激情を募らせ、結ばれた（「感《たけ》りて婦《め》にす」）。そして一緒に海に入り、蓬莱山（トコヨノクニ＝常世の国と訓まれる）に到って、仙人達に遭《あ》ったとある。史実として、五世紀後半の出来事となっている。

ここまではどこにも「夢」が出てこないが、簡略な『日本書紀』当該条の末尾には「語《こと》は別巻にあり」と注記がある。「別巻」の「語」（伝説や物語）の実態は不明だが、『丹後国風土記《たんごのくにふどき》』逸文《いつぶん》には、より詳細な説話が記されている。そこには亀の化身と求婚、そして「常世の国」という異界訪問をめぐって浦島の睡眠が描かれ、夢につながる要素が見えてくる。

『丹後国風土記』によれば、海原《うなばら》で三日三夜、魚の釣れなかった浦島が、五色（赤、青、黄、白、黒）の亀を得る。不思議なことよ、と思って、その亀を「船の中《うち》に置《お》きて、即《やが》て寐《ぬ》るに、忽《たちま》ち婦人《をみな》と為《な》りぬ」。『日本書紀』でも描かれた亀の「たちまち」なる女への化身は、浦島の〈寝る〉睡眠行為に直結して発生していた。

名を亀姫（原文「亀比売」）というこの女性は、類い希なる「美麗」な容姿を持つ、絶世の美人であった。彼女は、天上の神仙――「天上《あめ》の仙《ひじり》の家の人なり」と名乗り、「相談《あひかた》らひて愛《うつく》しみたまへ」と浦島に求婚して、即答を迫る。浦島はこの亀姫がカメ女ならぬ「神女《かむをとめ》なることを知りて」、問答の末、気圧されるように結婚を承諾した。亀姫は「目を眠《ねむ》らしめ」と教え、「不意《とき》の間《ま》に」――あっという間に「海《うみ》中《なか》の博《ひろ》く大きなる島に至りき」（原漢文）という。異界の女との出会いは、睡眠を直接の契機とし、彼女が誘う異境——不老不死の仙人が住む蓬莱山へも、目を閉じて瞬時に到達する。まるでVRのようなワープであった。

『風土記』の物語の後半は、私たちもよく知る浦島伝説とあまり変わらない。里心から帰郷を願う浦島に、亀姫は、私のことを忘れず、もう一度還って会いたいなら、けっして開けて見ないでね、と契って玉匣《たまくしげ》＝玉手箱を渡す。そして再び「仍《すなは》ち教へて目を眠らしめき。忽《たちまち》に本土《もとつくに》の筒川《つつかは》の郷《さと》に到りき」と、再び睡眠がワープを導く。だが「帰ってみれば　こはいかに」（文部省唱歌『浦島太郎』）。景色は激変、人も見知らず。全く故郷の面影がない。人に尋ねてみれば、なぜそんな昔の人のことを、と驚かれ、古老の伝えによれば、その浦島は海に出たまま戻らず、「三百余歳を経」た、と告げられる。一〇日間、知人を捜し求めて見当たらず、浦島は激しい喪失感から玉匣を撫でて「神女」亀姫を慕い、約束を忘れて玉匣を開けてしまう……（下略）。

結局、最後まで夢という語は出てこない。いわゆる夢オチの体裁もとっていない。だが異境への即時ワープ、異類の瞬時の化身と邂逅のプロットに、睡眠というプロセスが必然的に関わることは看過できない。

## 5. 蓬莱から竜宮へ ——竜宮との夢の邂逅、そして浦島太郎へ

『風土記』は、『古事記』成立の翌年、和銅六年（七一三）の詔《みことのり》で撰述された各国の地誌で、多くの古伝説を載せている。ただし、その多くが散逸し、右の一節も、鎌倉時代の引用により残された貴重な残

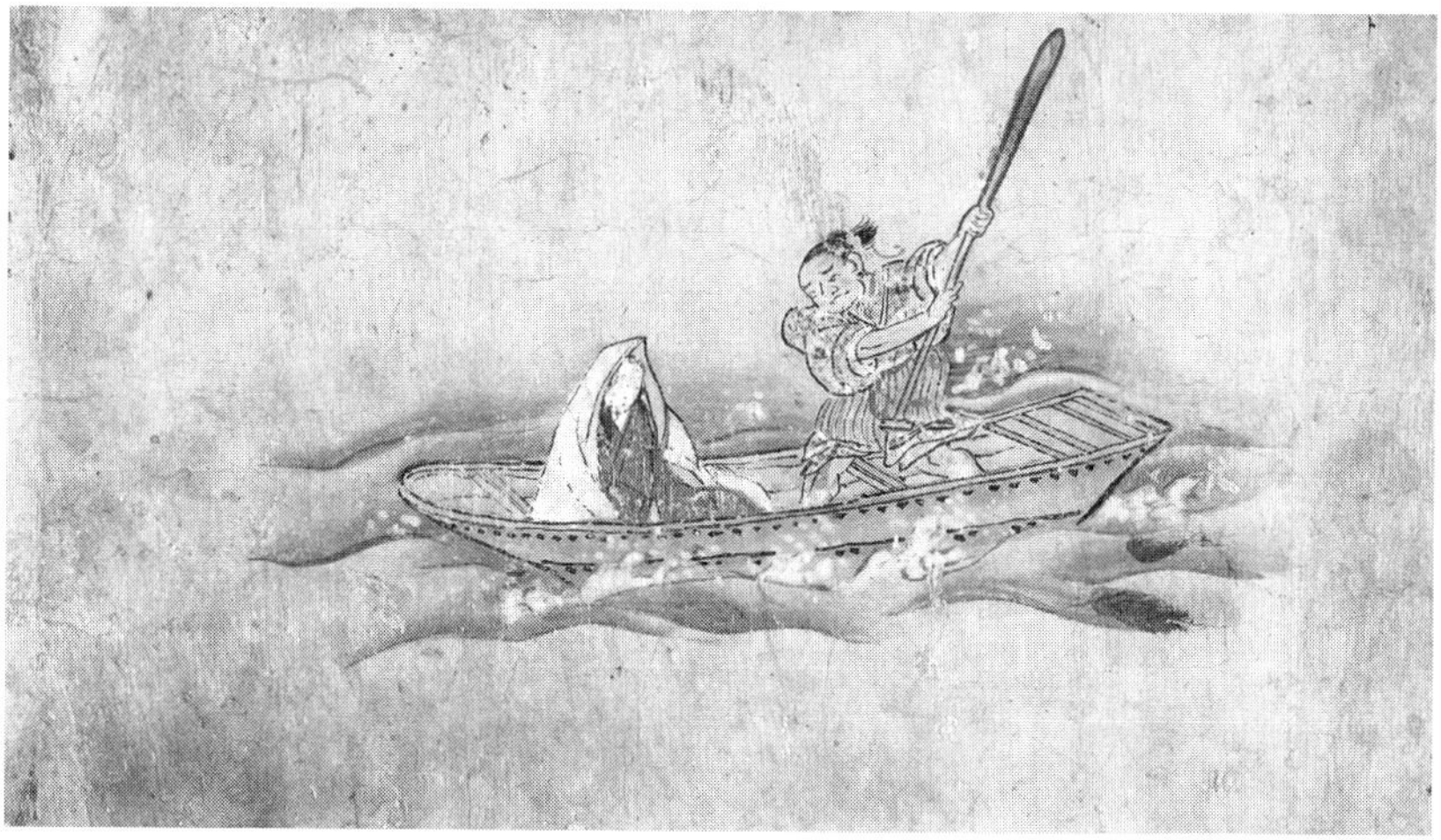

**図３　国立国会図書館所蔵『浦島太郎』（絵巻）**
舟上の浦島太郎と姫を描く　（国立国会図書館デジタルコレクションより）

存資料である。
古代の浦島の物語は、平安時代に漢文の「浦島子伝」（『浦島子伝』『続浦島子伝記』などの名称で複数残る）として再生し、よく読まれた。そこには時代の好尚を反映した神仙思想の増幅や、淳和天皇の御宇天長二年（八二五）に、浦島が永遠の若さを保って帰国する祥瑞説なども盛り込まれたりして面白いのだが、今は措く。[7] 注目すべきは『続浦島子伝記』に、「須臾《とき》の間」「一時《ひととき》の眠《ねむり》の内」の瞬時なる蓬莱山への移動を「夢の如く、電《いかづち》の如く」と、「眠り」と「夢」とを用いて譬えていることだ。[8]
そして浦島伝説は、中世後期に御伽草子『浦島太郎』として新たな世界に展開する。[9] この浦島太郎の物語においては、蓬莱山が「竜宮」となり、睡眠ワープの要素もなくなるが、後世の御伽草子とあえて短絡させて古代の浦の島子譚を読み、浦島が夢で異界の女と遭遇し、竜宮を訪問した説話、と読み替えてみると、次の逸話が興味深い類似性を示すだろう。建礼門院徳子（一一五五～一二一三？）が、大原の寂光院を訪ねてきた後白河院（一一二七～九二）に語ったという夢の話である。

建礼門院は、平清盛と二位の尼の娘で、安徳天皇の母であった。寿永四年（一一八五）三月二四日、長門国壇ノ浦で、安徳が二位の尼とともに入水して平家は滅亡した。一緒に死ねなかった彼女は、源義経率いる「武士共」に囚われて、船で帰洛する。その途上、播磨国明石浦で建礼門院は、ふとまどろんで夢を見た。すると、京都の昔の内裏よりはるかに立派な宮城で、先帝・安徳天皇をはじめ、平家一門の公卿・殿上人が皆、威儀正しく列していた。「ここはどこ？」と建礼門院が尋ねると、母・二位の尼とおぼしき人が、「竜宮城」だと答える。建礼門院が「ここには苦しみはないのですか」と問うと、詳しくは「竜畜経」という経文に書いてある、くれぐれも私たちの後世をお弔いください、と応えたと見て、夢が覚めたという。『平家物語』灌頂巻《かんじょうのまき》「六道之沙汰《ろくだうのさた》」に載っている。

建礼門院は「ちッとうちまどろみて」――ふとうたた寝をして見た「夢」で瞬時にワープして竜宮に至り、亡者たちと出会った。浦島太郎の竜宮訪問を重ね、太古の浦の島子伝承の睡眠をめぐる異界への旅の解釈に「夢」を読み込む、有効な傍証だろう。[10]

ところで、御伽草子に連なる、一七世紀成立の中之島香雪美術館所蔵『浦島物語絵巻』[11]では、浦島は既婚で、故郷には女房がいたと描かれる。女房はその日、「ふしぎなる夢」を見たので、今日の釣りは止めて、と夫に頼む。だが浦島は、それは逆夢だろう、大丈夫さ、と海に出て、亀の女と出逢うことになったと『絵巻』は語る。近世の創作的趣向だろうが、気になる展開だ。ちなみに、近代の文部省唱歌『浦島太郎』では、竜宮城での日々を「ただ珍しくおもしろく　月日のたつのも夢の中《うち》」と謡う。

## 6. 著作を導く夢の歴史とその〈非在〉

さてもう一つ、話題は大きく変わるが、「夢」と眠りのあわいの中に、やはり重要な文学史的問題が潜んでいる例として、モノを書く、著述契機の夢の〈非在〉について考えておきたい。

現代作家の小池真理子に、次のような印象的な記述がある。前掲荒木（二〇〇七）『日本文学　二重の顔』にも引用した一節である。

一九九四年十二月の、風の強い寒い晩だった。何という理由もなく、私は寝室のベッドに仰向けになり、CDでバッハの『マタイ受難曲』を聴いていた。何故、その曲を選んだのかよく覚えていない。受難、という言葉に自分自身を重ね合わせたつもりだったのかもしれない。

その時である。何がきっかけだったのかわからない。それは突然襲いかかってきた嵐のように私の脳髄を突き抜けていった。ほぼ一瞬にして、あたかもドミノゲームのごとく、パタパタパタッと、見事なまでに完璧に物語の構想、テーマ、登場人物の造詣《ママ》が頭の中でまとまった。

私は飛び起き、書きとめるものを探してあたりを見回した。ボールペンはあったが紙がなかった。狂女のように髪を振り乱して書斎に走った。

レポート用紙を手に再び寝室に戻り、ベッドにうつ伏せになりながら、今しがた頭の中を駆け抜けていったものを走り書きした。レポート用紙十五、六枚は使ったと思う。力が入りすぎてボールペンの先が穴を開けた。走り書きではない、殴り書きだった。

神が降りた、とその時、思った。暗闇が薄れ、光が見えてきた。あとはその光に向かっていけばいいのだった。

嬉しくて泣きたくなる、とか、エクスタシーを覚えた、とか、万歳をして飛び上がりたくなる、とか、そういった烈しい情動のようなものは何ひとつなかった。ただ深い深い安堵だけがあった。私はそれに溺れ、かくして『恋』という作品は生まれた。

（小池真理子（一九九九）『恋』「文庫版あとがきに代えて」）

ここにも「夢」という語は出てこないが、まるで天皇の「神牀《かむどこ》」のように「寝室のベッドに仰向けになり」、「神が降りた」と思い、「光」を覚知して、新たな「『恋』という作品が生まれた」という。やはりここにも、描かれざる「夢」を探ってみる必要がある。

そこには、夢が導く霊妙な執筆行為、という一つの文学伝統があった。荒木（二〇一二）「書物の成立と夢」、前掲荒木編（二〇一七）『夢と表象』所収の荒木論文「夢と自照」などに論じたことを踏まえて言えば、たとえば平安時代の三善為康（一〇四九〜一一三九）が著した『拾遺往生伝』が注目される。為康はその序において、次のような神秘的体験を誌している。

極楽往生を願い、観音を信仰する為康が、「順次生（＝生まれ変わった次の世）において、必ず極楽に往生し」て「一切衆生を利し」、「十方世界を利益」したいと、往生の誓願を立てた。この願いを発してからしかるべき歳月が経ったころ、彼は不思議な夢を見る。原文は漢文なので、以下も訓読・翻訳して示そう。

承徳二年（一〇九七）八月四日の暁（夜明け前の未明をいう）に、私・為康は、次のような夢を見た。私はいままさに生涯を終え、死出の旅路に就こうとしていた。最後の十声の念仏を唱えることができるのは、この「一時」のみのことだと覚悟し、声を上げて南無阿弥陀仏と称え、目を西に向けて西方浄土を望んだ。すると暗闇が自然に破れ、瞬時に光明が見えた。阿弥陀如来が虚空を打ち破って出現し、黄金の手を差し伸べて、白紙の書をお授けになる。私はこの書を受け取り、阿弥陀如来を仰ぎ見ると、如来は、傍らの人に伝言して次のように告げた。

おまえの命はまだ尽きないので、今回は浄土に迎えない。おまえは真面目で正直な心を持っているので、あらかじめやって来て、この旨を告げるのである、と。

阿弥陀の来迎に驚き、はっと目覚めた為康は、その夢をすぐには信じることが出来なかった。「質直の心は往生の門なり」とはいうが「ただ夢境信じ難し。妄想誰か識《し》らむ」。夢の真偽は知りがたく、私の妄想かも知れない。それで「重ねて冥顕に祈りて、虚実を」検証したいと思った。「康和元年九月十三日」――二年後の一〇九九年に、為康は、天王寺で百万遍の念仏行を行う。そして金堂で舎利を礼拝し、観音以下に再三祈請したところ、とうとう「舎利三粒、数に依《よ》りて出現せり」――本物の舎利だ。為康は不覚にも歓喜の涙を流し、人々の随喜も受け、大江匡房《まさふさ》（一〇四一～一一一一）の『続本朝往生伝』を継いで、その遺漏を補う『拾遺往生伝』を記すこととなった、などと「往生伝」執筆につながる霊験を記したのである。

注目すべきは、『拾遺往生伝』執筆の契機として叙述されたこの夢の中で、阿弥陀の来迎の瞬間に「暗夜自らに破れ、光明忽ちに見ゆ」と描かれていることだ。それは小池真理子が綴る「神が降りた、とその時、思った。暗闇が薄れ、光が見えてきた。あとはその光に向かっていけばいいのだった」との体験とあまりにも似ている。また『拾遺往生伝』序には「白紙の書を授けたまふ。予敬ひてこの書を持し」と描かれているが、ここに小池真理子の「レポート用紙」を想起するのも私だけではあるまい。両者にはもちろん直接的関係はないが、著述契機における「夢」と睡眠の働き、そして啓示の回路を象徴する、重要な文学伝統の潜在を覚知させる。

だが小池は、夢を明記する『拾遺往生伝』とは異なり、睡眠とさえも言っていない。「夢」を引き当てるのは強引ではないか……。このことを考えるのに、南方熊楠の造語「やりあて」が参考になる。「やりあてる」から来たらしいこの語を分析した唐澤太輔（二〇一五）『南方熊楠』は、「それは端的に「偶然の域を超えた発見や発明・的中」のことであ」り、「またそれは「予知・推論あるいは第六感の働く場」において起こり得る事柄なのである」という。

この先に「夢」がある。唐澤（二〇一四）『南方熊楠の見た夢』によれば、熊楠には「夢による生物の発見」があり、「夢による死の予知」の体験があった。さらに、唐澤（二〇一四）が「夢・幻・幽霊」という節を立てて論じるように、「熊楠の記述において「うつつ」は「幻覚」であったり「幽霊」であったりする。……「うつつ」とは夢なのか「幻覚」なのか「幽霊」なのか」、「見方を変えれば、熊楠にとって「現実《うつつ》」とは、夢や幻と区別がつかないほど、曖昧なものだったと考えることもできる」という。

たとえば熊楠（一九一一）「千里眼」では、「人間は生来直立を常とするもの」だから、眠って「夢に見る一切の現象は、坐臥とも夢見る人の顔面平行して」現れる。「換言すれば、自分の顔面に直角をなせる平面を舞台として」現れる、という。これに対して「睡裏ならぬ覚醒中」——眠らず目覚めているときに現れる「幽霊などは、見る人の顔面の位置方向の如何《いかん》を問わず、ただただ地面また畳面を舞台として」出現する、というのだ。しかし、これより以前の熊楠（一九〇三）『日記』では「夢は見る人の体長と直角に」見え、「うつつは体長と平行すなわち地平に直角に」現れるものか、と記し、後年（一九二五）のいわゆる『履歴書』では「幽霊が現わるるときは、見るものの身体の如何に関せず、地平に垂直にあらわれ申し候。しかるに、うつつは見るものの顔面に平行してあらわれ候」という[12]。渾然としたこの説明の混乱こそ、夢・うつつ・幻・幽霊の同一性の傍証である。

この熊楠が、着想した文章を紡ぎ出すとき「書き出したら決して反古ができないのです。書き損じて破ったりするようなことは一切ないのです。サーッと一気に書くんです。手紙でも原稿でもぶっつけで」と娘の南方文枝[13]が語っているのも、小池の記述とシンクロする。

先述したように『蜻蛉日記』や『更級日記』など、自らの心と向き合い綴る「自照文学[14]」の代表的存在たる「女流日記」には、「夢」が本質的な要素として内在した。『和泉式部日記』も「夢よりもはかなき世のなかを嘆きわびつつ明かし暮《くら》すほどに」と象徴的に始まる。一方で明恵『夢記』は「夢日記」と呼ばれることもあった。古来書き手が、モノを書くときに自らの心と向き合う契機として、「夢」見る行為と睡眠は、欠くべからざる関係にあったかのようにも、見えてくる。

だが問題は簡単ではない。日記文学とならんで、もう一つの「自照文学」の代表とされる、いわゆる

「随筆」[15]というジャンルにおいては、睡眠も、夢も、その執筆行為とは本質的に無縁であり、むしろ対極にあるからだ。たとえば『方丈記』の最終段は、眠れぬアカツキの苦しい自問自答とその果ての念仏、そして執筆終了の宣言で擱筆する。「つれづれなるままに、日くらし、硯にむかひて、心にうつりゆくよしなしごとを、そこはかとなく書きつくれば、あやしうこそものぐるほしけれ」と始まる『徒然草』も、その執筆行為を睡眠や夢と対極に置く。

いわば夢を見る「自照文学」であった「日記文学」に対して、『方丈記』や『徒然草』など随想の文学は、夢を見ない「自照文学」として、新たな文学史のページを彩る。『枕草子』にも「夢の記」はなく、夢に依存したり、促されて果たされた記述もないようだ。ここには興味深い古典文学史があるが、今は省略に従う[16]。

かくして「夢」というキーワードは、日本古典文学史においても、きわめて微妙な存在価値を示すのである。

――ところで、小池真理子の『恋』は、夢が生んだモノだったのか、それとも……。

**注**

1 『江談抄』『古事談』『宇治拾遺物語』などに伝えられる。

2 こうした夢のフキダシの場所については、魂の所在をめぐる、興味深い比較文化史が存する。魂が頭に宿り、頭頂から抜け出す中国文化の特質については、大形徹（二〇〇〇）『魂のありか』参照。

3 『夢解釈』という訳書名が岩波書店『フロイト全集』以降定着しているが、従来は『夢判断』という名で流通していた。

4 このことについては、新資料の発見を踏まえて荒木（二〇二二）「〈古典の中の地球儀〉という視界――日本古典文学研究と国際ネットワーキングのシンクロニシティ」で追跡した。

5 漫画のフキダシについては、細馬宏通（二〇二三）『フキダシ論』という専論も出た。声の表象という、夢とは直接関わらないことも含まれるこうした問題については、私なりのコンテクストで考究を続けている。荒木（二〇二四）「中世の声の画像化素描」参照。

6 高橋虫麻呂による長歌と短歌「水江《みづのえ》の浦の島子《しまこ》を詠みし一首　短歌を幷《あは》せたり」。この長歌については、前掲荒木（二〇二三）『京都古典文学めぐり』で取り上げ、解説したことがある。解釈上の参考文献も同書に掲げた。

7 荒木（二〇二三）『京都古典文学めぐり』など参照。

8 引用は重松明久（一九八一）『浦島子傳』の訓読による。

9 古代から中世、近世、そして近代に至る浦島伝説の歴史について簡便には、三浦佑之（一九八九）『浦島太郎の文学史』、三舟隆之（二〇〇九）『浦島太郎の文学史』など参照。

10 なお、なぜ建礼門院が、明石という場所で竜宮を夢見て安徳帝たちと出会うのか、ということについては、『源氏物語』の影響など、いくつかの興味深い問題がある。詳細は、荒木（二〇二一）「明石における龍宮イメージの形成」参照。

11 『中之島香雪美術館　開館記念展「珠玉の村山コレクション」～愛し、守り、伝えた～』図録（二〇一八）162、参照。

12 以上の南方熊楠関連の引用は、典拠の指示が煩瑣になるので、基本的に唐澤（二〇一四）に拠って示す。

13 引用は、唐澤（二〇一四）による。

14 「自照」とは「Self-reflection」の訳語で日本文学史のタームとして流通しているが、その事情については、荒木（二〇一七）「散文の生まれる場所」参照。同上論文は、本論の以下の記述と密接に関係する。

15 この「随筆」というジャンルにも、厳密には議論が必要である。荒木（二〇一六）『徒然草への途』、荒木編（二〇一四）『中世の随筆』など参照。

16 詳しくは、前掲荒木（二〇一七）「散文の生まれる場所」参照。

## 文献一覧

荒木浩（二〇〇七）『日本文学　二重の顔――〈成る〉ことの詩学へ』大阪大学出版会、阪大リーブル2

荒木浩（二〇一二）「書物の成立と夢――平安期往生伝の周辺」上杉和彦編『生活と文化の歴史学1　経世の信仰・呪術』竹林舎

荒木浩編（二〇一四）『中世の随筆──成立・展開と文体』竹林舎、中世文学と隣接諸学10
荒木浩編（二〇一五）『夢見る日本文化のパラダイム』法藏館
荒木浩（二〇一六）『徒然草への途──中世びとの心とことば』勉誠出版
荒木浩（二〇一七）「散文の生まれる場所──〈中世〉という時代と自照性」『中世文学』六二号、DOI: https://doi.org/10.24604/chu-sei.62_24。
荒木浩編（二〇一七）『夢と表象──眠りとこころの比較文化史』勉誠出版
荒木浩（二〇二一）「明石における龍宮イメージの形成──テクスト遺産としての『源氏物語』と『平家物語』をつなぐ夢」エドアルド・ジェルリーニ、河野貴美子編『アジア遊学261 古典は遺産か？　日本文学におけるテクスト遺産の利用と再創造』
荒木浩（二〇二二）『古典の中の地球儀──海外から見た日本文学』NTT出版、人文知の復興4
荒木浩（二〇二二）「〈古典の中の地球儀〉という視界──日本古典文学研究と国際ネットワーキングのシンクロニシティ」『跨境日本語文学研究』一五号、二〇二二年一二月、DOI:https://doi.org/10.22628/bcjjl.2022.15.1.23。
荒木浩（二〇二二）『『今昔物語集』の成立と対外観』思文閣出版、思文閣人文叢書
荒木浩（二〇二三）『京都古典文学めぐり──都人の四季と暮らし』岩波書店
荒木浩（二〇二四）『方丈記を読む──孤の宇宙へ』法藏館、法藏館文庫
荒木浩（二〇二四）「中世の声の画像化素描──「かのように」声を描く歴史をめぐって」マルクス・リュッターマン編『「かのように」の古文書世界──コミュニケーションの史的行動学』彩流社
大形徹（二〇〇〇）『魂のありか──中国古代の霊魂観』角川書店、角川選書315
唐澤太輔（二〇一四）『南方熊楠の見た夢──パサージュに立つ者』勉誠出版
唐澤太輔（二〇一五）『南方熊楠──日本人の可能性の極限』中央公論社、中公新書
河東仁編（二〇一三）『夢と幻視の宗教史上』リトン、宗教史学論叢17
倉本一宏（二〇〇八）『平安貴族の夢分析』吉川弘文館
小池真理子（一九九九）『恋』早川書房、ハヤカワ文庫
西郷信綱（一九七二）『古代人と夢』平凡社、平凡社選書
酒井紀美（二〇一七）『夢の日本史』勉誠出版
重松明久（一九八一）『浦島子傳』現代思潮社、續日本古典全集
中之島香雪美術館（二〇一八）『中之島香雪美術館　開館記念展「珠玉の村山コレクション」～愛し、守り、伝えた～』

ジークムント・フロイト著、新宮一成責任編集（二〇〇七）『夢解釈Ⅰ』『フロイト全集4』、同（二〇一一）『夢解釈Ⅱ』『フロイト全集5』岩波書店
細馬宏通（二〇二三）『フキダシ論――マンガの声と身体』青土社
M・ポングラチュ、I・ザントナー著、種村季弘・岡部仁・池田香代子・土合文夫訳（一九八七）『夢の王国――夢解釈の四千年』河出書房新社
三浦佑之（一九八九）『浦島太郎の文学史――恋愛小説の発生』五柳書院
三舟隆之（二〇〇九）『浦島太郎の文学史』吉川弘文館
古典作品の依拠本文（右に既出のものは省略。引用に際し、必要に応じて改訂を加えた場合がある）
『日本書紀』『大鏡』……新編日本古典文学全集
『風土記』『曽我物語』……日本古典文学大系
『万葉集』『蜻蛉日記』『和泉式部日記』『更級日記』『平家物語』……新日本古典文学大系、岩波文庫
『徒然草』……角川ソフィア文庫
明恵『夢記』……岩波文庫
『石山寺縁起絵巻』『春日権現験記絵』……日本絵巻物大成、日本の絵巻他
『拾遺往生伝』……日本思想大系『往生伝　法華験記』

# 第6章

# 眠れない登場人物、眠りすぎの登場人物
## ――シェイクスピア劇における睡眠の演劇的効果――

北村紗衣

## 1. プロローグ

眠っている間、シェイクスピア劇の人物にはあらゆる種類の奇妙なことが起こる。[1]

ウィリアム・シェイクスピアの戯曲にはたくさんの眠りが登場する。もとになった作品に眠りへの言及がなくとも、作劇上効果的と思われれば眠りが挿入されている。たとえば『マクベス』第五幕第一場におけるマクベス夫人の夢遊病の場面は、材源であるラファエル・ホリンシェッドの『年代記』には存在しておらず、作者による追加である（Law, 1952, p. 41）。シェイクスピアの作品における眠りは登場人

物の「生活様式、気質、魂の動揺した情念などが睡眠の質に結びつけられて」（Ha[redacted]dler, 2016, p. 30）表現される重要な要素である。

シェイクスピア劇の登場人物はそれぞれ異なる睡眠観を有しており、それが性格造形に貢献している。たとえばマクベスは「無垢な眠り」（第二幕第二場三七行目）の最中にダンカン王を殺害したことを大きな罪であると述べており、睡眠を人間にとって重要な休息と位置づけ、眠っている最中の人間は無防備で無垢であると考えているように見受けられる。[2] 一方でハムレットは、叔父であるクローディアスが「酔っ払ったり、眠りこけたり、欲望にふけっている」（第三幕第三場八九行目）時に殺したいと考えており、睡眠を怠惰で褒められない行為ととらえている。眠りを重要視しているマクベスが不眠で苦しむ一方、父親が昼寝の最中に殺されたことを気に病むハムレットは眠りを非常に否定的にとらえているように見える。近世イングランドにおいて眠りは一般的に危険なもので、眠っている人間はさまざまな害に対して無防備であると考えられており、『マクベス』も『ハムレット』もこうした睡眠観に基づいているとは言える（Krajnik, 2021, p. 126）。また、両作とも「眠っている王がさらされる死の脅威」（Fretz, 2020, p. 152）を扱っている点で大きな共通点がある。しかしながら主人公が表明している個人的な睡眠観については違いがある。

このように描写が非常に多様であることもあり、芝居における睡眠の表現から当時の人々の一般的な睡眠観を引き出すことはできない。シェイクスピア劇における統一的な睡眠観というものを提示することも困難である。しかしながら、眠れない登場人物と眠りすぎの登場人物が登場することがあり、その比較によって眠りがどのような演劇的効果をあげているかはある程度論じることができる。本論においてはいくつかの作品の比較を通して、シェイクスピア劇において眠れないことや眠りすぎることが劇中でどのような意味を持って提示されているかを検討する。

シェイクスピア劇における眠りの劇的効果を論じるには、近世イングランドにおける眠りの習慣をふまえる必要がある。このため、第2節では近世イングランドにおける眠りの習慣を確認する。第3節ではシェイクスピア劇における眠れない登場人物の行動を考える。第4節では眠りすぎの登場人物について論じる。

## 2. 近世イングランドにおける眠り

睡眠のとり方は文化によって大きな違いがあり、これを認識せずに過去の芸術作品などを鑑賞すると文脈がよくわからないことがある。近世イングランドの眠りをある程度理解しておいたほうが、シェイクスピア劇における睡眠がどういう効果のために用いられているのかを考えやすい。このため、本節では当時の眠りの習慣について、シェイクスピア劇を見る上で押さえておいたほうがよいと思われる現代との違い三点を概観する。一つめは「二相の睡眠」、二つめは寝台の共有、三つめは眠りが死であるという考え方である。

まず、近世頃までのイングランドの眠りが二一世紀の眠りと最も大きく違う点として、おそらくこの頃の人々は夜間、二回に分けて睡眠をとっていたということがあげられる。ロジャー・イーカーチは『失われた夜の歴史』でこれを「二相の睡眠」（2015, p. 436）と呼んでいる。近世までの西ヨーロッパの人々はまず夜に「第一の眠り」をとり、真夜中過ぎくらいに一回目が覚め、そのあと「第二の眠り」をとっていた（イーカーチ、2015, p. 432）。文学においてもこうした二相の睡眠に関する描写が見受けられることがあり、ジェフリー・チョーサーの『カンタベリ物語』の「騎士の従者の話」には「第一の眠り」が出てくる。[3] 人工光が利用できない場合、人間はこのパターンで睡眠をとると考えられており、古代から近世までは多くの人がこのような眠り方をしていた（イーカーチ、2015, p. 436）。ただし近世においても、仕事や遊興で夜更かしをすると床についたまま朝まで目覚めなかったようである（イーカーチ、2015, p. 437）。おそらく睡眠の取り方に階層による違いがあり、ろうそくなど高額な人工光が使える富裕層は遅めに床について朝まで目覚めないことも多かった。

ふたつめの大きな違いとしてあげられるのは寝台の共有である。近世まではひとつの寝台を複数人で共有し、富裕層でも友人や召使いなどと一緒に寝ることがあった（イーカーチ、2015, pp. 402–409）。現代人はひとりがひとつの寝台で寝ることを当たり前だと思いがちであり、性的関係のない他の人間と同じ寝台で寝るという発想がないが、寝付くまで話を楽しんだり、親しい人と一緒にいる安心感を得たりすることができるため、この頃は貴族階級の人々であっても他の人間と寝台を共有することがあった。

寝台を共有する習慣は誤解を招くことがある。有名な例はイングランド王リチャード一世とフランスのフィリップ二世が一緒に寝たという逸話である。現代の読者からすると、この逸話は男性同士で性的関係があったことを示唆するように見える。しかしながら、友人が寝台を共有するのがそれほど珍しいことではなく、国王などが寝台をともにするというのは政治的な強い結びつきを外に示すための行動であって、当人の性的指向を判断する手がかりにはあまりならない（Gillingham, 1999, pp. 264–265; Jaeger, 1999,

p. 128)。

シェイクスピア劇においてもこのようにふたりの人間が同じ寝台で寝る描写がいくつかある。『オセロー』ではイアーゴーがキャシオーと一緒に寝た時に寝言で不倫の話を聞いたという嘘をついており、これが実際に起こったかどうかは定かではないが、少なくとも軍隊で友人同士が同じ寝台で寝るのはそれほど珍しいことではなかったらしいことが推測できる（第三幕第三場四一六—四二八行目）。『から騒ぎ』ではヒーローが婚礼の前夜に婚約者以外の男と会っていた疑いをかけられるが、いとこのビアトリスがヒーローとふだんは一緒に寝ているのに婚礼前夜のみ寝室をともにしなかったので、なかなか疑いを晴らすことが困難になってしまうというくだりがある（第四幕第一場一四七—一五〇行目）。結婚前夜に、ふだんは他の女性と一緒に寝ている若い女性がひとりで寝るという描写は『ロミオとジュリエット』にもある。ロレンス修道士はジュリエットに仮死状態になる薬を渡した際、こっそり服薬を行うため今晩は乳母と一緒に寝ないようにと釘を刺しており（第四幕第一場九二行目）、これに従ってジュリエットは乳母を寝室から遠ざけている（第四幕第三場二行目）。この時代は上流階級であっても親しい人同士は寝台を共有して眠っていたことがわからないと、こうした場面の設定があまりよく理解できない。

三つめの違いは、眠りは死であるという感覚だ。これは古典古代から近世までよくヨーロッパの文学に現れる睡眠観で、シェイクスピア劇にも頻出する（Viswanathan, 1979, p. 49）。現代でも眠って意識がなくなることに不吉なものを感じる傾向があることを考えると、これは二一世紀の観客にも理解しやすいかもしれない。たとえば『マクベス』では眠りが「毎日の命の死」（第二幕第二場三七行目）にたとえられている。『ハムレット』の有名な独白では、ハムレットが死を眠りと同一視し、死後にどういう夢を見るのか考えて怖れを感じるくだりがある。

死ぬだの、眠るだの、
たいして違いはないよな。眠れば心の痛みも、
体が食らうたくさんの苦しみも
終わると言えるとすれば、
そんな終わりを強く望む。死ぬことか。眠ることか。
眠るってたぶん夢を見ることだよな。そこ引っかかるんだよな。
っていうのも、そうして死んで眠ると、この煩わしい人生を
捨てたらどういう夢を見るのかなと思って
日和るから

（第三幕第一場五九―六七行目）

異なった睡眠観を有しているマクベスとハムレットが、いずれも死は眠りであるという感覚を表明している。シェイクスピア劇における睡眠観は多様だが、この考え方は複数作に登場し、多数の登場人物に共有されている支配的な睡眠観であると言ってよいだろう。

このように近世のイングランドと二一世紀では眠りの習慣にさまざまな違いがあるが、変わらないものもある。それは観劇中の居眠りである。ジェームズ一世（スコットランドでは六世）は不眠気味であっ

た一方、疲れると居眠りするくせがあり、さらに長い舞台では飽きてしまうたちだったのか、一六〇五年にオクスフォードで芝居の最中に寝てしまった記録がある（Nichols, 1828, 1: 553）。こうしたジェームズの好みを反映し、エリザベス一世の時代とは違って短い仮面劇が宮廷上演で好まれるようになったのではないかという推測もあるほどである（Parris, 2012, p. 108）。『マクベス』は比較的短いが、ジェームズの趣味にあわせて書かれたものではないかとも考えられている（Paul, 1950, p. 22）。王の眠りの習慣が芝居の流行をも左右した可能性がある。

## 3. 眠れない登場人物たち

シェイクスピア劇においては睡眠不足の登場人物が多数出てくる。ほとんどの場合否定的にとらえられており、心身の不調と結びつけられている。本節では悲劇から喜劇までさまざまな作品をとりあげ、不眠が劇中でどのような働きをしているかを見ていく。

### 3・1　良心の呵責

シェイクスピア劇において、良心の呵責は不眠の一大要因である。悲劇である『ジュリアス・シーザー』や『マクベス』、史劇『リチャード三世』では、殺人を犯した主人公が安眠できなくなってしまう。この三作では被害者が最高権力者であり、権力をめぐる殺人が眠りを奪う。『ジュリアス・シーザー』において眠れないのは主人公のブルータスである。シーザー殺害の計画段階から眠れなくなり、暗殺後も同様で、作中を通して不眠であることが強調されている（Fretz, 2020, p. 176）。暗殺という大きな暴力が良心に常にのしかかっているからである。

ブルータスはシーザー暗殺計画の初期段階から既に不眠気味であるにもかかわらず、「ブルータス、お前は眠っている。目覚めよ」（第二幕第一場四七行目）という怪文書まで受け取り、余計眠れなくなってしまう。この文書を受け取った後にブルータスは 'Since Cassius first did whet me against Caesar, / I have not slept.'「キャシアスが最初に私をシーザーのことで刺激してからというもの、／眠っていない」（第二幕第一場六一―六二行目）と述べているが、この台詞は韻律が乱れている。シェイクスピア劇は大部分が韻文で書かれており、弱強五歩格と呼ばれるリズムがある。弱い音節と強い音節のセットが五回繰り返され、一〇音節で詩の一行となる。ここの二行は韻律が乱れており、「眠っていない」の行は四音節しかなく、一〇音節にだいぶ足りない。このため、この「眠っていない」の後に比較的長いポーズが想定されていると思われる。シェイクスピア劇において韻律の乱れは心の乱れであり、眠れず不安に苛まれるブルータスの心境が台詞のリズムでも表現されていると考えられる。

ブルータスは自分が眠れないばかりか、周囲の人の安眠を妨害している。既に序盤で妻のポーシャから「こっそりベッドから抜け出た」（第二幕第一場二三七行目）ことを咎められている。夫婦のベッドの中でも落ち着いていないため、妻を起こしてしまったようだ。

ブルータスは妻ポーシャのみならず、若い召使いのルーシアスの眠りも妨害して迷惑をかけている。ポーシャが安眠妨害を訴える第二幕第一場は、ブルータスがルーシアスを起こして明かりを持ってこさせるところから始まる。さらに終盤の第四幕第三場で眠れないブルータスが夜遅くにルーシアスに楽器を弾いてもらうところでは、二相の睡眠と覚しき眠りへの言及がある。ルーシアスはブルータスに呼ばれた際、「既に寝ました」（第四幕第三場二六一行目）と言っており、これは「第一の眠り」をとった後ではないかと思われる。ろうそくを使うことができる階層であるブルータスは遅くまで起きていて、ルーシアスと同じような時間帯に床に入っていない。若くておそらく召使いの仕事で疲れ気味でもあるルーシアスは、演奏中にそのまま眠ってしまう。この場面は近世イングランドにおいて睡眠の取り方が階級や年齢で異なることをほのめかしている一方、ブルータスが不眠で感じる苦痛も強調している。ブルータスは本作の最後に死亡するが、自殺する直前に「夜が我が目に垂れ込めている。／この時にいたるべくただただ骨折りを続けてきた骨を休めよう」（第五幕第五場四一―四二行目）と、死を眠りとして受け入れる発言をしている。ずっと眠れなかったブルータスにとって、死は一種の安眠である。

『リチャード三世』において、主人公のリチャードは度重なる殺人や裏切りで王位についたが、起きている時は悪事に関する良心の呵責をほとんど示さない。寝ている時はそうではなく、妻のアンは「夫のベッドでは／一時間たりとも私は黄金の眠りを味わったことがないのです。／あの人の恐ろしい夢でいつも起きてしまいますから」（第四幕第一場八二―八四行目）と述べていて、夫が悪夢でうなされているせいで自分の安眠が妨害されていることを訴えている。アンは夫がなんらかの良心の呵責を抱えていることを知る数少ない人物であり、ある意味では弱みを握っていると言える。リチャードにとっては危険な存在であるため、この後に暗殺されてしまう。

このアンによるリチャードの悪夢の描写は、終盤でリチャードが見る大規模な悪夢につながる伏線のような台詞である。第五幕第三場では、リチャードがこれまで策略で殺してきた人々が亡霊となって現れ、リチャードに「絶望して死ね」（一三五、一四〇、一四三、一四九、一五六、一六三行目）と恨みの言葉をかける。これは見方によっては幽霊による復讐と言えるが、より現実的な解釈をとる場合、リチャード自身の心の中に隠れた罪悪感が、眠っている時だけ頭をもたげてくるためにそのような悪夢を見るのだとも言える。良心などないかのように振る舞うリチャードだが、眠っている時の精神は起きている時より脆弱であり、自分に嘘がつけない。

『マクベス』では就寝中の王を殺したせいでマクベス夫妻が安眠できなくなる。マクベスはダンカン王殺害直後に「もう眠るな、／マクベスは眠りを殺すのだ」（第二幕第二場三六—三七行目）、「グラーミスは眠りを殺した、ゆえにコーダーは／もう眠らない」（第二幕第二場四三—四四行目）というような声が聞こえた気がしたと述べている。殺人の計画段階から不眠になってしまった『ジュリアス・シーザー』のブルータスに比べて、『マクベス』でははっきりと殺人により劇的に不眠が引き起こされたという描き方になっており、「マクベス夫妻に対する罰の最も恐ろしい要素は眠りの喪失である」（Knight, 2020, p. 144）ことが明確にされている。マクベスによると眠りは「生命の饗宴の主たる滋養」（第二幕第二場四一行目）なので、これを失うと精神の均衡が崩れる。マクベス夫人は夫を心配して「あなたはあらゆる自然を生かしておくものである眠りを得ていない」（第三幕第四場一三九行目）と述べるが、この発言をしていた妻自身が夢遊病になってしまい、夫も不眠ゆえにだんだん言動が不安定になっていく。マクベス夫人は魔女に頼りがちな夫に比べると現実的な態度で悪事を遂行していたように見えるが、そうした妻のほうが病気になり、眠っている間に自分の良心を苦しめている罪を告白してしまうという展開は『リチャード三世』に似ていると言える。眠っている時のほうが精神が脆弱になり、良心が頭をもたげてしまうのだ。

### 3・2　王の不安

シェイクスピア劇における不眠の原因として次にあげられるのは、高位にある人物の不安である。王などの高い地位には責任が伴い、目が冴えて眠れなくなってしまうことがある。地位に起因するさまざまな苦労は不眠の要因である。

これが最も明確に描かれているのはヘンリアド（連作である『リチャード二世』『ヘンリー四世第一部』『ヘンリー四世第二部』『ヘンリー五世』）だ。のちにヘンリー五世となるハル王子は『ヘンリー四世第二部』で「[王冠のせいで]眠りの門が数多の不眠の夜に／大きく開かれたままになる」（第四幕第三場一五五―一五六行目）と述べて王位に不眠が伴うことを述べている。『ヘンリー五世』では、王となったヘンリー五世が、王は「体は満ち、心は空で／休息する惨めな奴隷のように／ぐっすりと眠る」（第四幕第一場二六五―二六七行目）ことができないと発言している。下層階級の者は責任や不安がないのでよく眠れるが、王は苦労が多くてよく眠れず、むしろこの覚醒した状態こそがリーダーらしい立派な心がけであるというルネサンス文学によく見られる睡眠観がヘンリアドではたびたび示されている（Sullivan, 2020, p. 227）。

しかしながら近世の就寝環境を考えると、これはおそらく現実とはかけ離れている。現代に比べると、低品質な寝台や部屋の悪臭、虫など、安眠を妨げる要因がより多かった。富裕層であれば金銭で解決できるが、階級が低い者はそうはいかず、睡眠環境が良くなくても耐えねばならなかったはずである

（イーカーチ、2015, p. 429）。『ジュリアス・シーザー』に見られるように、住み込みの使用人で不眠の雇い主に起こされるような環境ではなおさらだ。下層階級の者のほうが王よりも安眠できるというような考え方は、近世の階級差別に起因するある種のファンタジーであり、現実を反映していない可能性が高い。

一方、ヘンリアドとは異なる形で王の不眠を描いているのが『リア王』である。主人公であるリア王は上の二人の娘から虐待を受け、荒野に追い出される。家すらなくなり、危険から逃げるためにたびたび居場所を変えないといけなくなったリア王は休息がとれなくなり、不安に苛まれ、狂気に陥る。リア王の狂気は睡眠不足と直結しており、忠臣であるケントは主人が身を守るため休む間もなく移動せねばならないことについて、「この休息のおかげでボロボロの神経も癒えたかもしれませんが／都合でそうできないなら／癒しは困難でしょう」（第三幕第六場九五―九七行目）と嘆いている。奇矯な行動を続けていたリア王を診察した医師は「我々の生命力を育んでくれる乳母は休息です。／王様にはそれが欠けているのです」（第四幕第四場一二―一三行目）と述べ、薬草で患者を眠らせることを提案する。長時間眠ったリアは音楽で起こされ、以前より健康な精神状態を取り戻す（第四幕第七場一七―八四行目）。

『マクベス』などにも見られる考え方だが、シェイクスピア劇において睡眠不足は狂気を呼ぶ。古代から近世までの医学では四体液説という考え方があり、血液、粘液、黄胆汁、黒胆汁のバランスがおかしくなると体調が崩れるとされていた。眠りの不足は憂鬱を呼ぶ黒胆汁（メランコリー）を増やし、黒胆汁が増えるとさらに眠れなくなるという悪循環を引き起こすと考えられていた（Fretz, 2020, p. 159）。正気を失っていたリア王が充分睡眠をとっただけで回復する『リア王』は、現代の観客からするとややご都合主義的に映るかもしれない。しかしながら現代医学においても睡眠不足はさまざまな病気の原因とされており、過剰な労働や子育てによる睡眠不足のつらさを訴える人も多い。疲労と睡眠不足のせいで自殺願望に取り憑かれ、自らの暗殺を依頼する政治家を描いた『ブルワース』（一九九八）のような映画も作られていることを考えると、睡眠不足が狂気につながる『リア王』は古風なようで実は現代人にもわかりやすい展開かもしれない。

## 3・3　眠れぬ恋人たち

シェイクスピア劇においては恋をする登場人物も眠れなくなることがある。恋煩いにより不眠になるという考え方があり、『ハムレット』でのポローニアスの推定によると、ハムレットはオフィーリアにふられたせいで食欲がなくなり、眠れなくなって狂気に陥った（第二幕第二場一四三―一四七行目）。『ロミオとジュリエット』でのロレンス修道士の話によると、老人は眠れないものだが若者には眠りが必要なので、自分よりだいぶ年下のロミオが早起きしているのは悩みがある証拠である（第二幕第三場二八―三八行目）。ロミオはもともとロザラインに片想いをしていたので寝付きがよくなく、ここのところ早くから起き出していたようであるが（第一幕第一場一一六―一二一行目）、ジュリエットと会った夜は一睡もしなかったのに意気揚々としている。恋煩いをしても恋がかなってもロミオは目が冴えてしまうようだ。ロミオはこの後も第五幕第一場で奇妙な予知夢を見ている一方、ジュリエットは仮死状態になる薬で長時間眠っており、ロミオはジュリエットが死んだという誤報をいち早く受け取ってしまったせいで悲劇が起こる。本作は眠りの質が悪いロミオと眠りすぎのジュリエットのすれ違いのドラマと言えるかもしれない。

恋煩いではなく、意中の相手に言うことを聞かせるための方法として不眠が用いられるのが『じゃじゃ馬ならし』である。本作のペトルーキオは新婚の妻である「じゃじゃ馬」ことキャタリーナを手なずけるため、「完璧な愛」（第四幕第三場一二行目）を口実にキャタリーナを守ると称して眠らせず、食事も食べさせない。休息も栄養も得られなくなったキャタリーナは根負けしてペトルーキオの言うことを聞くようになる。眠らせない、食べさせないというのは拷問や虐待的なコントロールにおいて使われる手法である（Cakal, 2019）。『じゃじゃ馬ならし』はドタバタ喜劇として上演されることも多かったが、冷静に考えるといくら面白おかしく演出したとしても、虐待によって言うことを聞かせるプロセスには恐ろしいと感じさせるところがある。軍事収容所などでの人権侵害の報道を見聞きしている現代人にとっては、ペトルーキオの行為は残虐な家庭内暴力の典型に見えるであろう。

シェイクスピア劇において、眠れない登場人物はたいてい不幸である。例外はあるものの、良心の呵責を抱えていたり、仕事に不安があったり、恋煩いをしていたりする。『じゃじゃ馬ならし』で他人を服従させるための作戦として睡眠剥奪が出てくるのは、眠りの重要性を考える上で興味深いと言えるであろう。

## 4. 眠りすぎの人々

眠れない登場人物に比べるとやや印象が薄いかもしれないが、シェイクスピア劇には眠りすぎる人物もいる。眠りすぎの登場人物は比較的コミカルな役割を担うこともある。本節では眠りすぎの登場人物をとりあげ、眠れない登場人物との対比も考えつつ、作中で眠りすぎがどのように使われているかを分析する。

## 4・1　眠りすぎの恋愛悲劇

恋愛悲劇『ロミオとジュリエット』には眠りの質が悪いロミオと眠りすぎのジュリエットという対比があったが、『アントニーとクレオパトラ』においては眠りすぎのアントニーと比較的起きているクレオパトラという対比がある。ローマの将軍でありながらエジプト女王クレオパトラとの恋に夢中になっているアントニーは、腹心のイノバーバスの回想によると「日中は昼の面目をつぶすくらい寝て、／夜はパーッと酒を飲んだ」（第二幕第二場一八七―一八八行目）というほどで、アレキサンドリアで暮らしている間はとにかく宴会に出て、食べて飲んで寝続けていた。アントニーは「東方のベッドは柔らかい」（第二幕第六場五〇行目）とも述べており、この眠りには恋人クレオパトラとの性交渉をともなう夜も含まれている。アントニーの不規則な睡眠は自己管理ができていないことを示唆するものであり、ひいては政治家としての「良い統治」（Fretz, 2020, p. 143）ができていないことを暗示する。

一方、恋人であるクレオパトラは、アレキサンドリアの宴会の主催者であるわりにはアントニーほど寝ていない。クレオパトラは川遊びをした後、「次の朝九時前／あの人を酔わせてベッドに連れて行き／私の髪飾りとマントをかけてあげて／私はあの人のフィリッパンの剣を身につけた」（第二幕第五場二〇―二三行目）と、アントニーを朝方に寝かせたものの、自分は起きており、軍人である恋人の武具を身につけて一種の男装をしたと述べている。クレオパトラはアントニーに比べると比較的さまざまなことがらのコントロールを気にする性格であり、眠りに関する態度についてもその対比が反映されていると言える（Kitamura, 2014, p. 241）。このように権力者でありつつ微妙に習慣の異なるふたりが愛し合ったことにより、物語は悲劇に突き進んでいく。

## 4・2　夢芝居

シェイクスピア劇においては夢と芝居が接続され、眠りすぎた人物が見る束の間の夢が芝居のように表現されることがある。近世のイングランドにおいては、いずれも怠惰であるという点で、演劇を楽しむことと眠ることは似たものと見なされていた。そうした結び付きを逆手にとるような形で、眠りを演劇的な創造性の源として描いたのが『じゃじゃ馬ならし』と『夏の夜の夢』である（Dowd, 2013, pp. 150–151）。

『じゃじゃ馬ならし』は、粗野な鋳掛屋クリストファー・スライが見る芝居という枠に入っている。泥酔して寝てしまったスライを見つけた領主がいたずら心を起こし、スライが実際は領主なのだと思い込ませて芝居を見せる。この芝居が『じゃじゃ馬ならし』だ。この構成は夢と芝居を等価のものとして扱っている。

眠ることでスライは一時だけ高い身分に引き上げられる。このスライの立場は芝居の全観客にあてはめられるものである。芝居を見ている間は、観客は皆、実際の身分にかかわらず、王侯になる夢を見ることができる。『じゃじゃ馬ならし』は、人が現実を忘れて幻想に遊ぶ手段としての夢と芝居を結びつけている。

『夏の夜の夢』では、森の中で恋人たちをはじめとするさまざまな人々が寝てしまうことで妖精の魔法をめぐる混乱が発生する。恋人たちは森で何度か眠ってしまうが、そのたびに恋の魔法のせいで誰が誰に恋をしているのかが変わってしまう。さらに機織りのボトムは恋の魔法をかけられた状態で目覚めた妖精の女王ティターニアと出会い、一目惚れされて、ふたりは一緒に眠ることになる。ボトムはスライ同様、眠りと夢によって地位が引き上げられる労働者であり、「シェイクスピアの全正典の中で最も記憶に残る睡眠者のひとり」(Dowd, 2013, p. 153)である。

この作品は妖精の王オーベロンに仕えるいたずら好きの妖精パックのエピローグにより、芝居全体が「ただの夢」(第五幕第一場四一八行目)のようなものだと語られている。パックはこの芝居について「こうしたまぼろしが現れる間/ここでまどろんだだけ」(第五幕第一場四一五―四一六行目)だと述べており、ボトムや恋人たち同様、観客は舞台を見ている間夢を見ただけなのだということが示唆されている。本作において、眠りや夢は儚いものである一方、そこから想像力が湧き出し、物語が紡ぎ出されるという点で大きな力を有している。

このような全体の作りのため、『夏の夜の夢』は全体が誰かの夢という枠に入っている演出も多い。たとえば二〇一三年にジュリー・テイモアが演出した『夏の夜の夢』は、全体があたかもパックが見ている夢であるかのように演出されていた。一九九一年にロバート・カーセンが演出したベンジャミン・ブリテン作曲のオペラ版『夏の夜の夢』も、舞台全体が大きな寝台であるかのような美術が採用されている。

### 4・3　眠りすぎた者が得をする

おそらくシェイクスピア劇において眠りによって最も得をする人物が、問題劇『尺には尺を』に出てくるバーナディンである。バーナディンは囚人であり、朝方死刑になることになっていたが、一晩中酒を飲んで泥酔して寝ていたため、死刑が執行できなくなってしまう。刑務所で働くポンピーはバーナディンに「起きて死ねる程度にはまともになってくださいよ」、「お願いだからバーナディンさん、処刑されてる間くらいは起きてて、それから寝てくださいよ」などと頼むが、バーナディンは「うっせえボケ、俺眠いんだよ」などと言うばかりで全く起きてこない（第四幕第三場二五―三一行目）。バーナディンは死ぬことを「酔っ払って眠ることと同程度にしか真面目に考えていない」（第四幕第二場一四〇―一四一行目）と言われており、シェイクスピア劇の他の登場人物と同様、眠りと死を同一視しているものの、その方向性が悲劇の登場人物たちとは全く異なる。眠りを肯定的にとらえず、死にも畏怖を感じていたハムレットとは対照的に、バーナディンにとっては眠りも死もたいしたことではない。この軽々しい睡眠観はシェイクスピア劇の登場人物の中でも異色である。起床を拒否したせいで命拾いするバーナディンは、おそらくシェイクスピア劇で一番、睡眠を有効に活用した人物である。

## 5. エピローグ

ここまでさまざまなシェイクスピア劇における睡眠描写を概観してきたが、いくつかシェイクスピア劇における睡眠の演劇的な機能についてざっくりと指摘できることがある。『ジュリアス・シーザー』

や『ロミオとジュリエット』で言及されているように、若者は老人より眠りを必要としており、眠りの違いが年齢差を示唆する効果を持つことがある。『ロミオとジュリエット』や『アントニーとクレオパトラ』などの恋愛悲劇では、恋人同士の眠り方の違いによってすれ違いが起きたり、愛する者同士の性格の違いが表現されたりする。『ハムレット』や『マクベス』に見られるように眠っている間に殺されたり、『夏の夜の夢』のように妖精に魔法をかけられたりすることもあるので睡眠は危険をはらんでいるが、一方で眠らないことも危険であり、良心の呵責や恋煩い、不安などに起因する不眠が続くと狂気に陥ることもある。

そしておそらくシェイクスピア劇の睡眠について言えることとして最も重要なのは、眠りすぎにまつわる怠惰さは批判の対象にはなるものの、よく眠っている登場人物のほうが眠らない登場人物よりも比較的楽しそうな人生を生きているように描かれているということだ。シェイクスピア劇において眠らない登場人物はたいてい憂鬱である。よく眠り、かつ悲劇的末路を迎えるアントニーやジュリエットのような人物もいるが、それでもこのふたりは精一杯恋を楽しんでいる。ボトムやスライは眠ったおかげで驚くような経験ができ、『夏の夜の夢』の恋人たちも眠りのおかげで混乱はあったものの結局は恋が成就した。『尺には尺を』に至っては、眠りすぎたせいでバーナディンが命拾いしている。前述したように、眠りも芝居も遊びや楽しみの要素を含んだものであり、シェイクスピア劇においては両者が接続されていることを考えると、芝居において眠らない人々より眠る人々のほうが幸運なのは驚くことではない。芝居を見る観客が夢を見る睡眠者と似ているというシェイクスピア劇の世界観に立つのであれば、眠る人間は芝居を見る人間同様、楽しく、幸せであるはずなのだ。

**注**

1 Hall, 1999/2000, p. 24. なお、英語からの翻訳は、ことわりがない限り全て著者によるものである。

2 本論におけるシェイクスピア劇からの引用は全て文献一覧にあるアーデン・シェイクスピア第三シリーズの版に拠るものである。日本語訳は著者によるものである。

3 イーカーチ、2015、p. 423; Chaucer, 'The Squire's Tale', 367. チョーサーからの引用については Geoffrey Chaucer（2008）, The Riverside Chaucer, 3rd ed., ed. Larry D. Benson, Oxford University Press に拠る。

**文献一覧**


イーカーチ、ロジャー（二〇一五）『失われた夜の歴史』樋口幸子他訳、インターシフト

Cakal, Ergün（2019）, 'Befogging Reason, Undermining Will: Understanding the Prohibition of Sleep Deprivation as Torture and Ill-treatment in International Law', *Torture Journal*, 29.2, 11–22.

Chaucer, Geoffrey（2008）, *The Riverside Chaucer*, 3rd ed., ed. Larry D. Benson, Oxford University Press.

Dowd, Michelle M.（2013）, 'Shakespeare's Sleeping Workers', *Shakespeare Studies*, 41, 148–176.

Ekirch, A. Roger（2006）, *At Day's Close: A History of Nighttime*, Phoenix.

Fretz, Claude（2020）, *Dreams, Sleep, and Shakespeare's Genres*, Palgrave Macmillan.

Gillingham, John（1999）, *Richard I*, Yale University Press.

Hall, Ronald（1999/2000）, 'Sleeping through Shakespeare', *Shakespeare in Southern Africa*, 12.1, 24–32.,

Handler, Sasha（2016）, *Sleep in Early Modern England*, Yale University Press.

Holinshed, Raphael（1965）, *Holinshed's Chronicles of England, Scotland, and Ireland*, 6 vols, 1808, New York: AMS Press.

Jaeger, C. Stephen（1999）, *Ennobling Love: In Search of a Lost Sensibility*, University of Pennsylvania Press.

Kitamura, Sae（2014）, 'A Kiss as an Erotic Gift from Cleopatra: Gift-Giving in Antony and Cleopatra',『武蔵大学人文学会雑誌』46.1, 231–252.

Knight, G. Wilson（2020）, *The Wheel of Fire*, 2nd ed., Routledge

Krajník, Filip（2021）, 'Murdering Sleep on the Early Modern English Stage', *Journal of Early Modern Studies*, 10 125–150.

Law, Robert Adger（1952）, 'The Composition of "Macbeth" with Reference to Holinshed, *The University of Texas Studies in English*, 31, 35–41.

Nichols, John, ed.（1828）, *The Progresses, Processions, and Magnificent Festivities, of King James the First, his Royal Consort, Family, and Court*, 4 vols.

Parris, Benjamin（2012）, '"The Body is with the King, But the King is not with the Body": Sovereign Sleep in *Hamlet* and *Macbeth*', *Shakespeare Studies*, 40, 101–142.

Paul, Henry N.（1950）, *The Royal Play of Macbeth*, Macmillan.

Shakespeare, William（1998）, *Julius Caesar*, Arden Shakespeare Third Series, ed. David Daniell, Arden Shakespeare.

——（2006）, *Much Ado about Nothing*, Arden Shakespeare Third Series, ed. Claire McEachern, Arden Shakespeare.

——（2010）, *The Taming of the Shrew*, Arden Shakespeare Third Series, ed. Barbara Hodgdon, Arden Shakespeare.

——（2012）, *Romeo and Juliet*, Arden Shakespeare Third Series, ed. Rene Weis, Arden Shakespeare.

——（2014）, *King Richard III*, Arden Shakespeare Third Series, ed. James Siemon, Arden Shakespeare.

——（2015）, *Macbeth*, Arden Shakespeare Third Series, ed. Sandra Clark and Pamela Mason, Arden Shakespeare.

——（2015）, *King Henry V*, Arden Shakespeare Third Series, ed. T. W. Craik, Arden Shakespeare.

——（2016）, *Othello*, Arden Shakespeare Third Series, Rev. ed., ed. E. A. J. Honigmann, intr. Ayanna Thompson, Arden Shakespeare.

——（2016）, *King Henry IV Part 2*, Arden Shakespeare Third Series, ed. James C. Bulman, Arden Shakespeare.

——（2017）, *A Midsummer Night's Dream*, Arden Shakespeare Third Series, ed. Sukanta Chaudhuri, Arden Shakespeare.

——（2020）, *Measure for Measure*, Arden Shakespeare Third Series, ed. A. R. Braunmuller and Robert N. Watson, Arden Shakespeare.

——（2020）, *Hamlet*, Arden Shakespeare Third Series, Rev. ed., ed. Ann Thompson and Neil Taylor, Arden Shakespeare.

Sullivan, Garrett A. Jr.（2020）, 'Sleeping in Error in Spenser's *Faerie Queene*, Book 1', in Mary Floyd-Wilson and Garrett A. Sullivan, ed., *Geographies of Embodiment in Early Modern England*, Oxford University Press, 224–242.

Viswanathan, S.（1979）, 'Sleep and Death: The Twins in Shakespeare', *Comparative Drama*, 13.1, 49–64.

# 第7章

# 金縛りと文化
## ――現象は生理学的に規定され、その解釈は文化により彩られる――

福田一彦

### 1. 金縛りの生理学

金縛りという現象は、世界中に存在し、人類の起源とともに始まっていると考えられる。そのように考えることが出来る理由は、この現象が明確な生理学的背景を持っており、現象自体は私たちの身体のメカニズムにより生じているからである。金縛りのメカニズムを説明する前に基本的な睡眠の生理学についいて簡潔に解説することとする。

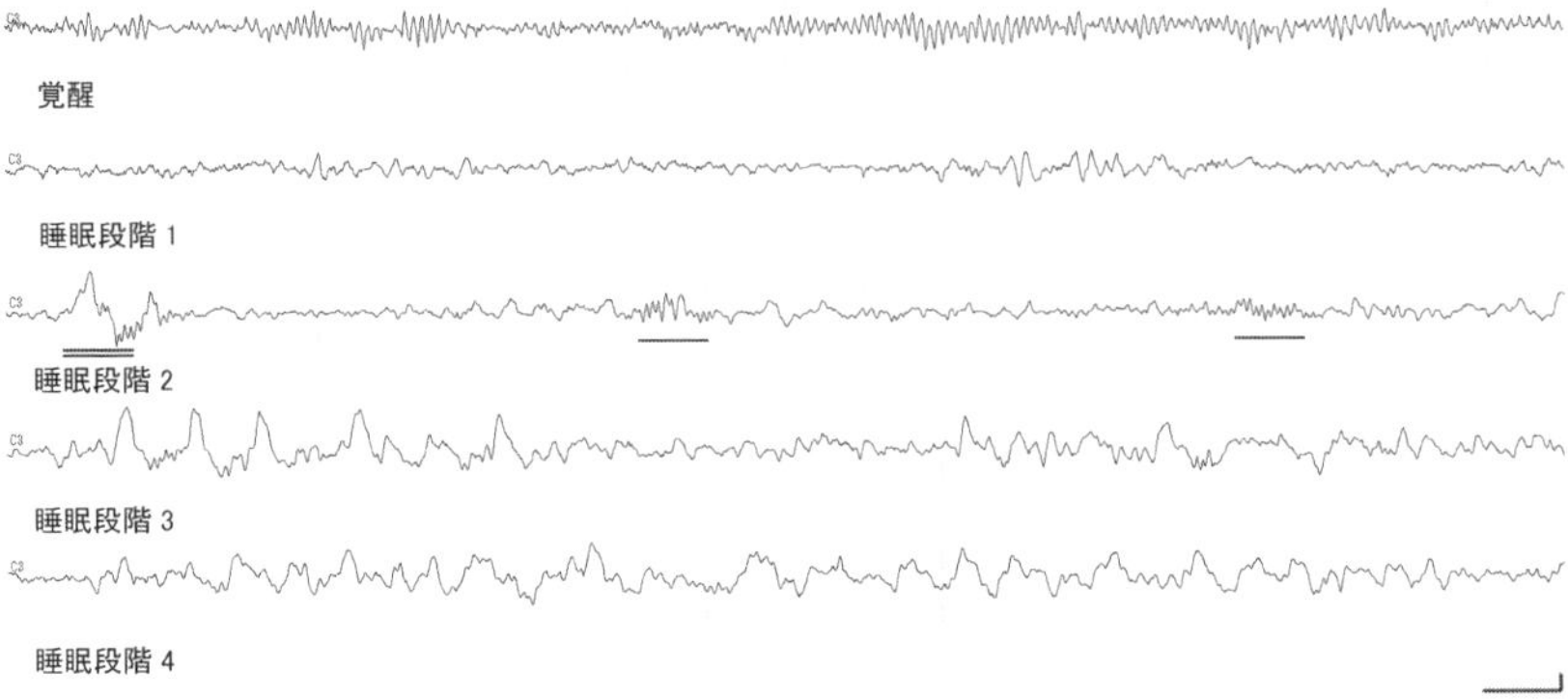


**図 1　睡眠段階による脳波像の変化**

上段から「覚醒」「睡眠段階 1」「睡眠段階 2」「睡眠段階 3」の脳波を示した。右下の線分は、横線が 1 秒、縦線が 50 μV を示している。覚醒状態では律動的な 8 ～ 13Hz のアルファ波が出現している。睡眠段階 1 ではアルファ波が消失し、より遅いシータ波（4 ～ 7Hz）を中心とする脳波となる。睡眠段階 2 では、この段階に特徴的な睡眠紡錘波（sleep spindle、下線）と K 複合波（K-complex、二重下線）が出現している。睡眠段階 3 では振幅が大きく周波数が低い（75 μV 以上、2 Hz 以下）脳波（睡眠大徐波）が出現する（全体の 20 %以上）。この睡眠大徐波が全体の 50 %を超えると睡眠段階 4 と判定される。睡眠大徐波は、デルタ波（3 Hz 以下）に含まれるが、判定には、2Hz 以下の脳波が対象となる。

## 1・1　睡眠の種類（睡眠段階）について

睡眠とは一様な状態ではなく、いくつかの異なる「段階」に分類される。分類の基準は脳波の状態と眼球運動と姿勢を維持する筋肉の緊張状態である。覚醒中の安静閉眼状態では頭頂部から後頭部にかけてアルファ波と呼ばれる八～一三Hzの周波数の律動的な脳波が出現する（図1参照）。眠くなってきたときには、ゆっくりと左右に動く振り子状の眼球運動（緩徐眼球運動 Slow Eye Movements）が出現する。そして、次第に律動的なアルファ波の出現は減少し、それに代わってより周波数の低い（四～七Hz）シータ波が出現するようになる。アルファ波の出現が判定区間（通常は二〇～三〇秒）のうちの半分未満となった場合に、睡眠（睡眠段階1）と判定されるが、この状態では、目を閉じて体の力が抜けており、明らかに睡眠の状態であると認められるが、この状態から覚醒した場合、本人は、覚醒していたと誤認する場合が多い。眠りが深くなってくると睡眠紡錘波（Sleep Spindle）もしくはK複合波（K-Complex）が出現する段階となる。これを睡眠段階2と呼ぶ。この段階は夜間睡眠の約半分を占めるいわば平均的な深さの眠りと言える。この段階に到達すると覚醒させられても、起きていたと誤認する割合は低くなる。さらに眠りが深くなると、より周波数の低い振幅の大きな脳波（睡眠大徐波・二Hz以下、七五μV以上）が出現するようになり、この割合が二〇％を超えると睡眠段階3と判定され、五〇％を超えると睡眠段階4と判定される。これら睡眠段階3と4は徐波睡眠（ゆっくりした脳波の睡眠）や深睡眠（深い睡眠）と呼ばれ、この状態から覚醒させることは難しい。このように、脳波の徐波化（ゆっくりした脳波になっていくこと）に伴い、深い睡眠へと移行していくのが眠りの進行の過程ということになる。また、特に睡眠臨床医学の分野では、睡眠段階1をN1、段階2をN2、段階3と4を合わせてN3と呼ぶこともある。

以上の睡眠段階とは別に、睡眠中であるのに、閉じた瞼の下で眼球が覚醒中のようにキョロキョロと動き、脳波的には睡眠段階1とよく似た浅い眠りの状態を示し、以上の覚醒状態に近い反応に反して、体の力（筋肉の緊張）はほぼ完全に低下するという言わば逆説的な眠りがある。この状態のときに寝ている者を覚醒させると約八割の確率で夢を報告することも分かり、睡眠段階1から4までの睡眠とは異質な睡眠であることが分かり、速い目の動き（Rapid Eye Movements）という特徴から、その頭文字をとってレム（REM）睡眠と名付けられた（**図2**参照）。そして、このレム睡眠の発見をもって、レム睡眠以外の睡眠段階（段階1から4まで）を全てまとめてレム睡眠ではない睡眠という意味でノンレム（Non RE

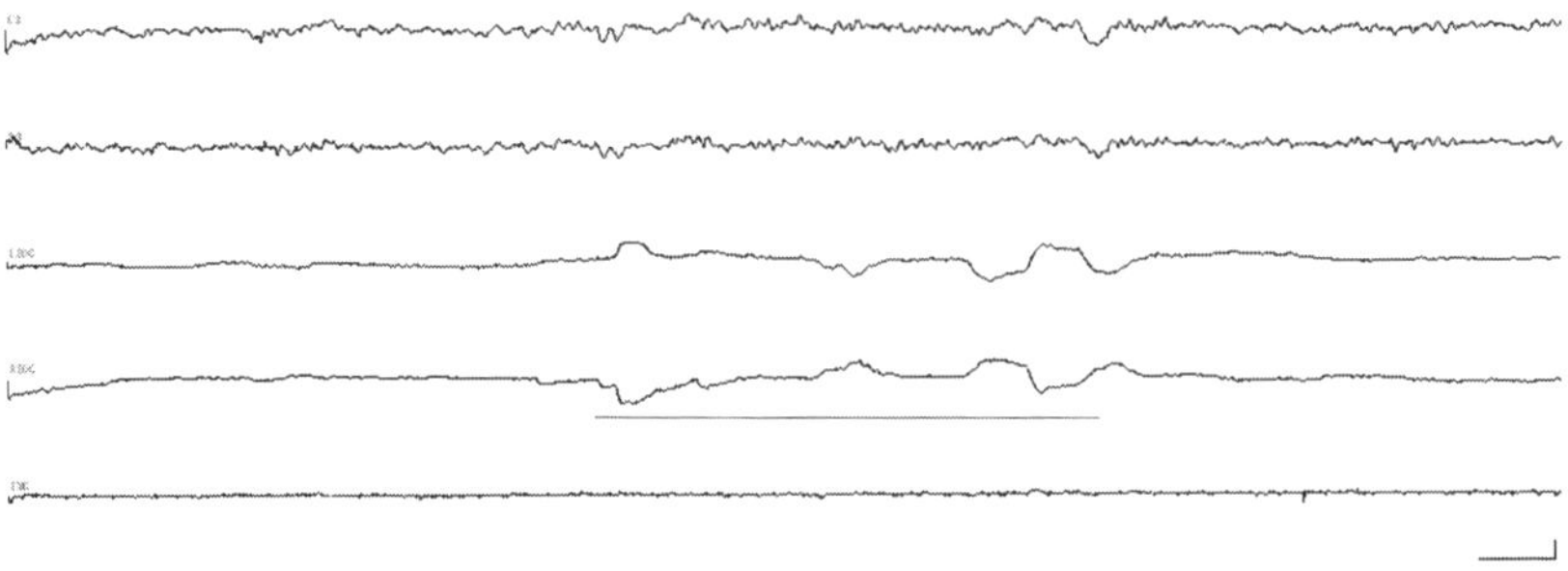

**図2　レム（REM）睡眠時の脳波像と眼球運動と筋電図**

上の図は、レム（REM）睡眠の記録である。上段から左の中心部脳波、右の中心部脳波、左の眼球運動、右の眼球運動、そして最下段がオトガイ筋（下顎の筋）の筋電図である。脳波は、睡眠段階1とよく似た脳波像を示し、眼球運動には、覚醒中によく似た早い目の動き（急速眼球運動、Rapid Eye Movements、下線）が認められ、筋電図はほぼ消失して（つまり筋が弛緩して）いる。

M）睡眠と呼ぶようになった。したがって、ノンレム睡眠というのは、単一の睡眠状態ではなく、複数の異なる生理学的状態を合わせて総称したものである。

## 1・2　夜間睡眠の経過

睡眠の種類は、前節で述べたように、ノンレム睡眠の四段階＋レム睡眠の合計五種類であるが、この睡眠段階が夜間にどのような経過で出現するのかについて説明する。

覚醒状態から睡眠段階1に入り、段階2、3、4と「深い」（覚醒させにくい）睡眠へと移行していくのだが、実際の睡眠では、寝付くのがうまくいかずに覚醒と睡眠段階1との間を行ったり来たりを繰り返したり、睡眠段階2まで進んでも一時的に覚醒して、睡眠段階1に戻ってしまったりなど、単純な経過を必ず辿るというわけではない。しかし、俯瞰的にみれば、覚醒状態から睡眠段階1、2、3、4と深い眠りへと進んでいく。徐波睡眠をしばらく続けたあと、粗体動（大きな体の動き、寝返りなどのこと）が生じて、急に眠りが浅くなり、睡眠段階1や2に移行する。そして、睡眠段階1や2に続いて、次に筋電図が低下して行き、脳波は睡眠段階1によく似た状態となって、眼球が動き始める。これがレム睡眠である。レム睡眠は約九〇分周期で繰り返すという事が様々なところに書かれているが、時計のように正確に九〇分の周期があるわけではなく、一時間程度でレム睡眠が再度出現したり、二時間程度たってから出現したりすることもある。あくまでも平均してだいたい九〇分（一時間半）の周期で繰り返されるというだけである。眠りについてから最初のレム睡眠が出現するまでは、したがって、約一時間から一時間半程度の時間が経過したのちである。最初のレム睡眠は短く、五分から一〇分程度で終了する場合も、眼球運動が出現せず、したがってレム睡眠の判定ができずにスキップしてしまう場合もある。その後、レム睡眠からノンレム睡眠に移行し、入眠期と似たような経過を辿って再度レム睡眠が出現するが、睡眠の後半には、睡眠段階3や4の徐波睡眠はほとんど出現しなくなり、レム睡眠の一回ごとの持続時間は長くなっていき、明け方のレム睡眠は一時間以上続く場合もある。

## 1・3　レム睡眠と夢

前節で述べたように、レム睡眠の最中や直後に覚醒させると高率で夢の報告を得ることが出来る。レム睡眠中に我々が夢を見るメカニズムについて簡単に説明する。脳の中の奥深く（脳幹と呼ばれる）にレム睡眠を起こす神経システムが存在する。その神経の興奮によって脳全体が活性化され、脳の中にある記憶がランダムに刺激されて、夢の材料が出来上がる。これらの記憶痕跡が適当に結びつくことで奇想天外な夢のストーリーが組み立てられるのである。脳幹には眼を動かす神経もあるので、これが刺激されてレム睡眠中の急速眼球運動が生じる。一方、脊髄の運動神経に対して脳幹の神経から抑制がかけられるため、レム睡眠中は身体の力が抜けて、夢の中で走っていたとしても、実際の身体は布団の中で静かに横になったままなのである。話が少しそれてしまうが、夢の中で喋っているのが寝言の原因だと思っている方も多いだろうが、全身の筋肉が弛緩するため、レム睡眠中は口も動かず、したがって喋ることもできない。寝言の多くは、ノンレム睡眠中に生じ、夢とは無関係である。寝ぼけた（頭があまり働いていない）状態で意味のない言葉をしゃべっているだけで、寝言で起こされたとしても、本人はなにも覚えていないことが殆どである。前言と矛盾するが、とはいってもレム睡眠や夢と関係した寝言は皆無ではない。全身の筋肉を抑制するメカニズムに異常がある場合には、夢に合わせて身体が動くという睡眠障害がある。レム睡眠行動障害と呼ばれ、五〇歳代以降の男性に多く、暴力的な夢に合わせて、隣で寝ている人を殴ったりすることなどで発覚し通院につながる場合もある。

話を元に戻すと、レム睡眠中の三つのメカニズムによってレム睡眠の特徴や夢という心理的体験が作られている。一つ目は、脳を活性化することで夢の素材である記憶痕跡を集め、荒唐無稽な夢のストーリーが作られる。また、眼球運動に関係する神経の興奮によってレム睡眠中の眼球運動が生じ、運動神経の抑制によって夢の中でどんな事が起きてもベッドでじっとして寝ているという状態が作られる。このメカニズムは後に述べる金縛りのメカニズムと共通するので記憶に留めていただきたい。

## 1・4　金縛り体験とは

現代において「金縛り」と聞いて、それがどのような現象か分からないという日本人は非常に少ないと思われるが、一九七〇年代では、「金縛り」という言葉は一般的ではなく、当時の国語辞典にも、㈠不動明王の法力により相手を動かなくさせる術（不動金縛りの法）、㈡借金などで身動きがとれなくなる状態（かねしばり）という二つの解説のみが記載されていた。当時、テレビの番組でオカルトや霊について取り上げたコーナーで心霊研究家と称する方達が金縛りという名称でこの現象を説明することで日本全国に、「金縛り」という言葉が、この現象に対する呼称として広がったのである（中岡一九八五）。

金縛りと呼称されるようになったこの現象は、古くから一種の病気としても知られていた。一九世紀の後半（一八八〇年）にフランスの医師ジェリノーは、日中の過度の眠気を呈する状態をナルコレプシーと名付けた（福田二〇一八）。ナルコレプシーは、一．抗しがたい過度の眠気や意図しない居眠り（睡眠発作）、二．情動をきっかけにして身体の力が抜けること（情動脱力発作）、三．覚醒と睡眠の移行期に身体が麻痺して動かなくなること（睡眠麻痺）、四．入眠期に様々な幻覚体験が生じること（入眠時幻覚）の四つの症状から構成されるとされていたが、このうちの前半の二つが中心症状とされ、後半の二つは補助的な症状とされていた。しかし、この後半の二つの症状は、ジェリノーによるナルコレプシーの報告よりも早く睡眠麻痺は一八七六年に、入眠時幻覚は一八四八年に報告されている。睡眠麻痺や入眠時幻覚は、現在、日本で金縛りと呼ばれている現象と同義であると考えられる。かつて健常者における睡眠麻痺の出現率は、非常に低く見積もられていたが、現在では健常者でも出現率がかなり高いと考えられている。

健常者で認められた典型的な金縛り体験例を記載する。
「夜気がつくと自分の体がまったく動かず、声を出すこともできず、目だけは動くのであたりを見回してみると、黒い人影のようなものが見えました。私の方に近づいてくると、次の瞬間、私に馬乗りになって、胸を押さえつけてきたので息ができず、死んでしまうのではないかと恐怖でいっぱいでした。それはしばらく続いたのですが、そのまま眠ってしまったらしく、気がつくと朝でした。しかし、体験は鮮明に覚えていて、夢とは違うものだったという感じがしました。」

この例でも分かるように、怪奇な幻覚などを伴うので、心霊現象であると考える人も多く、後述するように日本以外でも霊的な現象や悪魔や魔女との関連で議論されることも多い。しかしながら、これから述べるように、生理学的に完全に説明できる現象であり、実験室である程度の確率で誘発することも、生活習慣上の注意により、ある程度予防することも可能である。金縛り（睡眠麻痺単独もしくは入眠時幻覚とともに出現する現象）は、先に述べたレム睡眠のメカニズムを背景として出現する。

## 1・5　金縛りのメカニズム

この現象の生理学的メカニズムは、一九六〇年代にナルコレプシー患者を対象として秋田大学の菱川泰夫先生を中心としたグループの研究によって明らかにされている。通常、最初のレム睡眠は、覚醒から約一時間以上は続く睡眠段階1、2、3、4のノンレム睡眠を経過してから出現する。ところが、ナルコレプシー患者の睡眠麻痺出現時の睡眠を記録すると、通常長いノンレム睡眠を経て出現するレム睡眠が入眠直後に出現している。この特殊なレム睡眠を入眠時レム睡眠（SOREMPs: Sleep Onset REM Periods）

と呼ぶ。これが金縛りという現象の生理学的な「正体」である。かつて入眠時レム睡眠はナルコレプシー以外の健常者では出現するのが非常に稀であると考えられていたが、日中の仮眠や分断された睡眠などの条件では健常者でも比較的良く出現する。我々はレム睡眠の九〇分周期に関する研究で健常大学生を対象として最初のレム睡眠の終了後に約一時間覚醒させ、その後に再入眠させるという実験的な操作を行った。その結果、再入眠後のレム睡眠は再入眠から約一時間後に出現する場合（これは、通常のレム睡眠の出現）とは別に全体の三分の一が再入眠直後に出現した。つまり、入眠時レム睡眠である。このように、比較的簡単な手続きで入眠時レム睡眠は健常者でも誘発が可能である。入眠時レム睡眠が容易に誘発可能だということは、それに付随する心理的体験である金縛りも多くの健常者が体験している可能性が考えられる。実際に健常者を対象に調査を行うと、約四割の対象者がこれまでに一回以上この現象を体験している。また、日本以外の調査でも同様の出現率を報告している調査が存在するが、調査地域や調査方法によってはかなり低い出現率の報告も存在する。この出現率の齟齬については、本論の後半の金縛りと文化についての解説で再び触れる。

金縛りの生理学的な「正体」は入眠時レム睡眠であるが、通常は「夢」という心理学的体験を伴うレム睡眠が、この場合になぜ「金縛り」という夢とは異なる心理学的体験を伴うのかについて説明をする。レム睡眠中には夢を見ている。そして、夢の中では様々な体験をするものの、実際の身体は、運動神経が抑制されているために、寝床の中で静かに横になっているだけである。実際の身体は言わば麻痺した状態となっているわけであるが、通常の夢では、実際の身体が動かないことに気が付かない。金縛り体験時には、通常では気が付かない身体の麻痺状態に気が付いてしまうのである。また、金縛りを体験した人は、その最中に自分が眠っていたとは思っていない。自分は覚醒していて寝ている部屋の状態も見えたと訴えることが多い。しかし、実験室で入眠時レム睡眠を誘発し、その様子を赤外線モニターで観察しても、実験参加者は実験室の暗闇の中で目を閉じたままである。そもそも実験室は消灯してあるので、目を開けても部屋の様子は見えない。金縛りの症状である身体の麻痺は、運動神経の抑制によって、そして、金縛りの最中の様々な幻覚（体験者が見えたと主張する部屋の様子を含めて）は、レム睡眠時の記憶痕跡の活性化による感覚体験の再現によって起こると考えられるが、夢を見ている状態では起こらない麻痺した身体の状態の自覚や夢よりもはるかに鮮明な幻覚という体験は、覚醒状態から直接レム睡眠に移行したために、現実と区別がつかなくなったためであると説明されることがあるが、それだけでは、身体の麻痺状態の自覚や幻覚の鮮明さを十分には説明できないだろう。金縛りを伴うレム睡眠は単に入眠後に出現するという特徴だけではなく、脳の活性化の状態が通常のレム睡眠とは異なっている。通常のレム睡眠は睡眠段階1とよく似た脳波像を示し、中心となる脳波の周波数はシータ波帯域（四〜七Hz）である。しかし、金縛りを伴う入眠時レム睡眠の場合、これよりも高い周波数の脳波（アルファ波やベータ波）が出現する（図3）。これらの脳波は、通常覚醒中に出現する脳波であり、睡眠中には出現しない。このことは、レム睡眠という睡眠の状態でありながら、覚醒状態としての特徴も併せ持つ特殊な生理・心理学的な状態であることを示している。つまり、この覚醒状態に近い脳の活性化の状態が自身の実際の身体が麻痺状態であることを自覚し、脳内で再現されている各感覚を現実と見紛う水準まで引上げていると考えられる。これが、通常の夢と金縛り中の心理的な体験が異なる理由だろう。また、金縛りの時には恐怖を伴うことが非常に多いが、レム睡眠中には、恐怖と関連する脳部位である扁

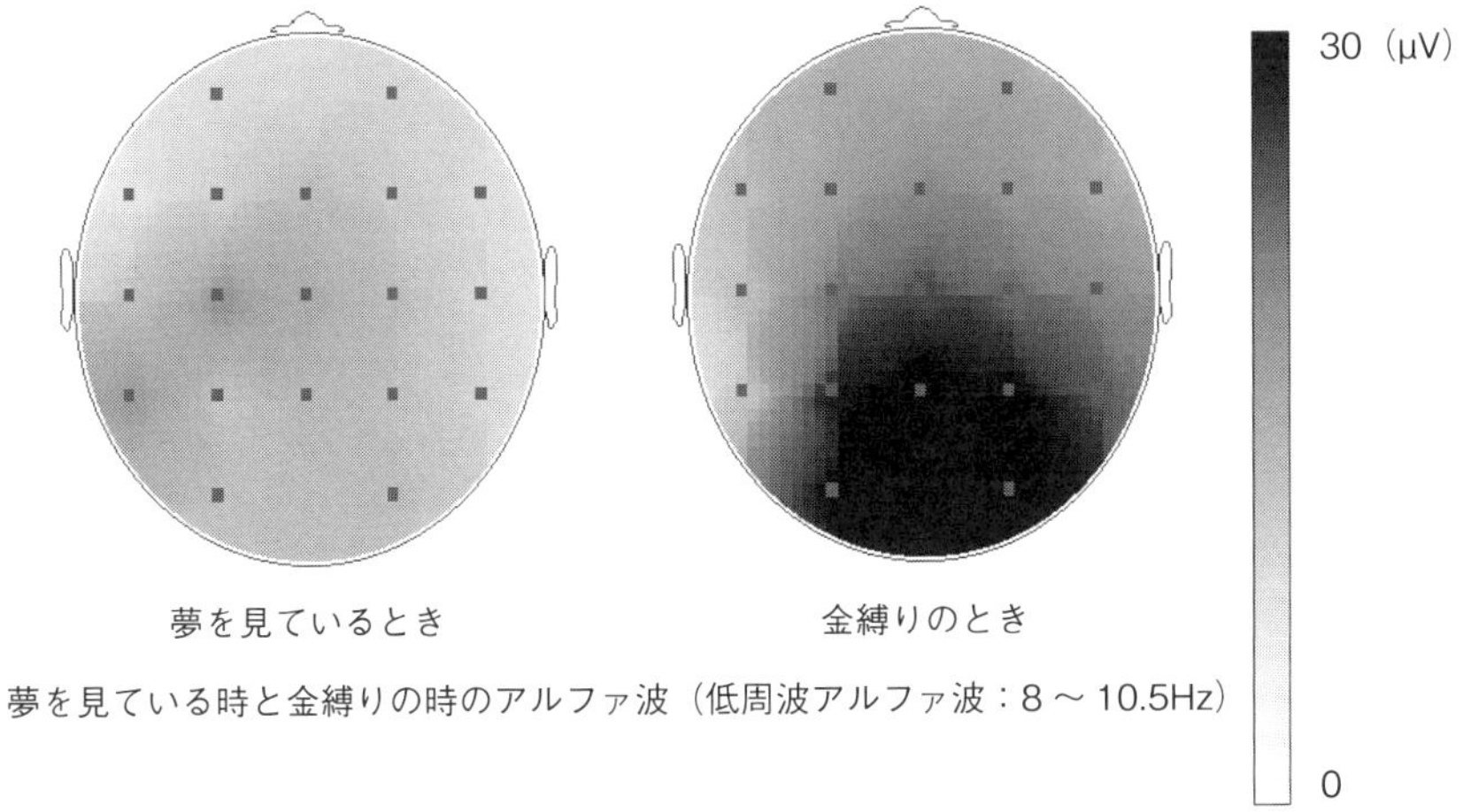


**図3　夢を見ている時と金縛りの時のアルファ波（低周波アルファ波：8～10.5Hz）の頭皮上分布**　金縛りの時のレム睡眠で、アルファ波が非常によく出現している。

桃体が強く興奮している事が分かっている。この事が金縛りの恐怖を引き起こすメカニズムだろう。しかし、一般のレム睡眠中でも扁桃体は興奮しているので、なぜ夢は怖い夢ばかりではないのかという疑問を持つ方もいるだろう。実は、夢は怖い夢が圧倒的に多く、現実世界と比較して、恐怖という感情体験を伴うことが多いという事が知られているのである。

## 1・6　金縛りを防ぐには

金縛りとは、生理学的に見れば、入眠時レム睡眠である。したがって、金縛りを防ぐためには、入眠時レム睡眠が起こらないようにすれば良い。金縛りが起こる典型的な睡眠パターンとは、夕方などに長い仮眠（一時間以上）をとり、夜更かしをして、再度眠る場合である。通常、夜間睡眠では深いノンレム睡眠を経てから最初のレム睡眠が出るが、夕方の仮眠において深いノンレム睡眠（徐波睡眠）を出してしまうと、次に眠るときには、徐波睡眠が出なくなる。徐波睡眠は、眠る前の覚醒時間の長さによって出現量が決まるため、一度、徐波睡眠を出してしまい、数時間起きていて明け方に眠るような眠り方では、その時にはもう徐波睡眠は出ないのである。そこで、覚醒状態から直接にレム睡眠に入りやすくなる。さらに、夜更かしをして夜中を過ぎてから寝る場合だが、レム睡眠は夜の後半の方が出やすいというリズム（日内変動パターン）を持っている。したがって、夕方に仮眠をとって、夜更かしをして寝るというのは、徐波睡眠が出にくいという条件とレム睡眠が出やすいという二つの条件を満たしており、入眠時レム睡眠が出やすくなるのである。このような睡眠パターンは、受験生が夜に勉強するために夕方に仮眠をとる等の場合に典型的であり、実際、受験勉強などで夜更かしをしている時に金縛りになる人も多い。また、この典型的な睡眠パターン以外にも、日中の仮眠（特にレム睡眠の出やすい午前中など）や、交代制勤務や夜勤など、睡眠・覚醒リズムが乱れるような生活習慣の場合に入眠時レム睡眠は良く出現する。

さらに、金縛り（睡眠麻痺）での睡眠姿勢を調べた研究（Fukuda et al., 1998; Dahmen & Kasten, 2001）では、圧倒的に仰向けの姿勢が多い。レム睡眠では姿勢を維持する筋肉の緊張がほとんどなくなるので、横向きなどで寝ているとレム睡眠に入った途端に睡眠姿勢が変わり、身体が動くので、おそらくレム睡眠がそこで妨害されて終了するが、仰向けの睡眠姿勢の場合は、身体の力が抜けても睡眠姿勢は変わり様がなく、レム睡眠の継続を妨害しないので、入眠時レム睡眠が持続するのだろう。

## 2. 金縛りと文化の間

前節で述べたように、金縛りとは生理学的に完全に説明出来る現象であり、現象のコアの部分が文化によって強い影響を受けることはない。したがって、この現象は、世界中に存在し、基本的な構造は変わらない。しかしながら、その現象を説明する伝承や、現象中に現れる幻覚などの詳細については、文化圏の影響を受けている。ここでは、金縛りという言わば「不思議現象」が異なる文化圏でどのように扱われているかについて解説を行いたい。

### 2・1 夜勤看護師の麻痺（Night Nurses' Paralysis）

看護師の麻痺と呼ばれる症状が古くから知られていたが、一九四六年当時の記述（Folkard et al., 1984）を読むと、おそらく様々な症状が区別されずに混在していたようだが、そのうちの一部は睡眠麻痺（つまり金縛り）であったと思われる。別名で night nurses' paralysis もしくは night shift paralysis（夜勤の麻痺）とも呼ばれるように、看護師の夜勤で体験されることが多く、この名称となったのだろう。前半でも触れたように、睡眠麻痺（金縛り）は、睡眠・覚醒リズムの乱れによって誘発されるので、交代制勤務や夜勤に従事する場合は出現の条件がそろうことになる。

## 2・2 オールド・ハッグ（Old Hag）

カナダのニューファンドランドでは、オールド・ハッグという現象に関する俗信が知られている（Hufford, 1982）。睡眠から目覚めると身体が動かず、息ができず、恐怖を感じ、胸や腹部に重さを感じ、その上に魔物のようなものが座っているというのが、この現象の内容である。このように、症状的に、明らかに金縛りと同じ現象であることが分かる。息ができないという症状は、レム睡眠中に一時的に呼吸が停止することが、その症状の背景として考えられる。Hagというのは、日本語で言えば、「鬼婆」のような意味で、絵に描かれる場合には、老婆や魔女のような姿で描かれる。

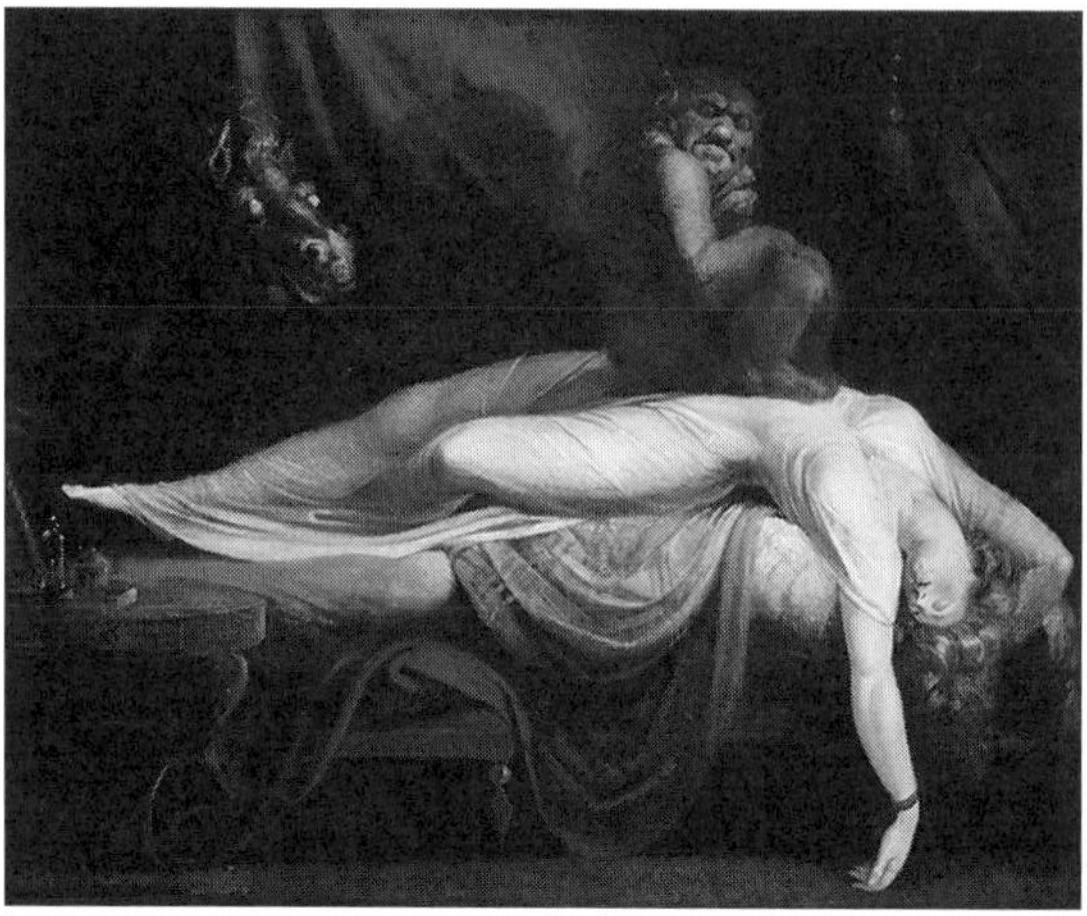

図4　Henry Fuseli（Johann Heinrich Füssli）によるThe Nightmare（1781）　金縛り（睡眠麻痺）の状態を描いたとされる。（Detroit 美術館所蔵）

## 2・3 インキュバス・サッキュバス（Incubus, Succubus）

図4は一七八一年にHenry Fuseli（ドイツ系スイス人でイギリスに帰化）によって描かれたThe Nightmareと題する油彩画である。Nightmareは、悪夢という意味ではあるが、原義としては、夜に起こる悪夢を含む不可思議な現象を起こすと信じられていた悪魔（夢魔）のことであり、この絵において女性

の上に乗っている小鬼のような姿がそれである。伝承では夜に眠っている人間のところに現れて、その人間と交接すると考えられており、女性のところに現れるのはインキュバス、男性のところに現れるのは、サッキュバスとも呼ばれている。つまり、夢魔（nightmare）に遭遇したという事は、悪魔と交接したという事と同義であったため、人に伝えるのは憚られることになる。睡眠麻痺の健常者での出現率は、調査によって大きな開きがあるが、この事もその理由の一つと考えられる。ヨーロッパにおける電話インタビューでの出現率は六％と極端に低い（Ohayon et al., 2002）。しかしながら、Caucasian（白人）を対象とした他の研究では少なくとも二〇％、全般的には三〇％代を示すことがほとんどであるので、この場合は電話インタビューであったことがこの低い出現率の報告の一因であろう（Sharpless & Barber, 2011）。日本では、金縛りという呼び名やそれが表す現象がどのようなものであるかは、ほとんどの国民が知っており、自分自身がこの体験をすれば、それが金縛りと呼ばれている現象であることに気が付くわけであるが、カナダのニューファンドランドのオールド・ハッグや日本の金縛りのようにその地域で現象が良く知られている場合は多くないので、この体験があっても、それが何かは分からないままか、もしくは悪夢の一種と思っている場合がほとんどということになる。つまり、よほど詳しく現象の説明をしないと自分自身がその体験をしたのかどうかを正確に把握してもらうことは不可能なのである。

### 2・4　鬼壓床（Guǐ Yā Chuáng, Ghost Oppression）

中国では、金縛りの事を鬼壓床と呼んでいる。中国語の「鬼」は幽霊という意味なので、英語論文では、Ghost Oppressionと表現される。大学生を対象とした香港での調査（Wing et al., 1994）では、三七％の学生が体験していた。この数字は、我々の金縛りの調査での出現率（約三九％）と非常に近い数字である。また、シカゴのアフリカ系米国人を対象とした調査でも約三九％の出現率であった。一方で、低い出現率を報告する調査もある。例えば五％や一五％程度の出現率の調査（Goode, 1962; Penn et al., 1981; Everett, 1963）である。これらの間の違いとしては、前者が病気として扱われておらず、中国や日本では心霊現象として、オールド・ハッグも霊的な現象として扱われており、それに対して後者は医学生に対して睡眠障害の一部の症状として、睡眠麻痺の説明をした後に、同じ症状（一時的な麻痺）があるかどうかを聞いている。このような聞かれ方をした場合に、医学生がどのように反応するかは推測できるのではないか。実際、Everett（1963）の論文をよく読むと、症状の経験があったのにも関わらず、面倒に巻き込まれるのが嫌なので経験がないと答えるつもりだったが、隣の学生が正直に経験ありと答えていたので、自分も経験ありと正直に答えたと述べた学生の話が載っている。このように病気の一症状として扱われた場合には、出現率が低めに報告される傾向があることが分かる。これに対して、鬼壓床や金縛りやオールド・ハッグのように、誰も病気とは思っていない場合には四〇％前後の高い出現率が報告されるという事である。

現象そのものは生理学的な背景を持っており、文化を超えて同様の体験を共有しているのだが、伝承によって悪魔との交接を暗示されている場合や、病気の一部と考えられている場合などは、体験の報告が躊躇われて、出現率が過少に報告されるというバイアスが生じる場合があることが分かる。こうした部分には「文化」の影響があることが分かる。

## 2・5 「金縛り」定着前の日本

先に述べたように、金縛りという言葉は、元々はこの現象を指す言葉ではなかった。では、それ以前、この現象は日本でどのように扱われていたのだろうか。アイヌの伝承では、アイヌカイセイと呼ばれており、ボロボロのアットゥシ（民族衣装）を着て、廃屋などで眠っている人の首を絞めて襲うとされていた。アイヌ語の「アイヌ」は人間を表し「カイセイ」は死骸を意味するということなので、死霊という意味であるのかもしれない。また、東北地方には、座敷童《ざしきわらし》という子どもの姿をした妖怪についての様々な伝承があり、座敷童のいる家は栄えるとか、むしろ凶事の前兆とする考えもあるが、夜に眠っている人の上に乗ったり、枕返しをしたという話も残っている。さらに、沖縄には、ガジュマルの木の妖精で子どもの姿をしたキジムナーという妖怪についての話も残っている。赤い顔の子どもの姿で描かれる事があるので、アカガンターとも呼ばれる。寝ている人の首を絞めるなどの悪戯をするという伝承もある。

このように、金縛りという言葉が日本で定着する以前には、地域ごとに異なる「説明」がされていた。それが、テレビ番組というマスメディアを介して日本全体での説明が「統一」されたと考えられる。マスメディアが「文化」に影響を及ぼした例としても興味深い。

## 2・6 アメリカにおける宇宙人による誘拐体験

マスメディアが睡眠麻痺（金縛り体験）に影響を与えたもう一つの例として北米の宇宙人による誘拐体験があげられる。宇宙人に誘拐されるのは、なぜか北米の人々が多い。宇宙人による誘拐体験とは次のようなものが典型である。

「夜中に目覚めると身体が動かない。足元を見ると人影が見える。良く見ると宇宙人だった。」

しかし、これだけでは、「誘拐」体験が含まれていない。誘拐体験は、「催眠」によって加えられる。現在では否定されているが、一時期、催眠によって意識下に抑圧された「記憶」を再生することが出来ると考えられていたため、宇宙人によって「消された記憶」を取り戻そうと考えて催眠を受ける人がいた。催眠を受けることで、「UFOから発せられた光に吸い上げられ、宇宙船の中で人体実験を受けた」という「消された記憶」が蘇ったというのである（Blackmore, 1998）。催眠によって蘇った記憶と称するものが実際の記憶ではなく、本人が有ったと信じている出来事などが暗示によって強化された結果に過ぎないという事が現在では明らかになっている（Wright, 1994）。UFOから発せられた光に吸い寄せられて宇宙船で人体実験のような事をされるというのは、多くのサイエンスフィクションで語られているストーリーであり、そうした「記憶」が自分自身の体験の記憶と錯誤された結果であろうと考えられる。

一時期、このような宇宙人による誘拐を体験した人々をテレビ番組（Oprah Winfrey Show など）で取り上げることが続いた。このテレビ番組を見た視聴者の中の三割から四割は、前半の「睡眠麻痺」による体験をしていると考えられる。この視聴者の中の何割かが、自分自身も宇宙人によって誘拐されて、後半の記憶を消されていると思い込む。このようにしてテレビというメディアを通じて宇宙人による誘拐の「犠牲者」が再生産されていくことになったと考えられる。

## 3. まとめとして

これまで概観したように、金縛りと呼ばれる現象は、生理学的な明確な背景を持って出現する現象である。そのため、文化を超えて体験される症状は酷似している。また、症状が奇妙であり、扁桃体の興奮を背景とした恐怖感を伴うため、悪魔や魔女や幽霊や妖怪や宇宙人によって起こされたものと解釈されるが、それが、悪魔なのか、幽霊なのか、宇宙人なのかは、体験した者の住む地域の文化を背景として解釈されている。また、マスメディアという媒体を通じて、現象の解釈や名称が統一されたりといった「文化的」な影響も観察されている。テレビ番組は国境の壁を超えることは難しいため、宇宙人による誘拐体験は国境を越えたメキシコでは非常に少なくなる。メキシコでUFOに興味がある人が少ないわけではない。メキシコではUFOに関する番組が多く、UFOの目撃を報告する人は少なくない。

現在では、コンピュータによるネットワークが全世界を覆っており、遥か地球の裏側で作られた動画などを（一部、政治的な理由による地域を除き）垣根なしに見られるようになっている。前世紀では、電波を使うメディアがそれぞれの国内で強い影響を及ぼしていたが、これからは、その影響がコンピュータネットワークによるメディアを通じてグローバル化していくだろうと推測される。

夢という、レム睡眠を背景とする、より一般的な現象は、レム睡眠を共有している哺乳類、身近な動物としては犬や猫なども、夢という主観的体験を共有している。このことは人類の誕生時にはすでに今と同じような夢体験があったはずだという事を意味しており、この奇妙な体験を解釈しようという努力は人類の歴史上でずっと続けられてきたと思われる。夢よりも奇妙で恐ろしい金縛り体験も同じようにその「意味」を求める努力が続けられてきたのだろう。金縛り（睡眠麻痺）がレム睡眠を背景とする生理現象であることはかつてよりは広まっている気もするが、現在でも、そのような言わば「味気のない」考え方よりも、ずっと「興味深い」俗信が好まれているように思う。科学的な客観的事実と人々が信じたい事とは交わることなく並行して存在し続けるのかもしれない。

**文献一覧**


中岡俊哉（一九八五）『金縛りの謎を見た！　この戦慄からあなたは脱出できるか』サラブレッド・ブックス

福田一彦（二〇一四）『「金縛り」の謎を解く―夢魔・幽体離脱・宇宙人による誘拐―』ＰＨＰサイエンス・ワールド新書

福田一彦（二〇一八）「睡眠障害としての『金縛り』体験。反復性孤発性睡眠麻痺」*Brain and Nerve*, 70, 1279–1287

Blackmore, S.（1998）. Abduction by aliens or sleep paralysis? *Skeptical Inquirer*, 22, 23–28.

Dahmen, N. & Kasten, M.（2001）. REM-associated hallucinations and sleep paralysis are dependent on body posture. *Journal of Neurology*, 248, 423–424.

Everett, H.C.（1963）. Sleep paralysis in medical students. *Journal of Nervous and Mental Disease*, 136, 283–287.

Folkard, S., Condon, R., & Herbert, M.（1984）. Night shift paralysis. *Experientia*, 40, 510–512.

Fukuda, K., Ogilvie, R.D., Chilcott, L., Vendittelli, A.M., & Takeuchi, T（1998）. The prevalence of sleep paralysis among Canadian and Japanese college students. *Dreaming*, 8, 59–66.

Goode, G.B.（1962）. Sleep paralysis. *Archives of Neurology*, 6, 228–234.

Hufford, D.J.（1982）. Terror that comes in the night: experience-centered study of supernatural assault traditions. University of Pennsylvania Press, Pp. 352（デヴィッド・J．ハフォード（一九九九）『夜に訪れる恐怖―北米の金縛り体験に関する実証的研究―』（福田一彦・和田芳久・竹内朋香 翻訳）川島書店）

Ohayon, M.M., Priest, R.G., Zully, J., Smirne, S., & Paiva, T.（2002）. Prevalence of narcolepsy symptomatology and diagnosis in the European general population. *Neurology*, 2, 1826–1833.

Penn, N.E., Kripke, D.F., & Scharff, J.（1981）. Sleep paralysis among medical students. *Journal of Psychology*, 107, 247–252.

Sharpless, B.A., & Barber, J.P.（2011）. Lifetime prevalence rates of sleep paralysis: a systematic review. *Sleep Medicine Reviews*, 15, 311–315.

Wing, Y.K., Lee, S.T., & Chen, C.N.（1994）. Sleep paralysis in Chinese: Ghost oppression phenomenon in Hong Kong. *Sleep*, 17, 609–623.

Wright, L.（1994）. Remembering Satan: A case of recovered memory and the shattering of an American family. Knopf.（ライト、ローレンス（一九九九）『悪魔を思い出す娘たち―よみがえる性的虐待の記憶―』（稲生平太郎・吉永進一 翻訳）柏書房）

column

## 食後寝るとウシになる

ブリギッテ・シテーガ

「食後すぐに寝るとウシになるよ」と言われたことはありませんか。おそらく、食後の昼寝はマナー違反、不健康だと親に言われたことでしょう。『日本国語大辞典』（小学館）にも「食後、すぐに横になるという、行儀の悪さをいましめていう」と説明されています。同様の解釈は少なくとも一八世紀後半まで遡って見つけることができます。例えば、儒学者であった太田全斎《おおたぜんさい》の『諺苑《げんえん》』（一七九七年）に「飯を食て直にねると牛になる／此は小児を戒る詞」とあるので、一八世紀には子どもの教育にも使われていたほど広まっていた諺のようです。しかし、私はこの諺についていつも不思議に思っていました。なぜ牛なのかと。

日本の歴史的な資料で昼寝について調べてみると、昼寝や居眠りは昔からとても一般的だったことがわかります。私はそれから長い年月を経て、「ウシ」は動物の「牛」ではなく、十二支の「丑」、つまり「丑」の刻である午前一時から三時のことではないかと考えるようになりました。

具体的にこの諺は、『弁内侍日記《べんのないしにっき》』の一首からの引用と思われます。その作者は後深草《ごふかくさ》天皇の女官でした。日記の第三〇章では、寛元四年（一二四六）一二月二四日、新しく大納言に任命された久我《こが》（源通光《みなもとみちてる》）が自宅で開いた夜の宴について書いています。大納言は尋ねます。「夜は更けぬるか、丑の杭の程か（まだ夜は更けていないか、それとももう丑の刻か）」。女官はこのような機知に富んだ返事をしました。

うたたねに／ねやすぎなまし／さ夜中の／丑のくひとも／さして知らずは

この歌には言葉遊びが含まれています。「ね（や）すぎ」は、「子の時が過ぎた」と「寝過ぎた」の両方として理解できます。つまり、女官の弁内侍は大納言が夜の宴会の最中に居眠りをしているのではないかと揶揄したのです。大納言は牛のように昼寝をしていたという解釈よりも、思わずうたた寝をしてしまったという解釈の方がしっくりくるのです。

「寝・子」の同音異義語を使った言葉遊びは、以前から人気でした。一〇世紀の歌物語『大和物語《やまとものがたり》』の第一六八章にも以下のように見られます。深草上皇の時代、良少将《ろうしょうしょう》という人物が宮廷内で影響力を持っていました。しかも色好みとして知られていたのです。この頃、宮中にはある若い女性が住んでおり、彼は時折密かに彼女を訪ねていました。ある夜、彼は「今夜は必ずあなたのもとへ行きます」と彼女に約束しました。そのため、女性は彼の訪問を心待ちにしたのですが、彼は現れませんでした。女性は一晩中起きていて、「丑三つ」と告げる声が聞こえました。その女性は上の句を書きとめ、良少将に送りました。

人心／うしみつ今は／頼まじよ

(丑三つになりましたのに、あなたはおいでになりません。それであなたのつれない心がよく分かりました。いまはもうあなたのお出でを頼みにしないつもりですよ。)

良少将は下の句をこう返しました。「夢にみゆやと／ねぞ過ぎにける(夢の中であなたに逢うことができるだろうかと思って寝過ごしてしまい、子の刻が過ぎてしまいました)」。彼は少しの間だけ休むつもりで居眠りをしていたが、寝過ぎてしまったのです。

女性の句にめる丑三つは、「憂し、見つ」の掛け言葉でもあり、「あなたがいかに冷たいかを思い知らされた」という意味と、「丑三つの時」と両方の意味合いで読めます。この句は、歌集『拾遺集《しゅういしゅう》』や『遍照集《へんじょうしゅう》』などにも登場することから、よく知られた言葉遊びであったことがうかがえます。

したがって「食後すぐに寝るとウシになる」とは、昼寝に対して否定的な態度を示しているのではなく、寝過ぎてしまい逢瀬を結べなかった人を、遊び心を持ってからかうために使われていると考えられます。この言い回しを引用して、人々は機転の利いた言葉遊びを楽しんだのでしょう。そしていつの間にか、儒学者達によって「牛」の意味に入れ替えられたのではないでしょうか。

(謝辞)日本語翻訳に協力してくれた代田七瀬さん、深い見識から貴重なご意見をくださった和田琢磨先生、そして編集をしてくださった豊田由貴夫先生に、心より感謝いたします。

# 第Ⅲ部

# 睡眠の「現場」からつたえる

睡眠が実際に行われている現場からの報告と、それに関わる問題を論じる。

# 第8章 現代人の睡眠行動と睡眠環境
## ――眠りの文化理論へ――

藤本憲一

## 1. 世界の睡眠環境から――『世界の子どもが眠る場所』

ブリア・サヴァラン（一七五五～一八二八）の有名な格言「どんなものを食べているか言ってみたまえ。君がどんな人か言い当ててみせよう」がある。同じく、睡眠についても「どんな寝床（睡眠環境）で寝ているか言ってみたまえ。君がどんな人か言い当ててみせよう」という格言が、そのまま当てはまる。そして、この格言を視覚的に立証してみせたのが、ケニア生まれのイギリス人写真家、J．モリソン（一九七三～）の『世界の子どもが眠る場所』（Where Children Sleep, 2010）[1]である。この写真集では、アジア・アフリカ・欧米などのフィールドワークから集められた世界一六か国、五七名の子どもの肖像と、その寝床（寝室）とが見開きで紹介されている。もちろん、この選出は写真家の判断によるものであり、学術的な厳密性は欠くかもしれない。ただし、写真家の恣意的・作為的なチョイスというよりは、できるだけ世界のいろんなタイプの寝床と子どものサンプルを示したいという目的で選んでいるように思われる。他の著作（Mollison, 2015, 2023）を見ても、モリソンは、練達のフィールドワーカーであるように見受けられる。

これまで文化人類学や地域研究等の異文化研究の成果において、睡眠行動や睡眠環境の調査は等閑視されることが多かった。逆に、そこで重視されたのは、政治・法律・制度・経済など主要範疇の調査分析であり、後回しにされたのは、その他の残余範疇＝「生活文化など当たり前過ぎて、かえって見えにくい諸領域」であった。その諸領域の中でも、親族・婚姻や宗教・儀式が注目され、衣食住といった日常的な生活文化の調査が掘り下げられたのは、比較的近年の動向である。

そうした生活文化の各ジャンルの中でも、もっとも研究が遅れているのが、眠りのジャンルである。一言で言えば、眠りの王国こそ、世界のどのような未開の辺境よりも、不可視のフロンティアである。なぜか？　通常の現地フィールドワークにおいて、たとえ何年現地で参与観察に励んだとしても、住民たちの睡眠行動と睡眠環境、すなわち寝方・寝姿・寝相・寝床、そして後述する眠り小物などは、知るのが難しいからだ。食事や性行為であれば、たとえ表面上は他者から隠されていても、現地住民たち自身はその具体的な行為や様態について、何らかの自覚がある。それに対して、睡眠行為の細部は、現地住民たちにも自覚がない、不可視の領域だからである。

まず**図1**を見ると、この睡眠環境は屋内・室内の寝室ではなく、野外・露天のサバンナのど真ん中。

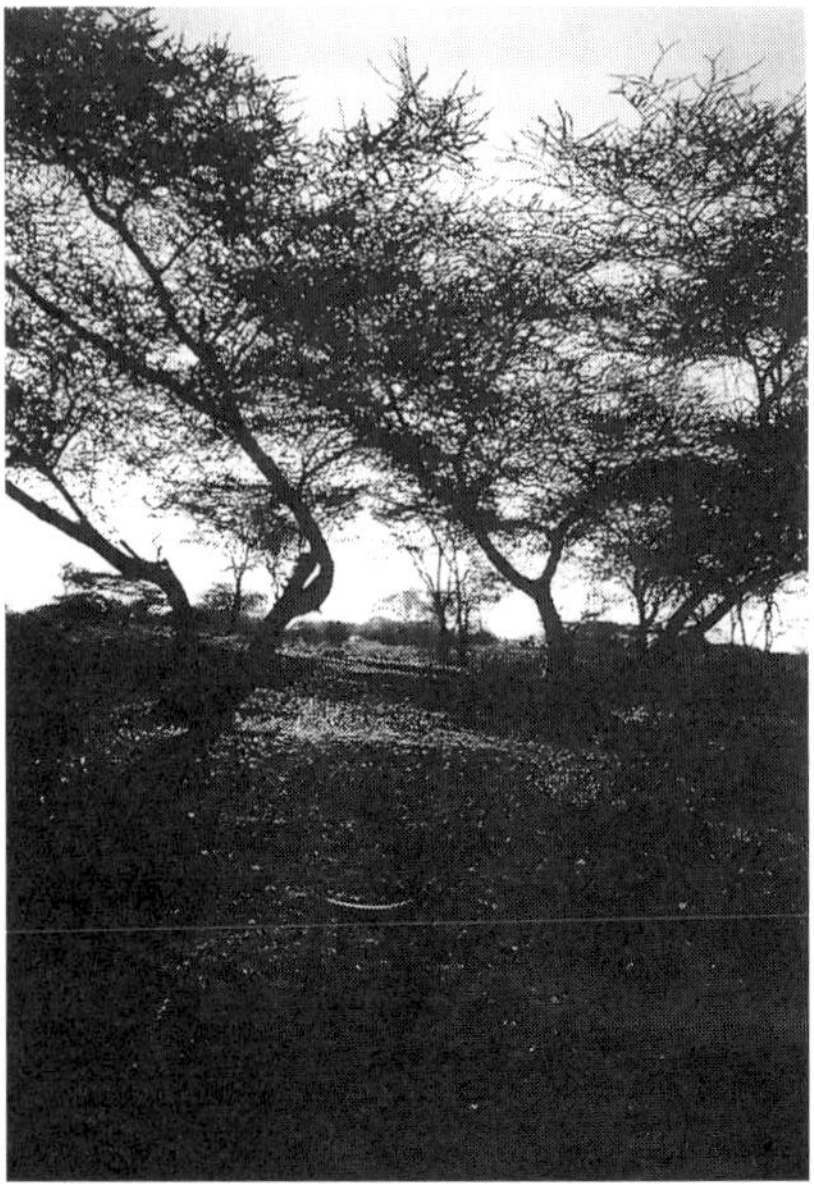

図1　ケニアのサバンナ

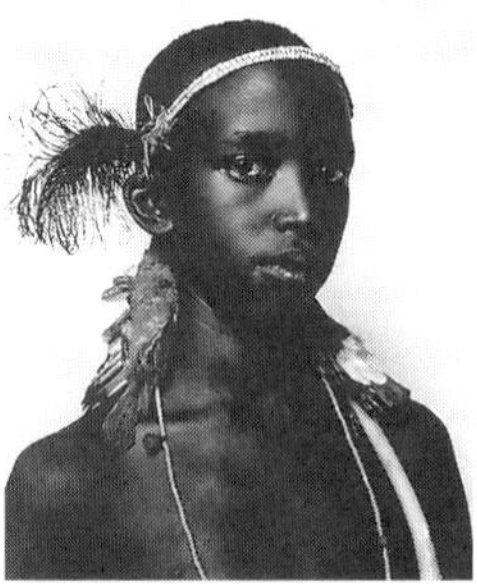

図2　ケニアの少年

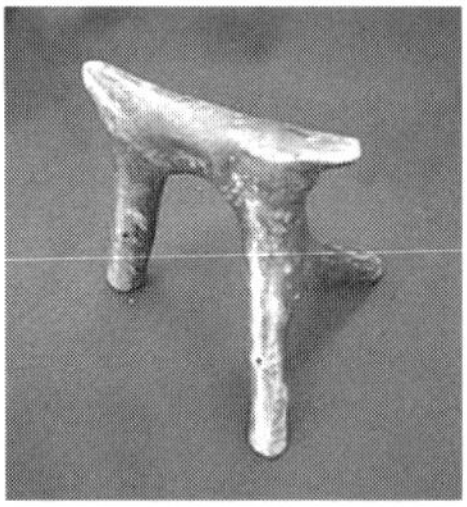

図3　木製の枕

われわれの感覚から見ると、信じられない。きわめて危険で落ち着かない睡眠環境ということになる。しかし、紹介文によると、これは一四歳のケニア少年イルケア（図2）の寝床で、彼の属する半遊牧のレンディレ族の狩猟期間中の寝床ということである。寝床なのに、寝具は何もない、ただの草原に見える。が、よく見ると（画面中央下部）、アフリカによくあるタイプの簡素な木の枕（図3）が見える。けっして貧しくはない自然の只中のベッドなのだ。危険なのは当たり前で、自らハンティングのために、大自然の中にせり出した露天のキャンプ、伝統的な生活文化といえるだろう。

次の図4も野外の寝床。露天のマットレス一つで眠るのは、ローマ郊外に暮らす四歳の匿名少年（図5）、ルーマニアからの移民だという。最初はテントを設営して暮らしていたが、私有地であったため警察に追い出され、露天のマットレス暮らしになったらしい。さきほどのケニア少年の伝統

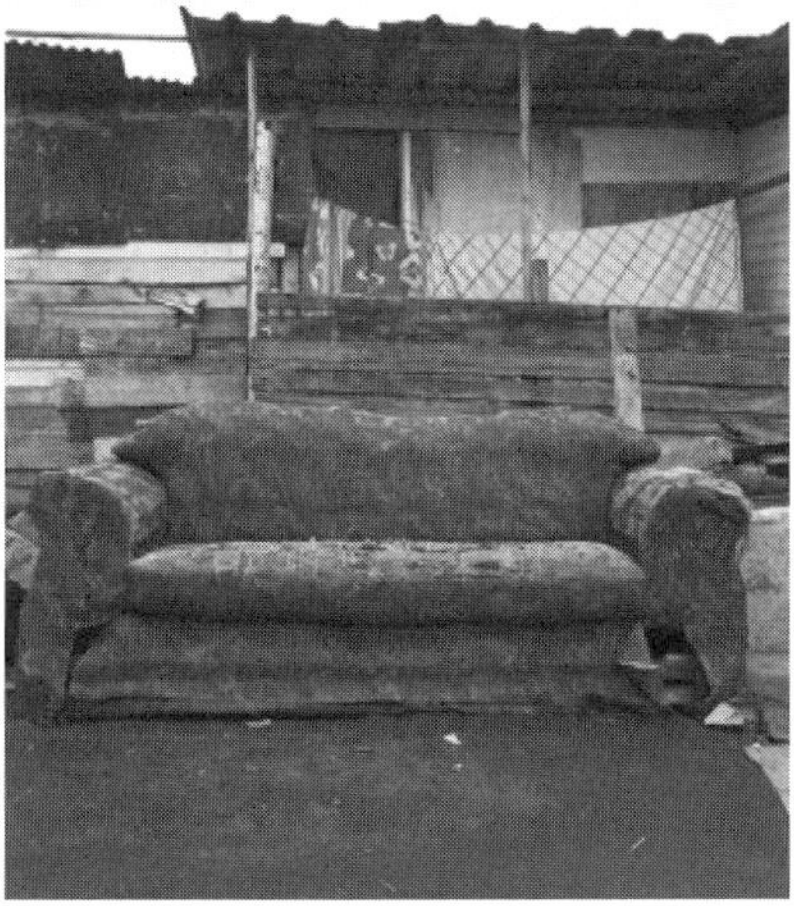
図6　廃棄された露天のソファ

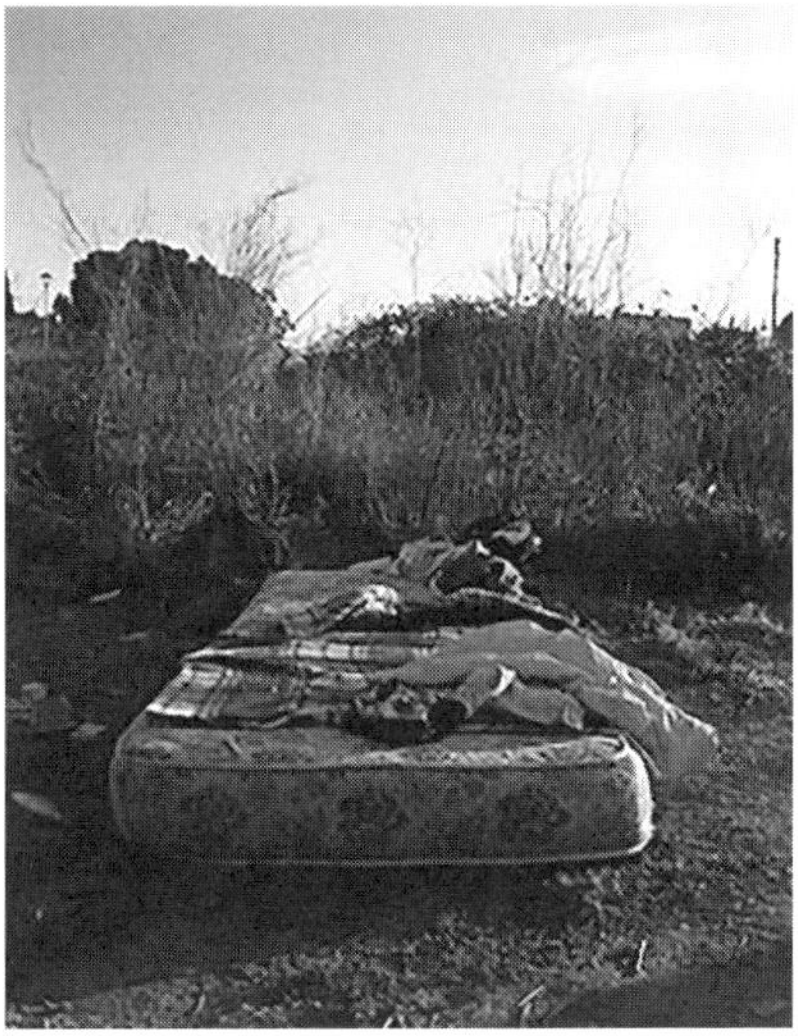
図4　ローマ郊外のマットレス

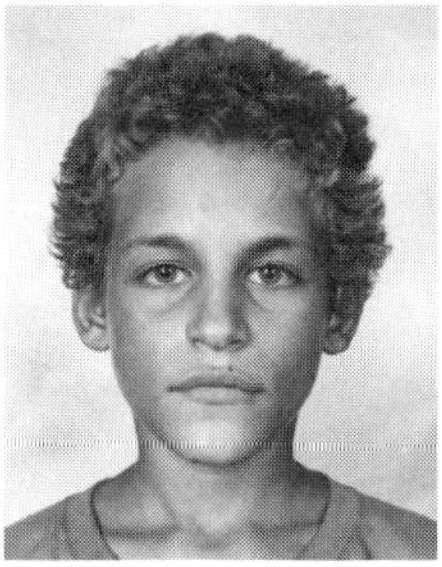
図7　ブラジルの少年

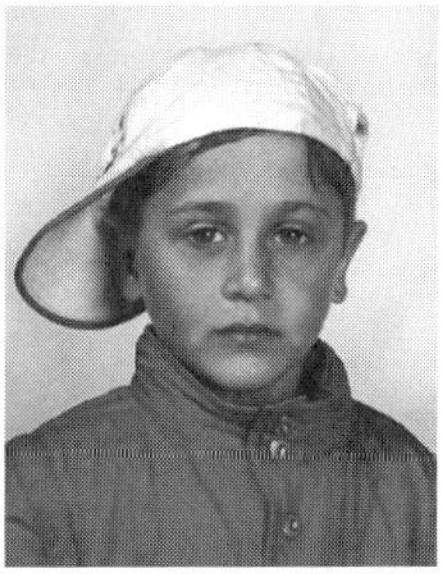
図5　ローマ郊外で暮らす少年

的スタイルと物理的環境条件はよく似ているが、こちらは対照的に住み慣れた暮らしを捨てた異郷で、政治的・社会的に抑圧され、やむをえず強制された野外の寝床である。

　さらに、廃棄された露天のソファ（図6）。こちらも抑圧された、厳しく貧しい睡眠環境といえる。ここはブラジルのリオデジャネイロ。街中で物乞いなどをしている、九歳の少年アレックス（図7）の寝床だ。

　次に沙漠の真ん中、吹きさらしの鉄条網に囲まれた寝床（図8）で暮らすのは、ヤギを遊牧するベドウィン族の六歳少年、ビレイ（図9）。ここは、イスラエルに管理さ

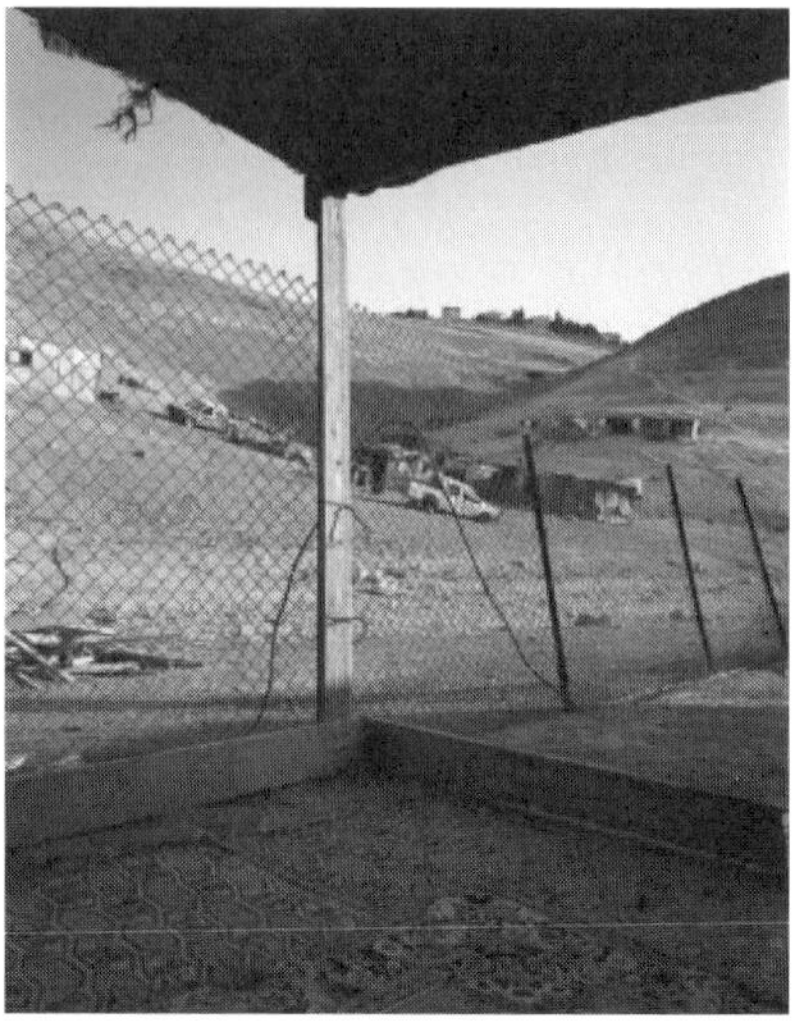

図8　鉄条網に囲まれた寝床

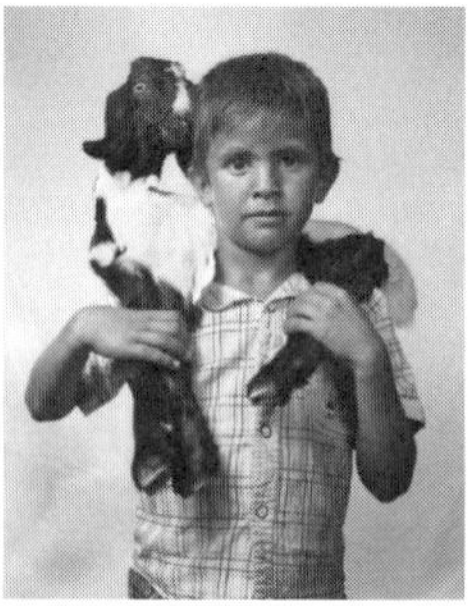

図9　パレスチナの少年

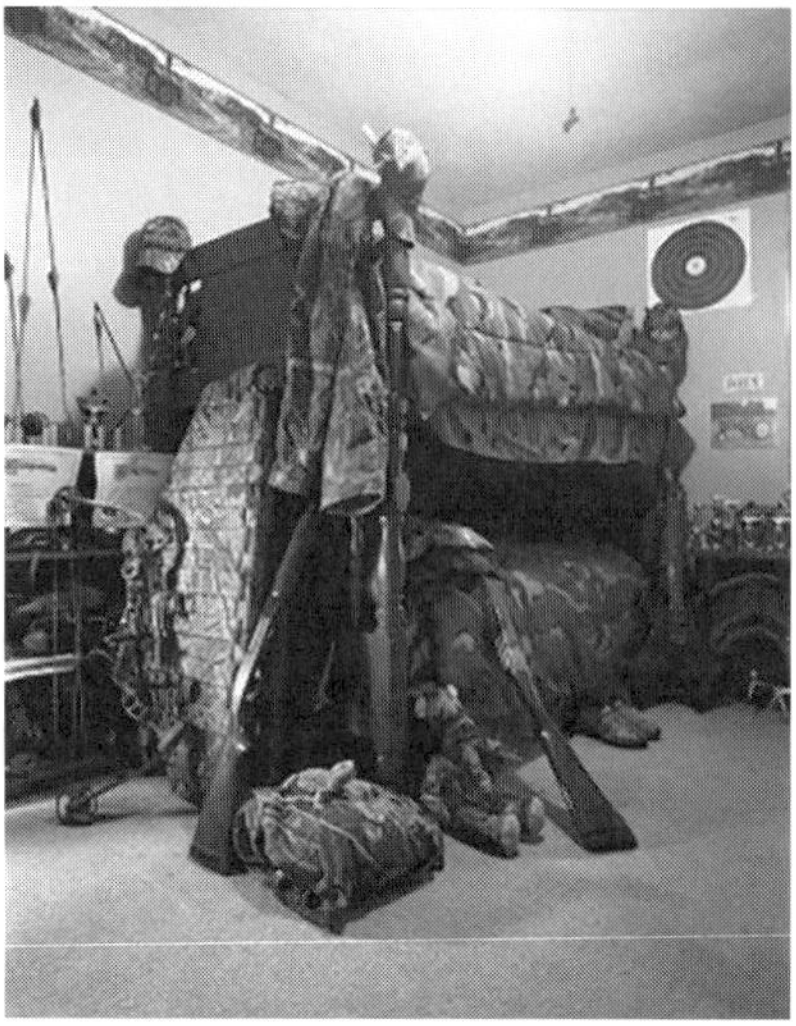

図10　野外テント風の寝床

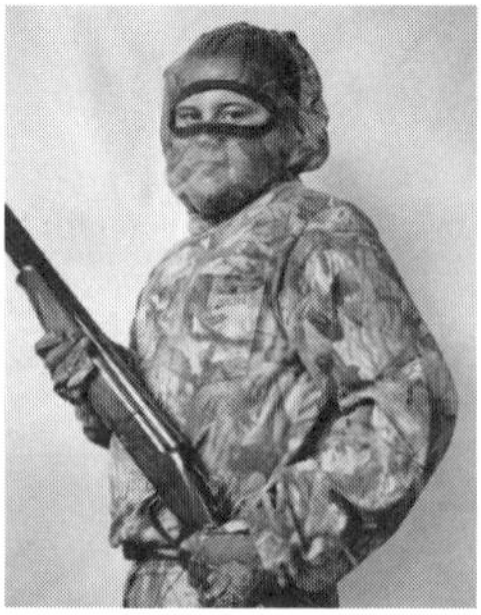

図11　アメリカ・ケンタッキーの少年

れ、移動の自由を制限されたヨルダン川西岸地区の半強制的な居住区。いちおう屋根には覆われているものの、きわめて窮屈な居住・睡眠環境といえよう。

一方こちらも、野外テント風の寝床（図10）に見える。よく見ると物騒なことに寝床の周囲に、ライフル銃が何丁も立てかけられてあり、臨戦態勢の危うさを感じさせる。玩具のモデルガンではない。ただ、よく見てみると、このテント風寝床が、屋内・室内に設えられていることがわかる。

実はここは、アメリカ・ケンタッキーに住む一一歳の少年ジョーイ（図11）の寝床。彼は猟師の息子で、年少でありながら実銃をもって、実際に大自然で獣を狩っている。よって彼の寝床は、ハンターという家業と、彼の「ミリタリーファッション」的な趣味を表すものだろう。けっして、これまでの少年たちの寝床のように、「実用的」な睡眠環境ではない。われわれ現代の日本人の多くと同じく、豊かで安全な生活をエンジョイしながら、自分の好きなデコ（装飾）趣味と小道具で寝床を飾っているだけだ。

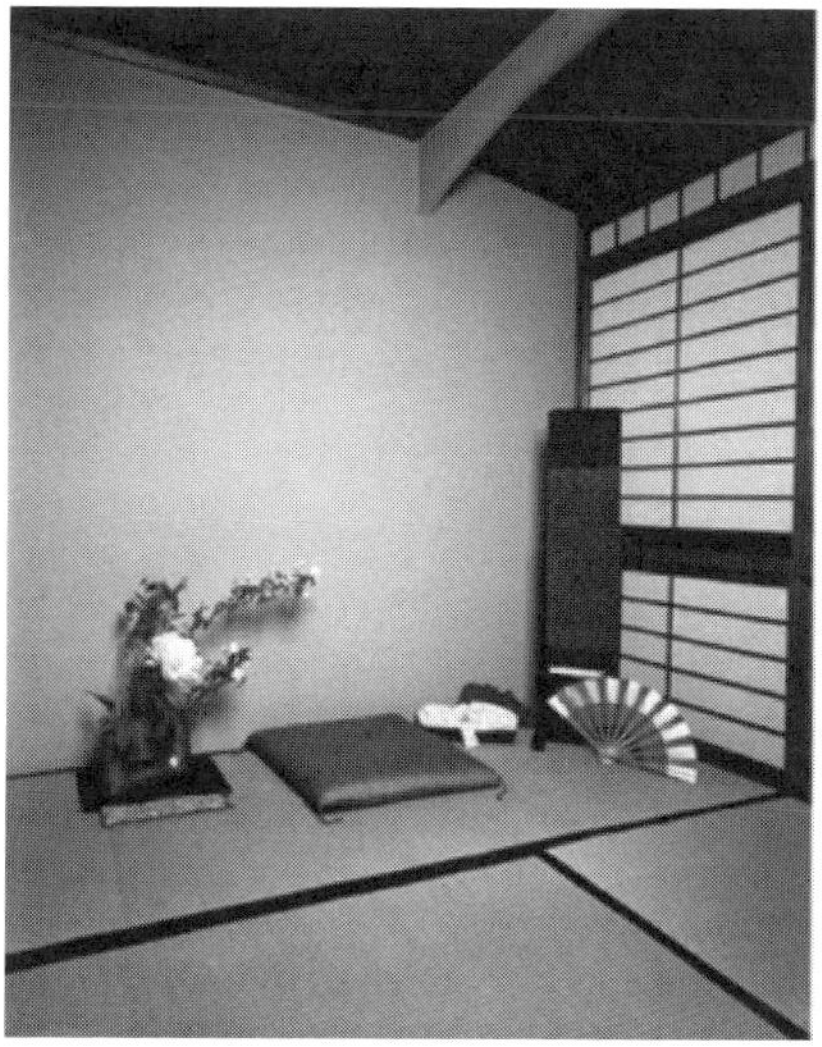
図12　京都の舞妓の寝床

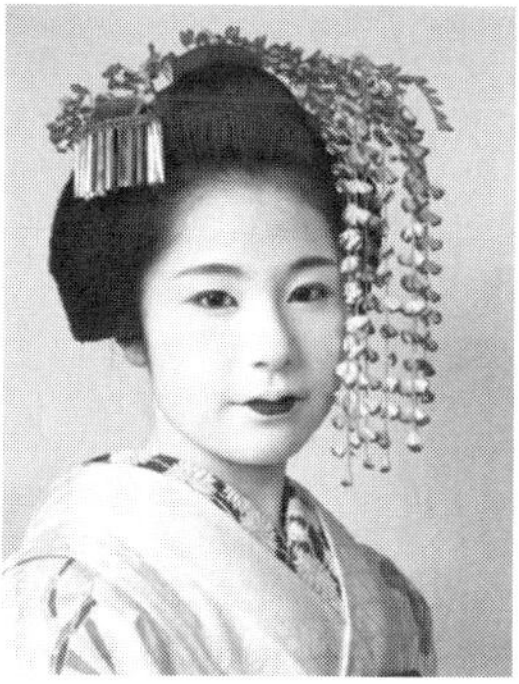
図13　日本の少女

　こうした自分が眠るときに、身につけたり、寝室回りに配置したりする小道具、「お気に入りの事物」を、われわれ睡眠文化研究会では「眠り小物」と命名した。当方らの調査によれば、アメリカ人の「眠り小物」として、日本人と大きく異なるアイテムとしては、たしかに銃や聖書が挙げられていた。

最後に、三人紹介されている日本人のうち、特徴的な一人の子どもの寝室を挙げよう。

　日本旅館のような和室に、現代日本としては異例なほど簡素でレトロな設えと「眠り小物」で彩られた寝床（図12）。こちらは、一五歳の京都の舞妓少女、リサ（図13）の寝床である。この寝床は、芸舞妓の置屋（育成とマネジメントを兼ねた従業員寮的な施設）の中にあり、伝統文化を担ってきた周囲の大人たちによって、ある意味で厳しく統制され、半ば強制された寝室環境（五人の同輩と相部屋）である。もちろん、これまでに見てきた移民の子弟やストリートチルドレンと違って、不安や危険はないけれども。和室の特徴として、睡眠に限らず、食事など日常生活を営む、多目的な居室を兼ねている。

さて、これまでモリソンの写真とともに追ってきた睡眠環境は、いわば「グローバル」「政治経済的」「眠る身体を野外を含めて広く取り巻く」「遠心的」という点で、「睡眠大（マクロ）環境」と呼ぶことができる。これに対して、以下で取り上げる睡眠環境は、「ドメスティック」「心理的」「眠る身体を寝床に絞って狭く取り巻く」「求心的」という点で、「睡眠小（ミクロ）環境」と呼べるだろう。

## 2. 「寝室地図」描画法と「眠り小物」

これまで触れてきたように、モリソンの写真集は、世界をまたにかけたフィールドワークの成果であり、その被写体となる子ども（その家族）との長期のコミュニケーションの賜物といってよい。というのも、当方らの経験から言って、プライベートな秘部ともいうべき寝床を他者が写し取る彼の撮影方法を、そのまま真似することはきわめて難しいからだ。だれしも「寝床は見せたくない」という、強い隠蔽・忌避感情が働くからである。

そこで、モリソンの「睡眠大環境」撮影の代わりに、当方が提案した「睡眠小環境」調査手法は「寝室地図」描画法である。これは、寝床の主のプライバシーを無理なく超え、「睡眠小環境」を知る方法である。具体的には、一人一人の寝室のあるじ自らが、自分で寝床を見つめなおして観察し、自分で描画（鉛筆などに寄る手書きの線画スケッチ）をおこなう。

描画でなく、写真撮影してもらったほうがよりリアルではないかと思われるかもしれない。しかし、寝床は他人に見せない秘所であり、カオスである。寝床の主が自分で写真を撮ろうとしても他者の視線を気にして、撮影前に「見映え」を整えてしまう。「寝室地図」描画法の優れた点は、ふだんのカオス状態から自己省察によってノイズを捨象する中で、「自らの眠りにとって本質的な要素とは何か」という気づきと学びがある。

適度に修復されたイメージで「眠る自画像」を描くプロセスにおいて、自分が就眠（入眠）するのに重要な小道具（スマホ・音楽・アロマ・本・抱き枕・ぬいぐるみ・水・ティッシュなど）の分布をマッピングすることで、リアルな睡眠小（ミクロ）環境＝「寝室地図」を共有できる。ここで「寝室地図」内に描き込まれた小道具を「眠り小物」と呼び、眠る前に「眠り小物」を用いておこなう各自のパターン的な行為を「就眠（入眠）儀式」と呼ぶ。「儀式」と呼んではいるが、もちろん宗教的な意味合いはまったくなく、俗に「ルーティン」などと呼ばれる、「就眠に至る個人ごとのお決まりの癖や行動」という意味である。個人の癖や行動は、ただの「習慣」ではないかと思われるかもしれないが、一人一人バラバラであっても、そのパターンを見ていけば、決まった集団の型（文化）が立ちあらわれてくる。

ちなみに、「寝室地図」描画法は、生活文化研究方法の伝統にも則っている。「考現学」の祖・今和次郎（一八八八〜一九七三）に始まる調査方法論であり、ＣＤＩによる「生活財生態学」の系譜に連なる。

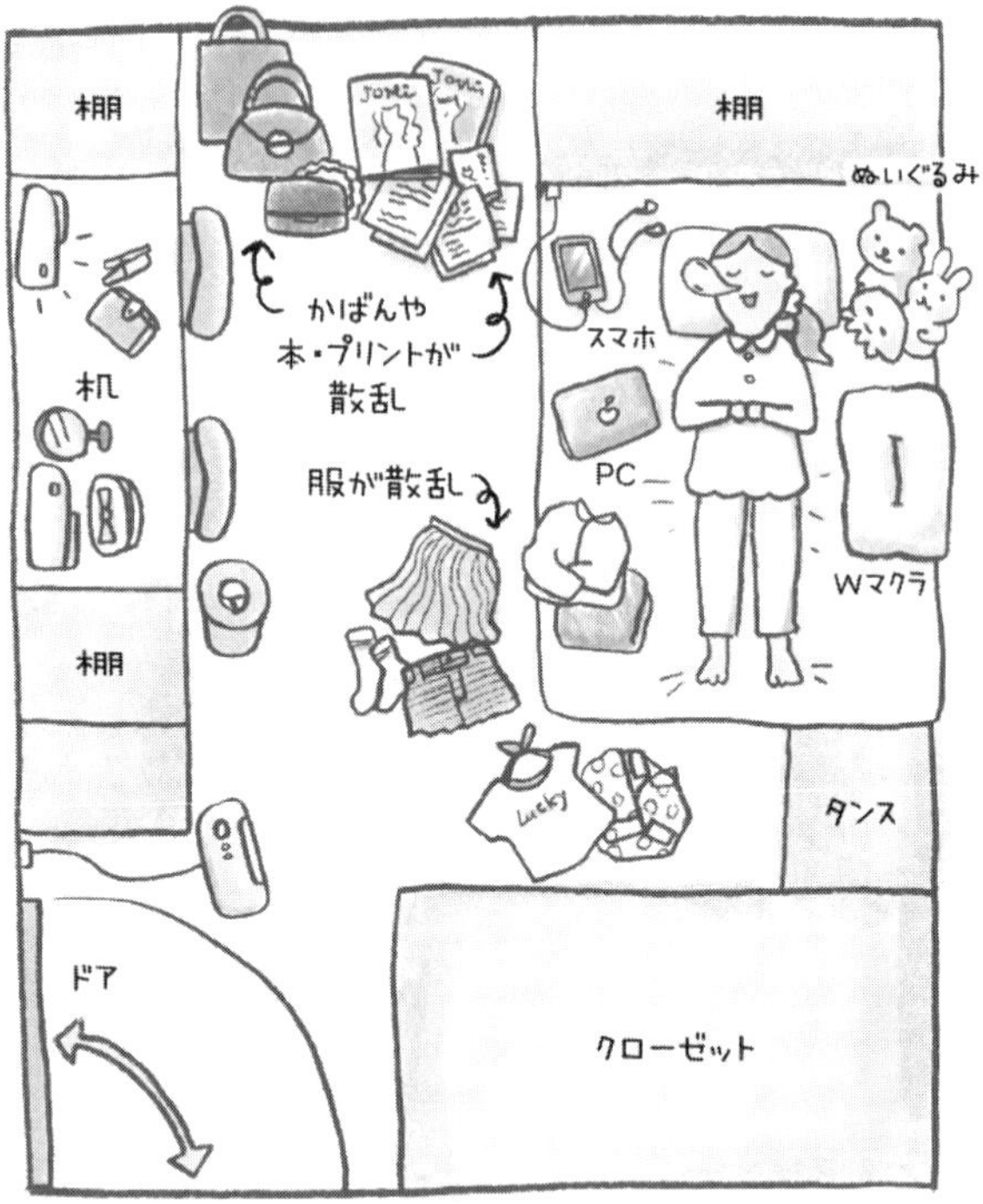


図 14　ある女子大生の寝室地図　（藤本 2008）

都市計画で言えば、ケヴィン・リンチの「都市イメージ」描画法による「認知地図」作成過程における気づきと学びの契機を踏まえている。

ここで具体的に示したのは、今から一七年前に大学生が自ら描画してくれた「寝室地図」で、もっとも詳細に描き込んでくれた事例である（プライバシーを尊重してリライト済）（**図14**）。

## 3.「五感MAP」モデル

こうした「寝室地図」をもとに、いろんな「眠り小物」の一個一個を描いていくと、その総体は、眠る身体を中心において、もっとも真ん中の人体に近い位置にあるスマホから、しだいに雑貨や衣服などのアイテムが同心円状に分布することがわかる。この「同心円分布」状況を、当方がまとめた「五感MAP」モデルが、**図15**である。心身に働きかける「眠り小物」を五感それぞれに応じて分類し、配置し

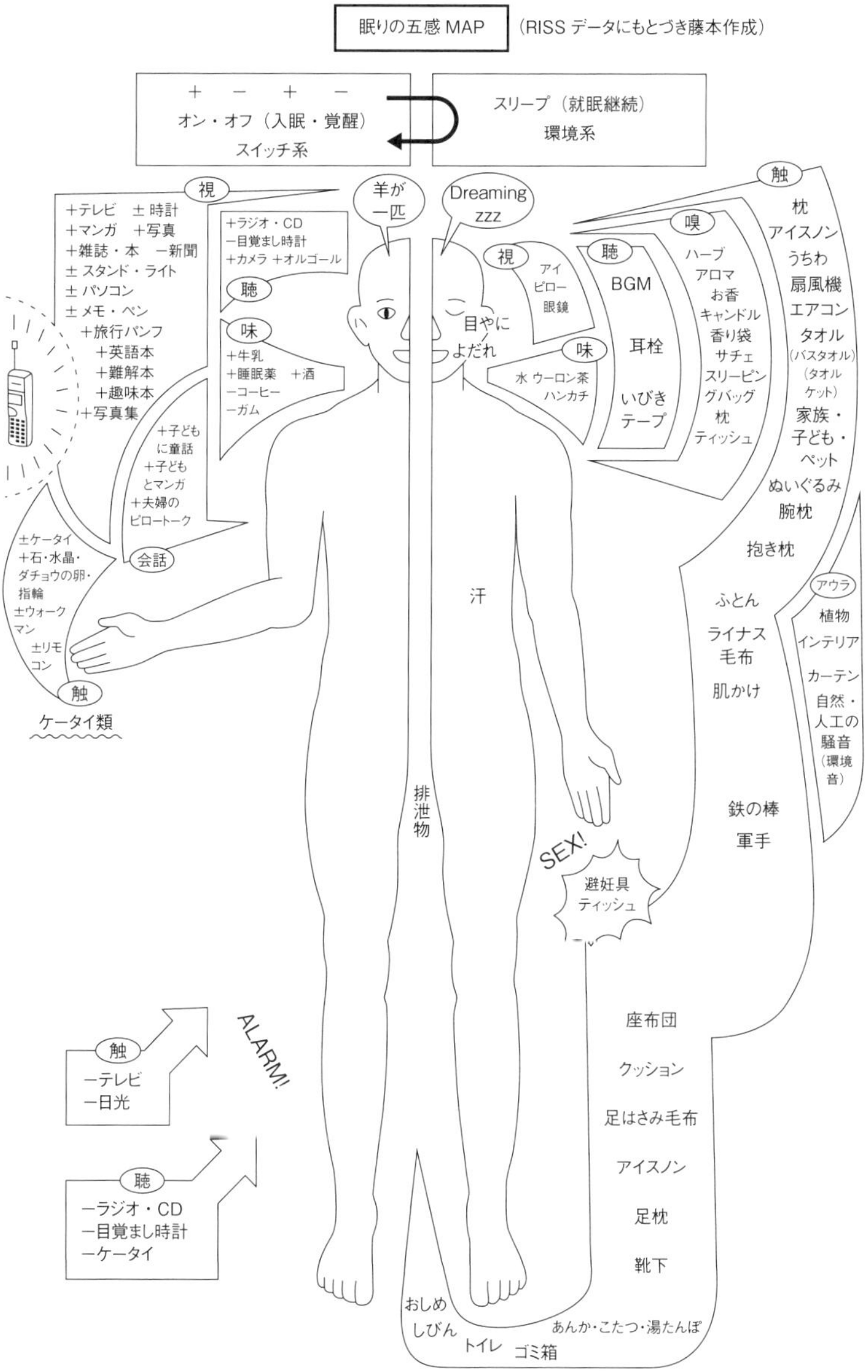


図 15 眠りの五感 MAP （藤本 2001）

た。

注目すべきは、「眠り小物」が同時に、「目覚め小物」でもあること。「眠り小物」は、覚醒と就眠（入眠）、オンとオフ、交感神経系と副交感神経系というベクトルの方向性の違いはあれど、双方向の両義的スイッチとして機能する点だ。

起きることは「目が覚める」、眠ることは「目を瞑《つむ》る／夢を見る」と表現されるため、起床と睡眠の切り替えが「視覚系のオンオフ」としてのみ自覚されがちである。五感すなわち、聴覚系・嗅覚系・味覚系・触覚系それぞれのオンオフであることが、見逃されがちだ。ところが、一つ一つの「眠り小物」（同時に覚醒小物でもある）を具体的に地図に描きこんでもらう「寝室地図」描画法によって明るみに出たのは、こうした「眠り小物」の作用部位が全身にわたり、それに反応する感覚器官が五感すべてにわたっていることである。その上、オンオフがどちらかといえばデジタルに明確に切り替わるのは、五感のうち視覚のみに限定された特性に過ぎない。それまで「仮死状態」のようにみなされてきた睡眠であるが、違うことがわかった。視覚以外の聴覚系・嗅覚系・味覚系・触覚系についていえば、オンオフが明瞭な一点で切り替わるわけでなく、枕元で半分眠りながら聞く音楽や、夢心地に香るアロマ、舐めながら眠るグミや、握りしめて眠るぬいぐるみなど、起床と覚醒がグラデーションをなす幽冥境を、ボーダレスに行き来できるワープ行動として、新たな睡眠像を浮かび上がらせる。

その観点から五感ＭＡＰを見直していただければ、視覚・意識・脳偏重であった睡眠＝仮死イメージから、睡眠中も豊かに活動している五感・無意識・全身身体器官を復権させることで、睡眠＝行動としてのリアリティを実感できるのではないか。このＭＡＰの元になっている調査から二〇数年を経ているが、日本人の「睡眠行動中の身体と周辺小物」像として、現在でも、参考にしていただけることと思う。

この五感MAPは、吉田集而と鳥居鎮夫に多くを負っている。吉田編（二〇〇一）はフィールドワーカーとして、睡眠行動や眠具（睡眠用具）の分布を世界地図にマッピングしていった。鳥居（一九八四）は、睡眠現象を医学から解放し、アクティブな行動として提示した。われわれの睡眠が「不随意な静止状態」ではなく、「半ば意図的な運動状態」であり、われわれの心身が、「眠らされる客体」でなく、「眠る主体」である点は、両名から継承している。

## 4. 睡眠行動の文化理論「就眠（入眠）儀式」——眠りの「プレイモデル」

以上のような「寝室地図」描画調査と「五感MAP」モデルをもとに、二〇年以上にわたって、当方は睡眠環境と睡眠行動に関する文化理論を提示してきた。そして、ここで言う文化理論とは、支配的で権力的なドグマ（教条的な言説）に対する、一般大衆側の日常的で無意識的な生活文化を、権威に対する対抗的な言説として、明示化したものである。

睡眠に関するドグマとは、基本的に医学を中心とした科学的言説のほか、宗教や伝統的な迷信などの言説である。とくにドグマの中心となる医学的言説は、睡眠に関する「行動の禁止」メッセージとして語られる。たとえば、「スマホ（およびブルーライト発生源）を見るな」「アルコール・カフェイン（コーヒー・茶・栄養ドリンク）などの刺激物（嗜好品）を摂るな」「激しい運動をするな」など、さまざまなタブーやネガティブな言説として語られる。医学における数少ないポジティブ言説と言えば、「処方した適量の薬剤（睡眠導入剤ほか）を服用せよ」だけだ。それこそ医師の専門的な職掌範囲だからといえば、それまでだが、結局、不眠に悩む人々への、具体的な行動上の処方箋とはならない。うまく眠るために、何をすればいいのかについての知恵としては、ほとんど役に立たない。結局、睡眠前に取るべきポジティブな行動は自分で決めるしかなく、それは非合理的な癖や民間伝承、ジンクスや些細な決めごとなど、総じて雑駁に「ルーティン」と呼ばれる。

そうした各自個別バラバラの名もなき行動を、一つの「就眠（入眠）儀礼」すなわち「ポジティブかつ主体的な文化行為」として、モデル化したのが、「プレイモデル」である。この「プレイ」には英語と同じく、「スポーツやゲームを遊ぶ」意味と、「演劇を演じる」意味がかかっており、就眠行為がスポーツや演劇と同じく、いきいきとして楽しい主体的な営みなのだというイメージ転換を狙っている。

支配的なドグマに対する、大衆側の抵抗的な言説・行動としての可能性を秘めている。

このように、「寝室地図」素描は、自文化と他人の異文化に気づく第一歩であり、無意識的で個人的なクセ・癖《へき》の集積が、主体的で「文化」的な営みであると気づく重要な契機となる。

（スポーツの）ゴルフとの比喩に基づく「プレイモデル」は、無意識的な就眠儀礼の明示化である。たとえるなら「宇宙人の目」から「ゴルフと就眠の共通性」に着目する手法である。ゴルフが科学だけでは解明できないように、就眠行為もまた、非科学的な癖やコツ、まじないやジンクスに満ちており、自分で自分を眠りに導く知恵と工夫の集積である。途中のプロセスが科学的であろうとなかろうと、「ゴルフは勝てばいい！」「就眠は寝つければいい！」のであって、いわば「結果オーライ！」の実践的な営みである。この知恵の形成に、医学をはじめとしたドグマは必要ない。

**図16**のような実際に描かれた「寝室地図」に、当方の「プレイモデル」を適用してみよう。ゴルフはスタートラインからティーショットを放ち、ホールを巡りながら、じょじょに一打ごとにグリーン（ゴール周辺エリア）に近づき、カップへのチップインを目指すゲームだ。同様に、就眠行為をスポーツやプレイと見立てるなら、そのゲームも、リビングを離れて寝室に足を踏み入れるところがティーショット（スタート地点）に当たるだろう（図の↓部分）。ゴルフはクラブ（木や鉄のスティック）を握ってボールを打ち、そこからホールをいろいろと経めぐりながら、しだいに目的のグリーン（図の□内）へ近づいていく。同様に、就眠ゲームでは、クラブの代わりにスマホを常時握りしめ、ゴルフボール代りに自分の覚醒意識や注意を、寝室内のあちこちに移動させていく。一打ごとにテレビを見たり、ＰＣをいじったり、ストレッチをしたりしながら、しだいに目的のグリーン（寝床・ベッド）へ近づいていく。ゴルフでは、それまでの長距離の打撃からゴール近くのグリーン内に入ると、小刻みな打撃（パッティング）を繰り返して、チップイン（ボールを穴に入れるこ

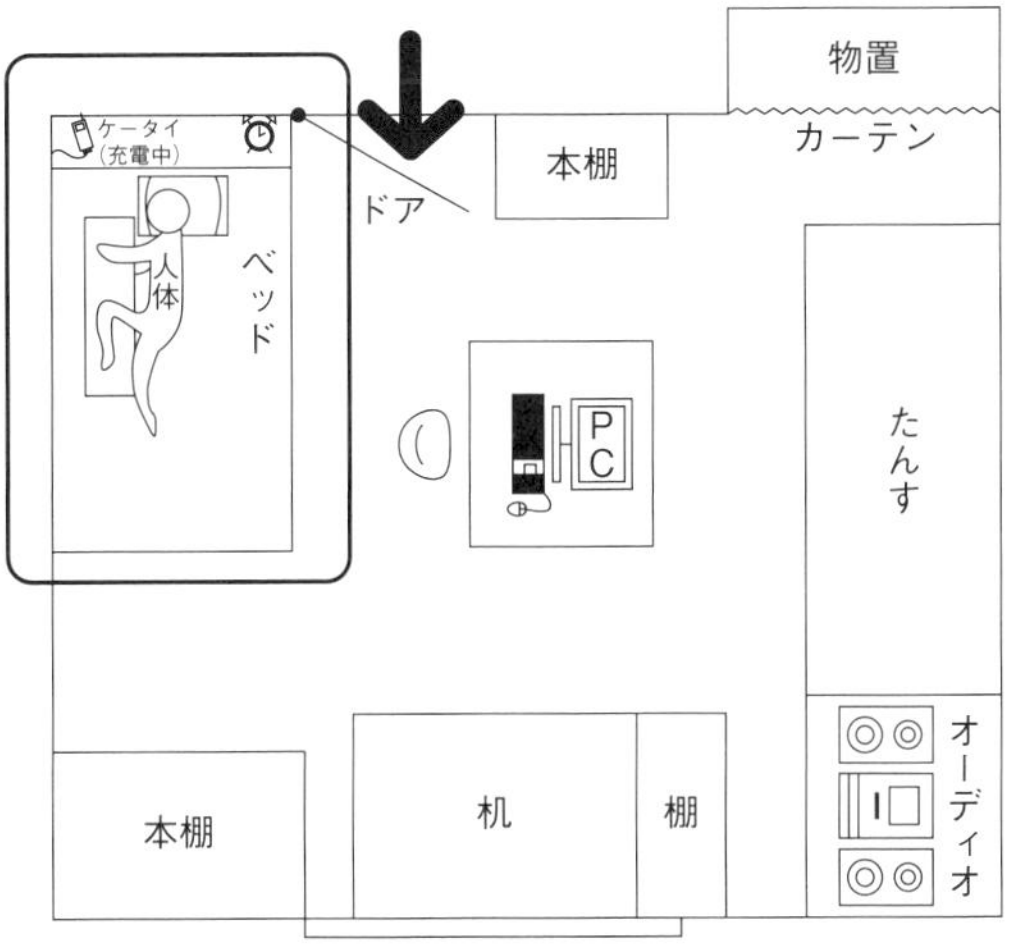


**図16　プレイモデルを適用した寝室地図**　（藤本 2008）

と）を目指し、入った瞬間、ゲームそのものがゴールインして終わる。同様に就眠ゲームでは、寝室内外をウロウロしつつ、しだいに意識の焦点を眠りに向けていく。ついに覚悟を決めて寝床・ベッド上に寝そべるところからグリーン上のパッティングゲームが始まる。すなわち、寝床・ベッド上でスマホをいじったり、本を読んだり、ネイルを手入れしたりという、人それぞれの就眠儀式のひとつひとつが、微妙なパッティング・プレイであり、そのうちいきなり、うまくボール（覚醒意識）がカップ（穴）に落ちて意識がなくなり、眠りに落ちるときに、ゲームがゴールインする。別に、急いで寝室に入る必要もないし、無理やりグリーンへ向かう必要もなく、焦ってパッティングを試みる必要はない。ゲームをどう進めるかは、プレイヤー（眠る本人）の気分次第で、主体的に進めればよい。もちろん、そのやり方は一人一人、違っていて当たり前だし、それぞれ自分の部屋で、他のプレイヤーたち（家族や同居人だけでなく、遠隔の知人・友人を含む）とスマホのＬＩＮＥなどで互いのゲーム実況を共有しつつ、そのうち全員がホールアウト（就寝）を目指せばよい。

医師の説明では、不眠とは「医学的禁止事項の侵犯」によるものとされ、本人は罪悪感に苛まれる。医学的ドグマあるがゆえに、不幸に陥ってしまうため、医学的言説は不眠対策としては逆効果だ。そんなドグマに従おうと逆らおうと、さっと眠れる（うまくプレイできる）日は眠れるし、眠れない（プレイがうまくいかない）日に眠れないのは、ゴルフと同じだ。ゴルフも、日ごろの練習は肝心だが、その日その日のプレイ本番でうまくいくかどうかは、運しだいだ。どんな百戦錬磨のプロでさえ、イップス（心身に異常がないのに、クラブがうまく振れなくなるスランプ症状）に陥れば、いかなる科学的対処を施そうとも、合理的な対策は難しく、時間が解決するのを待つしかないとされている。同様に、不眠もまたイップス同様、医学的言説をはじめ合理的な対策は難しい。「これでよくなる、治る」と期待せず、ああでもない、こうでもないと自分で工夫してみるのもいいし、いろんな人のアドバイスを試してみるといい。それがたまたま、うまく快眠に結びつけば、その人の新しい就眠ジンクス、寝つきのルーティンとなって定着していけば、ハッピーだ。

## 5. 眠りの欲求理論

睡眠行動のベースとなる睡眠欲求は、食欲・性欲と並んで「人間の三大欲求」と呼ばれる。もちろん、厳密にいえば、欲求の発現や充足の機序は、食・性・睡眠それぞれ別々のプロセスをもつ。たとえば食欲の一種である、コーラや炭酸水など嗜好性飲料の欲求モデルでは、「止渇」（渇きを止める）対「嗜好」（味わう）の二段階に欲求レベルを分けることで、飲食体験を文化現象として多層的に捉えようとする。また嗜好性飲料・茶には、有名な武将・石田三成「三献茶」の逸話のような文化的シナリオがある。[2]

しかし睡眠欲求に関しては、睡眠の量（時間）と質（深さ）という言い方はあるものの、基本的には「睡眠不足」対「睡眠充足」という単純な二項対立の機序しかない。これは飲食とは違って、睡眠が噛下や排泄といった単純な生理現象としか捉えられていない証拠である。「睡眠充足」の仕方には、「熟睡」と「快眠」という、やや異なる言い方はあるが、はたして文化的な差異の言説レベルに達しているかといえば、疑問だ。

ただし睡眠ではなく、その後に見る夢に関して言えば、古今東西さまざま無数の物語を生み出してきた。文化の内実（コンテンツ）をあらわす語彙量から見れば、「眠りの貧困」対「夢の豊穣」の落差は、きわめて激しい。睡眠の語り口の多様性を増やすことから、眠りの文化理論はスタートするべきではないか。そうした想いからモデル化した一つが、先に挙げたゴルフゲームの比喩であり、ここでの「止渇」対「嗜好」の二段階言説である。「止渇」を生理的レベルの充足、「嗜好」を夢見を含めた文化的レベルでの睡眠の堪能という別次元で捉える試みである。

これまで睡眠関連言説（主として医学はじめ自然科学系）は「止渇」にのみこだわり過ぎ、夢関連言説（主として人文系）は「嗜好」にのみこだわり過ぎて、共通の基盤を欠いていた。かろうじて両者をつないできたのが、不眠の悩みに対する個別の解決法・対策というプラグマティックな言説圏であった。

たとえば、言語哲学者・丸山圭三郎（一九八七）によれば、人間の欲は三つの次元に分類される。まず第一の次元は、生理的な欠乏を充足したい「欲求（ブゾワン besoin）」の次元、続いて第二の次元は、文化的な欠乏を充足したい「欲望（デジール desir）」の次元、最後に第三の次元は、本能が倒錯した過剰な何かを志向し、生理も文化も超越し、執りつかれたように突き進む「欲動（ピュルシオン pulsion）」の次元である。もちろん、実際の一つ一つの具体的行動においては、それらが混然と絡まりあう形で、われわれが何かを欲する行動が発動する。ただ、原理的・論理的には三つにカテゴライズされうるのだ。

食欲においては、次のように考えることができよう。同じ一杯のラーメンを口にするときの食欲においても、単に街を歩いていて空腹を覚えて目についた店に飛び込む「ブゾワン」。SNSで検索してクチコミ評価を読み漁り、評判の名店に並んで食べたい「デジール」。すでに一流シェフのフルコース料理を楽しんで満腹し、酩酊した後に、何か物足りなさ、寂しさを覚えて、ふと目についた屋台の、欲しくもないラーメンが無性に食べたくなる「ピュルシオン」といった具合だ。

そして睡眠欲について語る場合、われわれはまだ、こうした言説を展開しうるだけのボキャブラリーをもっていない。眠りの文化的貧困を物語る証拠と言えないだろうか。

## 6. 一人一人が眠りの哲学者

最近では睡眠外来などの専門医療・相談機関が増えたほか、マスコミやウェブでも、睡眠を健康の中心に置き始めた。一人一人が、自分から睡眠情報源にアクセスすることで、自分の睡眠の悩みを知り、SNSなどで気軽に打ち明け、情報共有や共感をはかれる時代になってきた。

この情報源へのアクセスと、共有・共感という条件整備こそが、「セルフ・メディケーション」（自己測定・診断・治療）の第一歩である。そして現代、その助けになるのが、スマホのアプリであろう。それまで専門医にのみ供されてきた、睡眠測定・診断・治療用ハード・ソフトが、簡易版ではあるが、スマホに取り入れられつつある。正確さに限界はあるが、自分の眠りをよく知り、改善するための「気づき」ツールとしては十分だろう。

「気づき」とは、単なる「気のせい」ではなく、重要な「セルフ・メディケーション」の大前提である。専門家による「外からの」診断・治療以上に、患者自身による「内からの」自覚に基づく「気づき」と、患者相互の「気配り」「癒し」こそが肝要となる。いわば、この「気づき」と「癒し」こそが、自分の心身と眠りを自主管理する、一個の哲学となる。

眠りに限らず、健康・医療行為全般に自主管理の思想を導入した医学者が、中川米造（一九六四）であった。医学部にあって医学の専門性を乗り越えた中川米造を、この道に導いたのが、哲学者・澤瀉久敬《おもだかひさゆき》。哲学者から医学者へと引き継がれた系譜が、患者本位の「気づきと癒し」の思想へと結びつき、その思想の具現化が、現在の「セルフ・メディケーション」の実践であろう。

新しい「快眠」対策が日々報じられるとき、個別のルーティンは参考になるが、目の覚めるような裏技・コツなどない。いかに、いい感じで睡眠に入れるよう、睡眠以外の生活・心身の条件を整え、心身のストレスを緩和・解消できるか。適切な勉強・労働・運動・余暇のバランスを保つことが大切であり、眠りだけに意識を限定・集中して、改善しようとしても難しい。

睡眠時無呼吸症候群、起立性調節障害など、近年、新しい睡眠障害が現れている。しかし、専門家が名付ける「病名」でなく、患者側のなんとなく感じる皮膚・身体感覚や、家族・友人が打ち明ける悩みの表現、いわゆる「不定愁訴」など、「気づき」の感覚こそを研ぎ澄ましたい。私たち一人一人が、自分の心身をよく知り、眠りのデザインを最適化できる「眠りの哲学者」なのだから。

眠りの文化論から哲学へと志向するにあたり、「眠」の原義にふれておきたい。本来、「眠」とは、「目を瞑《つむ》ると暗い」意とされる。諸説あるようだが、「民」の字が暗い意味なのは、古代中国の世界観では「王が光、民は闇」であり、皇帝や王を神格化する一方、対照的に民を低く見るところから来ているようだ。もちろん、現代では、明治日本で反転・導入された「民主主義」という熟語が国民主権概念とともに逆輸入され、「中華人民共和国」や「中華民国」となっているわけだが。

ただ、いまだに眠りの世界では、意味の反転が十分に起きていない。古代中国の原義に込められた「呪い」が、十分に解けていない。今こそ、目覚めている世界と眠っている世界との間の根強い差別と主従関係を終わらせ、「眠り」を暮らしの中心に置く価値転換を起こす時が来ているのではないか。新しい「眠主主義《みんしゅしゅぎ》」の夜明けは、専門家ではなく、私たち一人一人の手にゆだねられている。

**注**

1 本論文の図1～13は、著者からの許可を得て、同書から引用掲載したものである。
2 江戸時代の説話集『武将感状記』に見えるエピソード「秀吉三成を召し出さる、事」。若き日の石田三成が、豊臣秀吉に仕官するきっかけにふれたもの。三成が、秀吉に所望された茶の一杯目は、碗に八分目の量でぬるい茶を出し、もう一杯たのまれると、少し熱い茶を出した。さらにたのまれて、三杯目は小さな茶碗に少量の熱い茶を供した。この気配りに感心して、秀吉が三成を近侍に採用した逸話。茶という嗜好飲料に対する、欲望の多層性を示している。


**文献一覧**

小林哲・藤本憲一編（二〇二五近刊）『食の欲望論』平凡社
今和次郎（一九八七）『考現学入門』ちくま文庫
鳥居鎮夫（一九八四）『行動としての睡眠』青土社
中川米造（一九六四）『医学の弁明』誠信書房
藤本憲一（二〇〇一）「『異文化』としての睡眠――現代の若者＝「情報民」の眠りについて」吉田集而編『眠りの文化論』平凡社
藤本憲一（二〇〇三）「寝室に渦巻く、『かわいい』ケータイ空間――『ルーパラ』における平成版「着所寝」」睡眠文化研究所・吉田集而編『ねむり衣の文化誌――眠りの装いを考える』冬青社
藤本憲一（二〇〇八）「眠りの〈プレイモデル〉と寝室地図」高田公理・堀忠雄・重田眞義編『睡眠文化を学ぶ人のために』世界思

想社
藤本憲一（二〇二四）「生活財生態学と『寝室地図』、バイオログ」工藤保則・寺岡伸悟・宮垣元編『質的調査の方法——都市・文化・メディアの感じ方［第3版］』法律文化社
丸山圭三郎（一九八七）『言語＝記号のブラックホール』大修館書店
吉田集而編（二〇〇一）『眠りの文化論』平凡社
リンチ，K．（二〇〇七）『都市のイメージ』新装版　岩波書店
Mollison, J. (2010). Where Children Sleep, Hoxton Mini Press.
Mollison, J. (2015). Playground, Aperture Foundation.
Mollison, J. (2023). Where Children Sleep Volume 2, Hoxton Mini Press.

# 第9章 極北の眠り
## ——イヌイトの文化人類学的調査より——

本多俊和

通常ヒトが寝る時間帯は、世の中が暗くなる夜だと、多くの人は考えるだろう。もちろん、昼寝というものもあるし、夜に起きて働いている人もいるが、夜は寝る時間帯であり、昼間は目覚めて活動する時間帯であるという通念は一般的である。

しかし、そのような通念が通用しない人たちがいる。高緯度の北方地域で生活をしているイヌイト[1]である。彼らは一年の数週間ないし数ヶ月の間、太陽が地平線より昇らない「長夜」(「極夜」ともいう)、そして太陽が沈まない「白夜」の世界に住んでいる。

本論では、四五〇〇年前から長夜と白夜の世界を生きぬいてきたイヌイトの睡眠を紹介した上で、考古学的な資料を使って先史時代の様子を探った後、一八～一九世紀にイヌイトに接した初期の探検家や民族学研究者の記録から「伝統時代」の睡眠を概略して、二〇世紀中葉に私が行なった研究調査の資料に基づいて、現代のイヌイト社会の睡眠を描く。その上で太陽光線が著しく異なる白夜と長夜（極夜）の影響を受けると考えられる体内時計について考察を行なう。

極地にできる白夜と長夜は、地球の自転と公転、そして地軸の傾きによって出現する現象である。北極地域と南極地域では、白夜／長夜が起こる季節は逆であるが、本論文では、白夜と長夜を数千年にわたって文化システムに織り込んできた北極地域のイヌイト社会の睡眠を取りあげ、南極地域は人類が定住して環境に適応した文化を築いていないので、対象外とする。

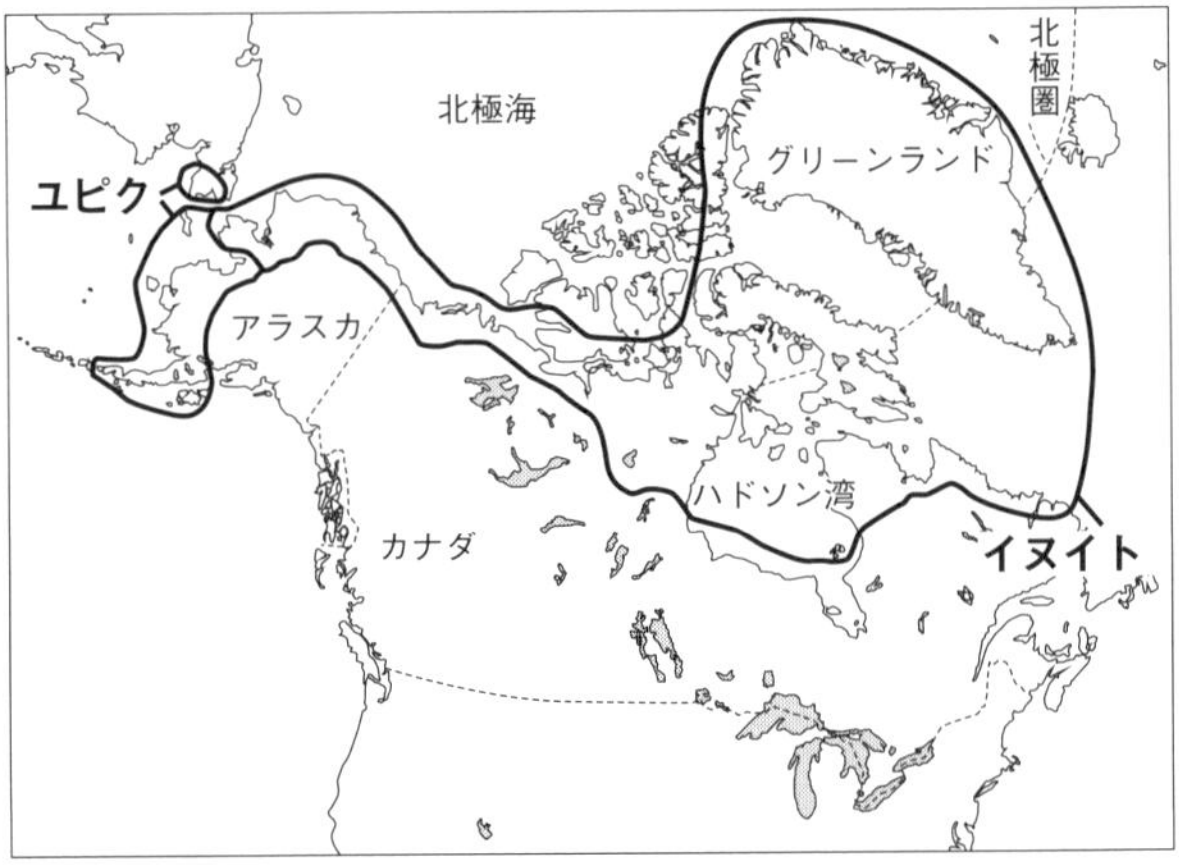


**図１　イヌイト居住分布図**
ユピクはイヌイトとともにエスキモー語族に属する民族

## 1. はじめに

はじめに本論文で使ういくつかの用語について解説し、イヌイトの居住地域の自然環境について概略を述べる。
「北極」という用語にはいくつかの使い方がある。一つは北緯九〇度の北極点であり、北極海の真ん中の地点にあるので人が住んでいない地理学的な区分である。もう一つの意味は、夏至に太陽が沈まず、冬至に太陽が昇らない「北極圏」という地理学上の概念である。本論では、イヌイトが主に住む森林限界以北のツンドラ地帯を極北地域と呼ぶ。年間平均気温は零度以下であり、年間降水量は二〇〇～五〇〇ミリ程度である。樹木（高木）が育たず、積雪面より高く伸びない灌木などの植物だけが繁殖する、永久凍土が連続的に分布している環境は、極北地域の特徴である。

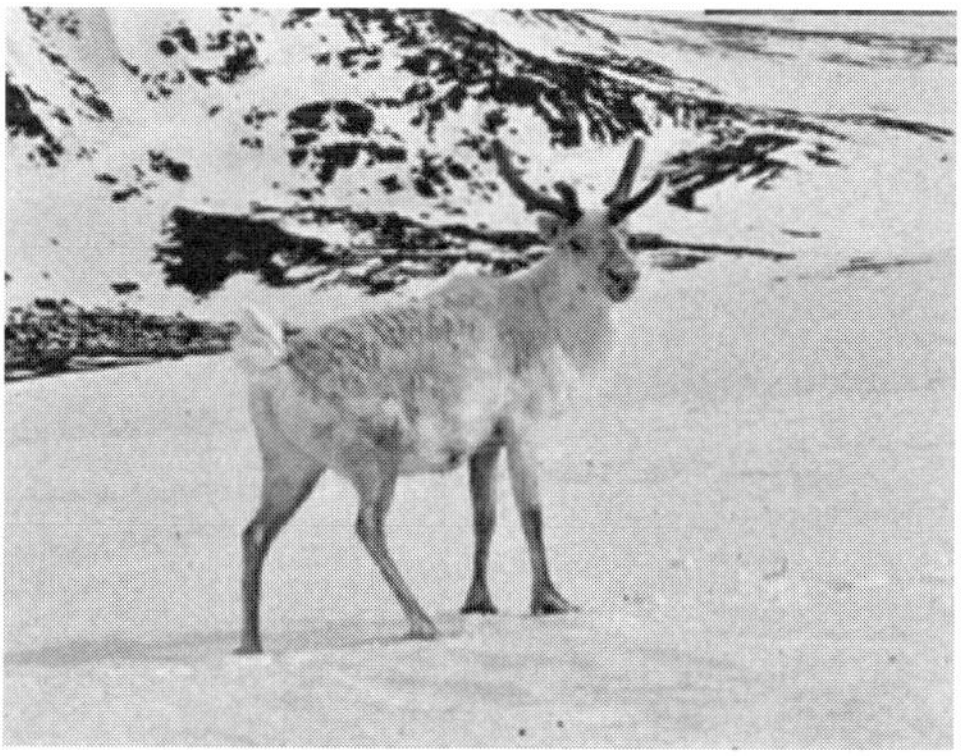

**図2　カリブー**　秋に冬毛に生え替わる。その時期の毛皮は軽くて温かい。

高木が北極地域で育たないのは、寒さの影響よりも、土壌の栄養素が乏しいこと、そして永久凍土のために根が張らないという影響の方が大きい。一方、低木は積雪面より高く伸びないので、しっかりした根はなくとも、吹きすさぶ真冬の寒風から守られる条件が整っており、生育が可能になっている。

雪氷に覆われている不毛な環境とイメージされる北極地域であるが、動植物は意外と多い。草やコケ、地衣《ちい》類などの植物を食べるジャコウウシ、カリブー（野生トナカイ、**図2**）、ジリス、ウサギ、レミング（タビネズミ）などの動物、肉食のキツネやオオカミ、さらにガン、カモ、アビ、ウミスズメ、キョクアジサシなどの渡り鳥のほかに、ライチョウ、カモメ、カラスなどの留鳥《りゅうちょう》が多く、海のアザラシ、セイウチ、クジラ、イルカ、ホッキョクグマ（ホッキョクグマは生物学上は海棲動物と分類されている）と魚類はイヌイト社会の基盤となっている食料源であり、また衣服や寝具の毛皮、骨角器などの道具作りの材料を提供している。極北地帯全体では、三〇種ほどの陸獣、一五種の海獣、二五種の魚類、一〇〇種以上の鳥類、二〇〇種以上の植物が存在し、これらをイヌイトは縦横無尽に利用してきた。

## 2. イヌイト社会の睡眠――睡眠環境の歴史的背景

北東アジアからおよそ四五〇〇年前にグリーンランドを含めた北アメリカ大陸の極北地域に住みついた人類の移動には、二つの波があった。一つ目はパレオ・エスキモー（Palaeo-Eskimo）の移動であり、二つ目の波は約千年前のトゥーレ（Thule）文化の担い手イヌイトの移動である。[2] パレオ・エスキモーの眠りについての情報はきわめて少ないが、後述するイヌイト文化期の住居の寝台に類する構造と配置がパレオ・エスキモーの住居址に認められるので、確認できているイヌイト文化期の睡眠習慣はパレオ・エスキモー期にも該当する蓋然性が高い。

イヌイトの睡眠と体内時計の考察をする前に、睡眠に関連する物質文化について述べよう。イヌイト社会には三つの形式の家屋、すなわちテント、雪小屋と竪穴式住居がある。

・テント

もっとも古い形式の家屋はテントであった。アザラシなどの毛皮を縫い合わせたテント覆いの裾を押さえる円形の石列（テントリング）は、パレオ・エスキモー期から知られている。民族誌資料から類推すれば、寝る場所は入口の反対側に「枕石」という石列で区切られた生活域だったと考えられている（図3）。

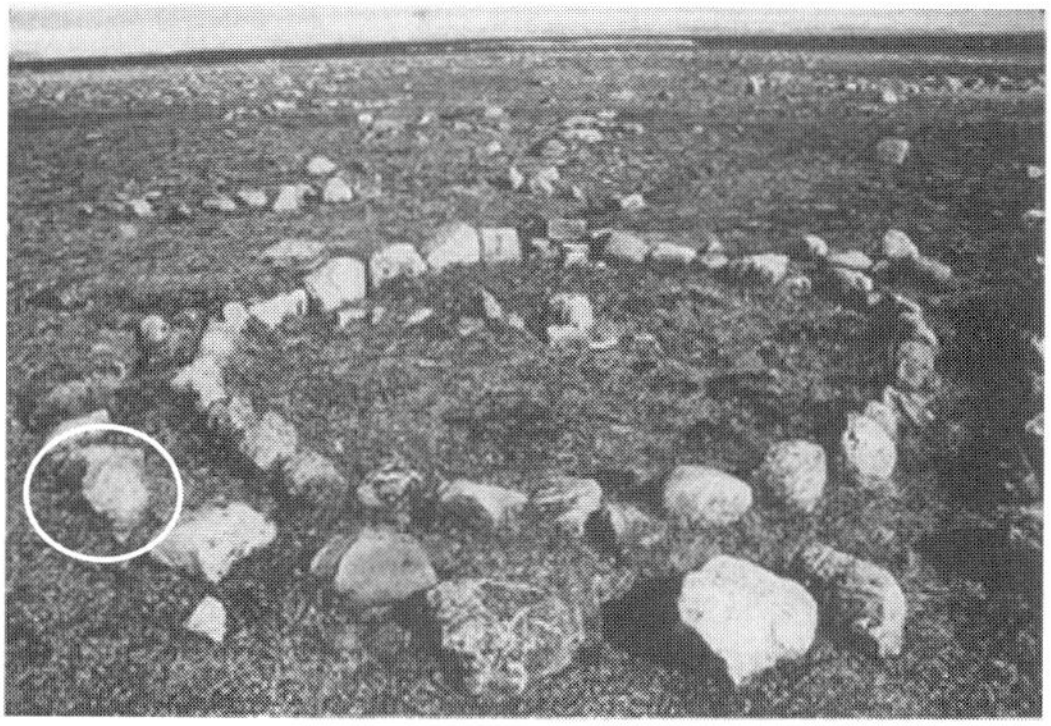
図3　テントリング　丸囲みが枕石

イヌイトは動物を飼育することはなく、植物栽培もしていなかったので、織物の寝具は存在しなかった。パレオ・エスキモー期のような伝統時代と同様に、敷き布団にジャコウウシの毛皮、掛け布団にカリブーの毛皮が使われていたと推察される。

考古学的な資料を分析した結果、イヌイト文化期の睡眠環境はそれまでの伝統文化期の様子に類似することがわかっている。そのため、痕跡が残らない夢などの精神的な現象を除けば、イヌイト社会の睡眠習慣は、一九五〇年代に定住政策が進められ、生活様式が著しく欧米化の影響を受けるまでは、それほど変わっていなかったと考えられている。

寝る場所については、夏はアザラシの毛皮を敷いたテントであった。パレオ・エスキモーは冬でもテントを使用していた。テントの裾を押さえるテントリングの形状は伝統期の住居址とほぼ同じであるので、入口の反対側に石列によって区分されているエリアは寝る場所だったと推測できる。このことを前提にすれば、伝統期に関する記述は先史時代に当てはまると考えてよいであろう。

### ・雪小屋（イグルー）

「イグルー」は「氷」のブロックを積み重ねて作ったイヌイト社会の家屋であると伝えられることがあるが、[3] これは間違いである。実際にはイグルーは氷で造るのではなく、雪溜まりから切り出す「雪」のブロックを螺旋状に積み上げた迫《せ》り持《も》ち（アーチ）工法で造る住居である（**図4**）。気泡が多い雪ブロックの保温性は高く、中にいる人の息だけで外気温度より数十度暖かくなる。イグルーは家全体を意味するイヌイト語であるが、英語などの欧米諸語では、雪小屋を指す用語とし

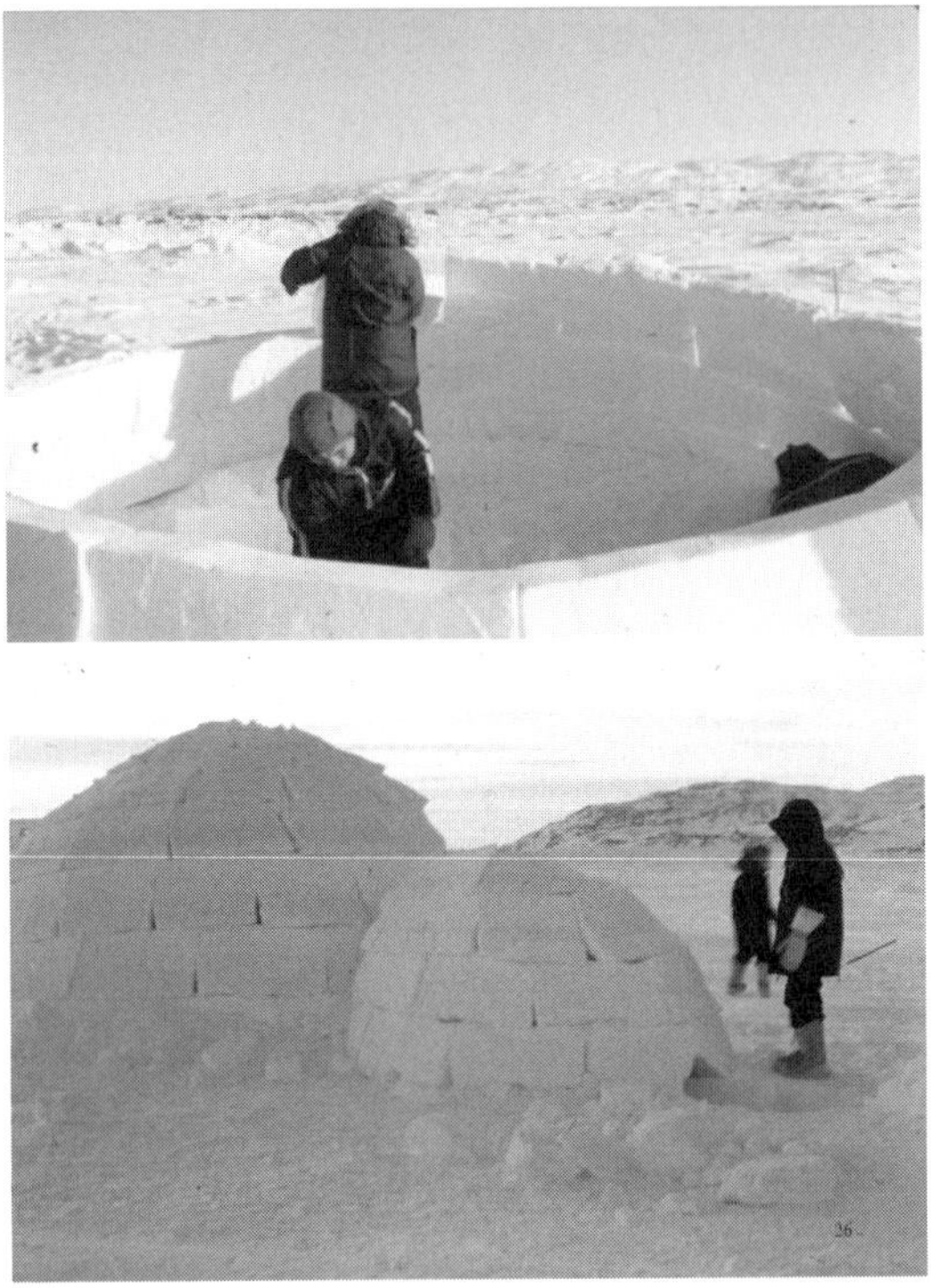

**図4　イグルー**　雪のブロックを螺旋状に積み上げて構築するイグルー。下の写真は完成したイグルー。

て広く使われている。現在、イヌイトの人々がイグルーを造ることはほとんどない。

イグルーの構造は、入口通路を掘り下げて室内の熱を逃がさないように設計されていた。衣服に雪などがついていると、これが暖かい室内で溶けて、外に出ると凍ってしまうので、玄関で毛皮の外套を脱ぐのが習慣であった。中での過ごし方はテントと同様であり、入口の反対側の高さ数十センチの台でくつろいだり、夜は毛皮を敷いて寝たりした。

伝統的に暖房と明かりは柔らかい石に凹みをくりぬいた燈明皿（石ランプ）だけであった（図5）。寝具はジャコウウシの毛皮の敷き布団、軽いカリブーの毛皮の掛け布団だけであり、寝巻をまとわずに裸で寝ていた。

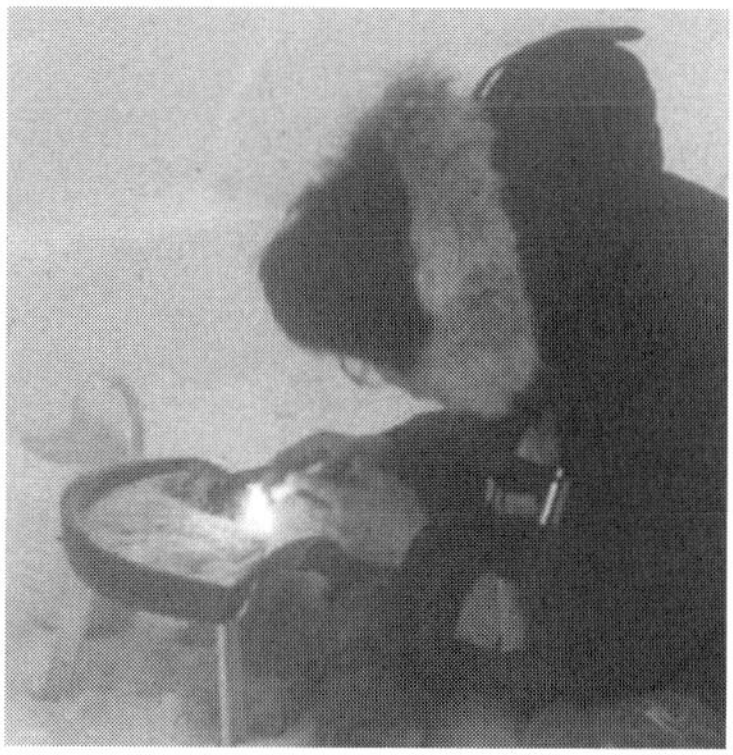

図5　燈明皿（石ランプ）

・竪穴式住居

夏に永久凍土が数十cm溶けると、深さ四〇〜五〇cm、直径二〜三mの竪穴を掘って、鯨の肋骨や下顎骨で築く骨組みに芝土を貼って住居を造っていた（図6）。その構造は雪小屋とほぼ同じであり、入口を生活面より低く掘って、室内の暖気を逃がさない工夫が施された。居室の奥は高さ四〇〜五〇cmのベンチ状の構造になっていた。ベンチは居住者の領域であって、よそ者がベンチに腰掛けることは、住居の主と特別な関係があることを示すのであった。

以上、初期の民族誌資料と考古学調査の成果を動員して、定住化以前のイヌイト社会の睡眠環境について概略を示した。以下では、一九五〇年代に本格化した定住政策から現在までの様子を述べる。

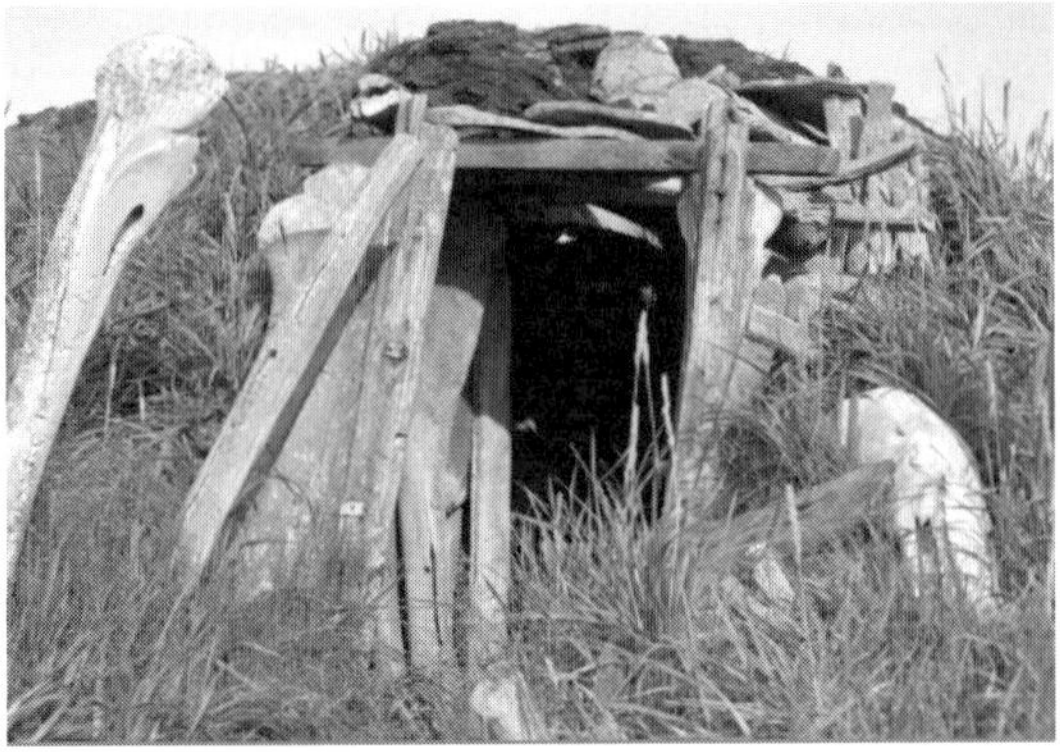

図６　鯨骨を建材に使った竪穴式住居

## 3. イヌイトの睡眠の現在

一九五〇年代に本格的に実施されたカナダ・イヌイトを対象とした定住政策およびデンマーク政府がグリーンランドで進めた近代化政策によって、イヌイト社会の睡眠が大きく変容した。

この定住政策により、イヌイトの人々は原則として核家族ごとに一戸の洋式住宅に住むようになった。また寝巻としてジャージ、Tシャツ、まれにパジャマを着るようになった。狩猟と漁労の生業活動を中心とした生活では、決まった時間帯に特定の活動をするわけではなく、状況次第、臨機応変に行動を起こしていた。

ところが、定住化や近代化が進み、活動時間が決まっている通学や、各村にある村役場、発電所、ごみ収集などのインフラストラクチャ維持の仕事、生活協同組合（コープ）の店員など、新しい生活パターンが導入された。

後で詳しく白夜／長夜と睡眠の関係を考察するが、定住化までは、白夜と長夜に関係なく、年間を通して睡眠／覚醒サイクルは規則的だった。つまり、白夜に夜更かしをしたり、冬の長夜に長く寝たりすることはなかった。しかし、現在子どもは夜遅くまで遊んで朝は起きられず、学校へ遅刻する、あるいは欠席することが社会問題になっている。

生活の欧米化に伴って、衛星放送が普及して数十チャンネルのテレビ放送が終日放映されるようになり、その影響がイヌイト社会に変化をきたしている。テレビの普及はイヌイト社会に世界の情勢を知る道具を提供したと同時に、イヌイト社会と文化を世界に知らしめるプラットフォームになったというメリットがある。[4] しかし一方で、テレビを視て夜更かしをすることで生活リズムが崩れ、労働者が出勤しない、子どもが学校を欠席する、暴力の場面が放映されるというネガティブな側面も指摘されている。[5]

## 3・1　睡眠時間

イヌイトの睡眠時間が七〜八時間という初期の民族誌の情報は、古老たちのインタビューでも確認できた。また他の民族の睡眠時間を調べると、時計に縛られていなかったタンザニアのハヅァ（Hadza）、ナミビアのブッシュマン（Bushman）、ボリビアのチマネ（Tsimane）も平均睡眠時間は七・七時間だったとする研究がある。[6] このことから、人類のそもそもの睡眠時間は七〜八時間であると推測できる。イヌイトに特化した統計は見つからないが、現代のカナダ国民の平均の睡眠時間は七・九時間（一八〜六四歳）である。

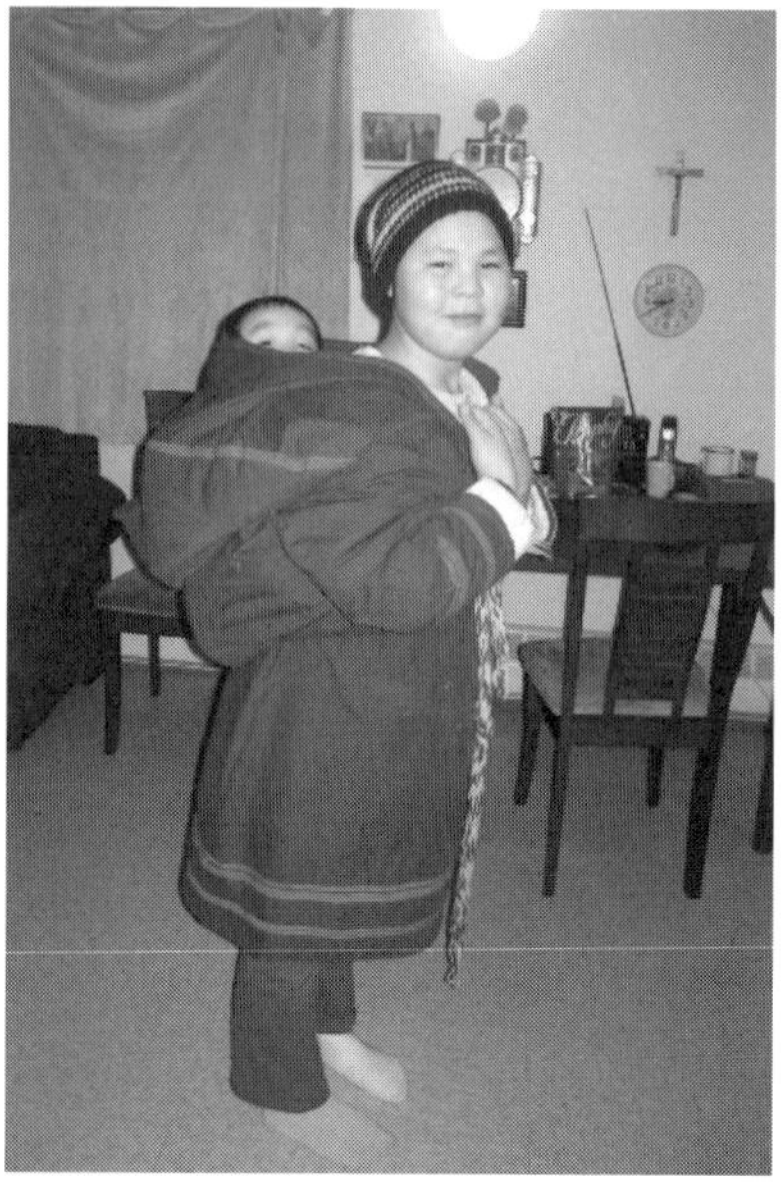

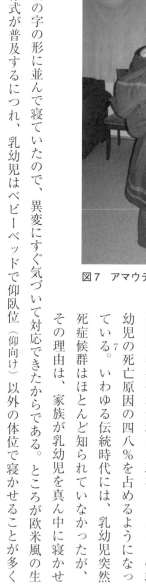

図7　アマウティック

### 3・2　乳幼児突然死症候群

睡眠の変化によるもう一つの課題は、乳幼児の死亡原因である。衛生状況が改善され、医療サービスの普及に伴って、感染症が原因の死亡率は著しく低くなった。一方で、乳幼児突然死症候群が増え、現在、イヌイトの乳幼児の死亡原因の四八％を占めるようになっている。[7] いわゆる伝統時代には、乳幼児突然死症候群はほとんど知られていなかったが、その理由は、家族が乳幼児を真ん中に寝かせた川の字の形に並んで寝ていたので、異変にすぐ気づいて対応できたからである。ところが欧米風の生活様式が普及するにつれ、乳幼児はベビーベッドで仰臥位（仰向け）以外の体位で寝かせることが多くなり、乳幼児突然死症候群による死亡が増えたとする研究がある。

そこで注目されるのが、アマウティック（amautiq）と言われるねんねこ半纏である（図7）。ゆったりしたパーカーを丈夫な紐で腰に締め、前と後ろに乳幼児がすっぽり入るスペースを作る。腰紐に支えられて、乳幼児がずり落ちることはなく比較的に自由に動けるし、パーカーの外に出さないで乳幼児を前に回して、授乳することも可能である。アマウティックの最大の利点は、乳幼児が仰臥位（仰向け）以外の体位で寝るのを防げることである。近年、あらためてこのアマウティックに注目が集まるようになった。

## 4. イヌイト社会における夢——解釈と役割

イヌイトの世界観では、一人ひとりにタグニック（tarniq）という魂があると考えられている。[8] 夢とは、タグニックが体から離れて、異次元を彷徨って経験することだとされている。ヒトが眠っている間に、この魂が体から離れて異次元に存在する祖先のタグニックたちに会いにいく。そして例えば、カリブーやホッキョクグマなどの獲物の居場所や、天候はどう変わるのか、などの情報を集める。魂が体に戻ってくる（つまり目が覚める）と、タグニックが集めてくれた情報を周りの人たちに詳しく伝えなければならない。

その理由は、夢は先祖が持っている獲物の在処や天候の情報を現実の世界へ伝える媒体であるからである。重要なことは、集団の繁栄を左右するような情報は個人のものではなく、集団の存続のために共有すべきものと考えられていることである。要するに、これらの情報は独り占めしてはならないのである。

イヌイトの人々は目が覚めると、夢の内容を詳しく聞き取る古老たちやかつてのシャーマンに、夢を解釈してもらう。例えば、天候が急変するので漁に出てはならないなど、これから起こるであろう事態への対応の指示を仰ぐので、見た夢についてはその詳細まで正確に伝達することが求められる。

タグニックとは宿主の生命の源であり、それが体から離れている時には、宿主は悪霊などからの危険な攻撃に対して無防備になる。この魂が異次元で彷徨っている間、宿主に戻れなくなって迷子になる恐れがあるとイヌイトは考える。タグニックが迷子になると、宿主は不幸に見舞われたり、生命の危険にあったりすると考えられていた。つまりイヌイトの人々にとって、夢を見るということは怖いことであると考えられていたのである。

## 5. 白夜／長夜と体内時計

既に述べたように、高緯度地域では太陽は地平線より昇らない長夜（極夜）と、太陽が沈まない白夜の日が続く。緯度によってそれぞれの現象が続く日数は変わる。例えば、グリーンランドの北緯七七度にあるカーナーク（Qaanaq）の白夜日数はおよそ九〇日であり、北緯六八度のアーシアート（Aasiaat）はおよそ六〇日である。カーナークの長夜日数は六八日であり、アーシアートは四〇日である。

地球の自転に合わせて、人間を含めて動物の摂食行動や睡眠パターンなどの生体リズムを調整する仕組みを体内時計という。ヒトの体内時計は正確に二四時間の周期

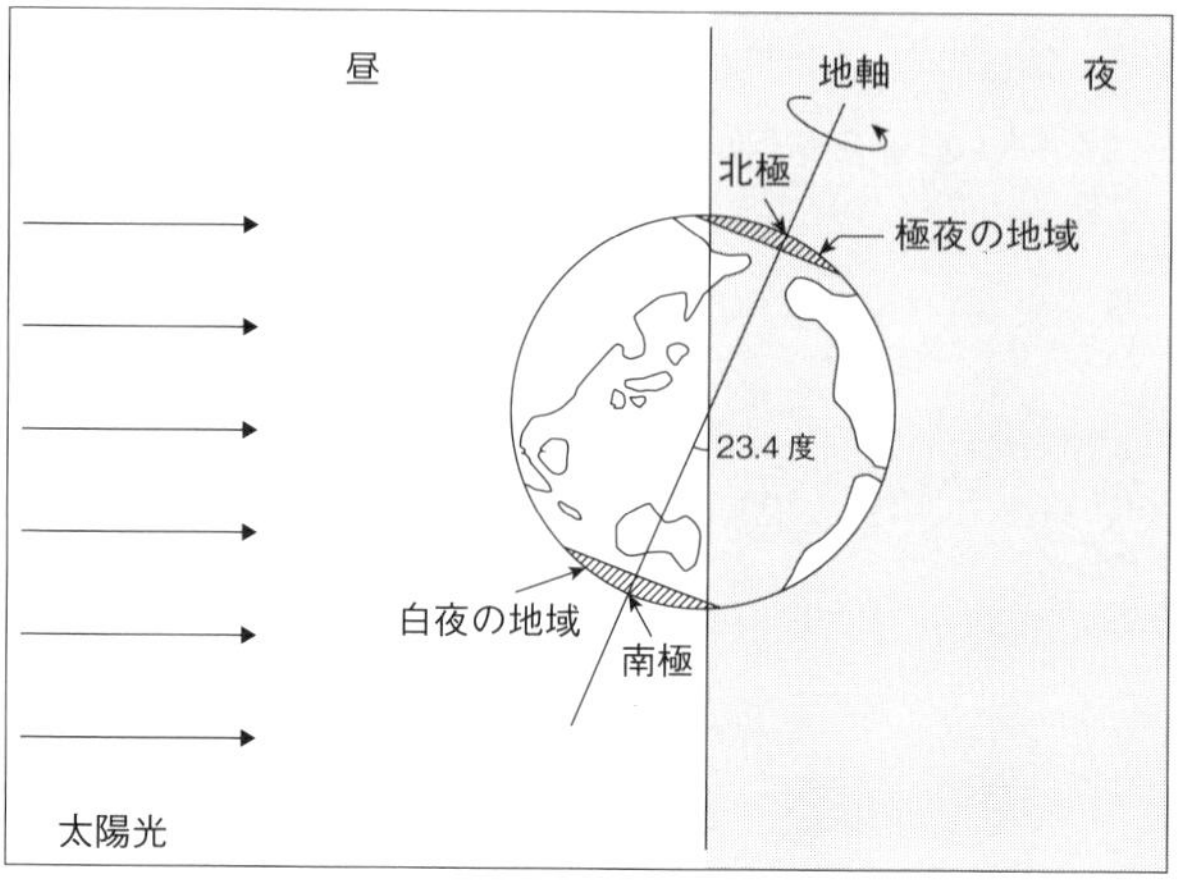


図 8　白夜／長夜の仕組み（北半球が冬の場合）

ではなく、朝方の太陽光（高照度光）を浴びることによってリズムが調整され、二四時間の昼夜変化に同調すると考えられている。[9] 太陽光を浴びることによって体内時計はリセットされ、地球の自転によって生じる環境の周期的な変化に適応して、生体機能の時間的恒常性を維持する。[10] 生物は生化学的、生理学的、行動的プロセスの時間的調整と段階的調整を通じて、日常的な活動に好ましい条件を予測して活用することができる。[11]

実は、体内時計の刻む概日リズム本来の周期は二四時間よりやや長い。数年前までは、個人によって違いがあるものの、その周期は二四・二時間、二四・七時間、あるいは二四・五時間と幅があるが、多くの事例で二五時間に近いとされていた。つまり、私たちは本来の二五時間周期のリズムを、毎日一時間修正して、前日の入眠時刻から次の日の入眠時刻までの周期がおよそ二四時間となるよう、二四時間周期の外部環境に合わせて生活している、と大半の研究者は考えていた。[12] 一ヶ月以上の長夜を過ごすイヌイトにこの計算を適用すると、ほぼ二週間おきに昼夜リズム（diurnal rhythm, day-night rhythm）は逆転することになる。

ところが、二〇一〇年代に入って、体内時計と一日の長さ（二四時間）とはそれほど大きな開きはなく、一〇分程度であるとする研究がメディアで紹介されている。ハーバード大学のシェイスラー教授（Charles A. Czeisler）の研究によれば、イヌイトの体内時計の概日リズムは二四時間一一分とされている。[13] 秋田大学の三島和夫教授は、日本人の場合、体内時計は平均二四時間一〇分であるとしている。そしてこれはあくまでも平均値で、それより長い人もいれば短い人もいるという。[14]

以上のように、ヒトの体内時計は一日約二五時間であるという説は否定されつつあるが、より短い二四時間に近いという最近の研究成果を利用しても、一日に一〇分のズレは長夜の一月には三〇〇分、すなわち毎月五時間のズレが生じる計算になる。イヌイトの場合は、数週間ないし数ヶ月の間にわたって長夜や白夜が続くことになるので、この期間は太陽光によって概日リズムがリセットされる機会は得られないことになる。このことから、以上のような体内時計をめぐる前提は、吟味する必要がある。

生物学的な視点からすれば、哺乳類のほとんどは生理機能と行動において明確な概日リズムを示す。この約二四時間周期において最もわかりやすい側面は睡眠覚醒サイクルであり、そのリズムは健康と身体の状態を一定に保つのに重要であるとされる。[15] しかし高緯度地域で生息する動物には、睡眠覚醒サイクルがないとする研究が多くある。[16] 他方で、高緯度地域の動物にも睡眠覚醒サイクルが認められるとする研究もある。[17]

高緯度地域の動物に概日リズムがあるかどうかの結論は、今後の研究成果を待たなければならないが、イヌイト社会では明らかにヒトの体内時計は機能しており、概日リズムが維持されている。他の高緯度の陸上哺乳類で体内時計が機能していないことが証明されれば、ヒトが太陽光を浴びて睡眠サイクルを調整しているという考え方を再検討する必要が出てくる。太陽光のない数週間から数ヶ月、そして太陽光が二四時間降り注ぐ間に高緯度地域に住む人の体内時計はどうなっているのだろうか。昼と夜の明暗のサイクルは、毎日の行動リズムを制御する体内の「体内時計」を同期させるが、北極地域の動物にはこの形式の調節は一年のほとんどで認められない。

人間社会において、概日リズムが必要とされる背景には、社会関係を維持しなければならない事情があるからと想定できる。人間社会とは異なって、トナカイは食料獲得行動に伴う集団的な協力も、食料の再分配もないので、統一的な行動パターンは不要であるかもしれない[18]。そこでトナカイに概日リズムはそもそもなくそれは原始形質なのか、あるいは獲得形質なのかを探ることは、興味深い発見につながる可能性がある。

## 6. イヌイト社会の二つの「夜」

イヌイトは世の中が暗闇に包まれる時間帯の「夜」ターク（taak）と、低／中緯度地域に住む私たちが当たり前と考えている一日二四時間の一区分の「夜」ウンヌアック（unnuaq）とを区別する。それは、タークには「朝」の訪れはない、従って体内時計をリセットする太陽光のない環境で生活をしていることを意味する。ちなみに、グリーンランドのカーナークでは、二〇二三年一〇月二四日に日没し、次の日の出は四ヶ月後の二〇二四年二月一七日だった。

それにもかかわらず、イヌイトの人々は低／中緯度地域の私たちと同様に、規則的な昼／夜を繰り返す生活をしていた。時計が示す夜一〇時ごろに眠気を感じて休み、朝六時〜七時ごろに目が覚めて一日の活動が始まる。光・闇と関係なく規則的にくり返される文化的な「昼夜」は、親が子に心得として教え諭す社会的な規範である[19]。白夜でも、カンカン照りでも、夜一〇時頃になれば、体が休養を求め、自然に休むようになったという。イヌイトの教えでは、ウンヌアックは心身を休めるためにあると伝えられる。逆に、昼間に眠る（うとうとする、微睡《まどろ》む）ことはよくないと思われていた。実際、私が漁労キャンプでの激しい運動の後、テントで熱い紅茶を飲んでうとうとしていたら、古老に起こされ、昼間は仕事をするべきだと諭された経験がある。

イヌイトでは長夜の際の時間帯は、オリオン座やこぐま座などの星座を観察しておおよその時刻を知ったようだが、寝る時刻はオリオン座が中点に来るころだと認識されていた。ちなみに、こうした天体観察は現在の私たちが昔の就眠時刻を計る参考になる。

イヌイトは、高緯度の闇と光が激しい季節変動をする地域に住むので、「夜」を意味する表現をめぐって複雑な語彙を編み出している。闇の時間帯である夜（ターク）という概念があるがこれとは別に、夜（ウンヌアック：unnuaq）と昼間（ウルック：ulluq）は光・闇と関係なく規則的にくり返される文化的な「昼夜」である。言い換えれば、他の社会でもそうであるように、睡眠は生理的な現象であると同時に、文化的な現象である。長期的に太陽光を受けて体内時計をリセットする機会がなくても、イヌイトの人々が一日二四時間の周期をずっと保ってきたということは、睡眠の生理学的な面と文化的な面の関係を考える上での適切な事例となる。

今後の研究課題として、まずは現在問題になっているイヌイトの睡眠障害、すなわち睡眠が不規則になっていることが挙げられる。これらの睡眠障害の原因として、光・闇とは関係ない社会的規範による体内時計の機能不全が関連すると考えられる[20]。その他に、メタボリックシンドロームや癌が伝統的なイヌイト社会では認められないことが睡眠と関係するのかという問題が挙げられる。

## 7. まとめ

これまで見たように、北アメリカ大陸の高緯度地域に住むイヌイトは、昼／夜の区別がつかない白夜と長夜という自然環境において、概日リズムを更新するために必要な二四時間サイクルの太陽光線がなくとも、体内時計は狂うことなく、低／中緯度の人間と変わらない概日リズムが維持されていた。

白夜／長夜において毎日、明暗が繰り返されなくとも、このように概日リズムが崩れない状態は、極北地域の環境であるイヌイト社会で生まれ育った者はだれでも保持できるものなのか、それとも遺伝的な適応が条件なのか、これは非常に難しい問題となる。この問題の議論のためには、以下のようなさらなるデータが必要になる。居住地域の緯度の高低（緯度が高いほど影響が大きいのか）、居住の長さ（デンマーク人など、比較的居住が新しい北欧の人びととの比較）、社会的な環境の違い（北東アジアのエベンキ民族や、北欧のサーミ民族などとの比較）などである。これらのデータの取得については容易ではない調査が必要となり、今後のさらなる研究成果を待たなければならない。

**注**

1 「イヌイト」という民族名については「イヌイット」と表記される場合もある。「エスキモー」という語は過去にイヌイトを示す用語として使われていたが、本論では、「パレオ・エスキモー」という時期区分を示す用語としてのみ用いることとする。

2 Honda 2021: 125.

3 https://kentikusi.spitz8823.com/yougo/i/i015.htm.
4 Stern 2003.
5 Stenbaek 1987: 309.
6 Dijk & Skeldon 2015: 176; Yetish et al., 2015.
7 Collins et al. 2102.
8 世界の民族の夢については第4章の豊田論文を参照。
9 山仲（二〇一六）。
10 山仲（二〇一六）、橋本ら（二〇〇七）、Foster & Roenneberg 2008: R784；大川（二〇〇三）四一三頁。
11 大川（二〇〇三）四一三頁；Williams et al., 2015: 86.
12 例えば、井深（二〇〇二）六頁、大川（二〇〇三）四一四頁。
13 Cromie 1999.
14 https://www.nikkei.com/nstyle-article/DGXMZO57263390W0A320C2000000/（Kitamura et al. 2103）.
15 Sanchez et al. 2022: 3.
16 Hazlerigg & Tyler 2019, Lu et al. 2010, van Oort et al. 2005, 明石（二〇一三）。
17 Arnold et al. 2018.
18 Hazlerigg et al. 2019: 6.
19 Bordin 2004.
20 Zelinski et al. 2014.

## 文献一覧


明石真（二〇一三）『体内時計のふしぎ』光文社
井深信男（二〇〇二）『概日リズムの発生と維持に関する生物心理学的研究』筑波大学博士論文
大川匡子（二〇〇三）「現代の生活習慣と睡眠障害─時間生物学の観点から─」『心身医学』四三巻七号、四一三～四二二頁
金尚宏、深田吉孝（二〇一九）「生物時計と体のリズム」『学術の動向』二四巻八号、八～一九頁、日本学術協力財団
橋本聡子、本間さと、本間研一（二〇〇七）「睡眠と生体リズム」『日本薬理学雑誌』一二九巻六号、四〇〇～四〇三頁

前村浩二（二〇〇二）「生体リズムの乱れを調整する3要素（光、食事、メラトニン）」『心臓』三巻二号、一五四～一五八頁、日本心臓財団

山仲勇二郎（二〇一六）「生活環境と生物時計」『日本生気象学会雑誌』五三巻二号、六九～八一頁

Arendt, J.（2012）. Biological Rhythms During Residence in Polar Regions. *Chronobiology International*, 29: 4, 379–394.

Arnold, W., Ruf, T., Loe, L.E. et al.（2018）. Circadian rhythmicity persists through the Polar night and midnight sun in Svalbard reindeer. *Nature Scientific Reports*, 8, 14466.

Bordin, Guy（2004）. Darkness is not the cause of the night: An Inuit Perspective from Canadian Eastern Arctic on the Night. *Proceedings, 14th Inuit Studies Conference, The Arctic Institute of North America* 37–46.

Collins, S.A. et al.（2012）. Causes and risk factors for infant mortality in Nunavut, Canada 1999–2011. *BMC Pediatr* 12, 190.

Cromie, W. J.（1999）. *Human biological clock set back an hour*. Harvard University Gazette, 15. https://news.harvard.edu/gazette/story/1999/07/human-biological-clock-set-back-an-hour/

Dijk, D. J. & Skeldon, A.（2015）. Human sleep before the industrial era. *Nature*, 527, 176–177. https://doi.org/10.1038/527176a

Foster, R. G. & T. Roenneberg（2008）. Human Responses to the Geophysical Daily, Annual and Lunar Cycles. *Current Biology*, 18, R784–R794.

Hazlerigg, N. & J. C. Tyler（2019）. Activity patterns in mammals: Circadian dominance challenged. *PLoS Biology*, 17-7:1–10.

Honda, S.（2021）. Whales and Whaling in Greenland: Historical and Contemporary Studies. In N. Kishigami（Ed.）, *SENRI ETHNOLOGICAL STUDIES 104, World Whaling: Historical and Contemporary Studies*, 113–132.

Kitamura, S. et al.（2013）. Intrinsic Circadian Period of Sighted Patients with Circadian Rhythm Sleep Disorder, Free-Running Type. Biological Psychiatry, Volume 73, Issue 1, 2013, Pages 63-69, https://doi.org/10.1016/j.biopsych.2012.06.027

Lu, M. et al.（2010）. A Circadian Clock Is Not Required in an Arctic Mammal. *Current Biology*, 20, 533–537.

Sanchez, R. E. A. et al.（2022）. Sleep timing and the circadian clock in mammals: Past, present and the road ahead. *Seminars in Cell and Developmental Biology*, 126:3–14.

Stenbaek, M.（1987）. Forty Years of Cultural Change among the Inuit in Alaska, Canada and Greenland: Some Reflections. *Arctic*, 300-309.

Stern, P.（2003）. Upside-Down and Backwards: Time Discipline in a Canadian Inuit Town. *Anthropologica*, 45（1）, 147–161. https://doi.org/10.2307/25606121.

van Oort, B., Tyler, N., Gerkema, M. et al.（2005）. Circadian organization in reindeer. *Nature* 438, 1095–1096 https://doi.org/10.1038/4381095a

Williams C. T., Barnes, B.M., Buck C. L.（2015）. Persistence, entrainment, and function of circadian rhythms in polar vertebrates. *Physiology*, 30

（2）:86–96.

Yetish, G., et al.（2015）. Natural Sleep and Its Seasonal Variations in Three Pre-Industrial Societies. *Current Biology*, 25（21）: 2862–2868.

Zelinski, E.L. et al.（2014）. The trouble with circadian clock dysfunction: Multiple deleterious effects on the brain and body. *Neuroscience & Biobehavioral Reviews*, 40: 80–101.

# 第10章 「あとは、寝るだけ」
## ——東日本大震災の避難所から安眠を考える——

ブリギッテ・シテーガ

### 1. プロローグ

二〇一一年七月二二日。食後、私は美貴子さん（五一歳）と留美子さん（六〇歳）[1]に、津波後の避難所での生活を一言で言うとどうかと伺った。「もちろん、懸念や心配はあるけどね、でも焦らず、一日一日を大切にしようと思っているのね。これから準備する食事のことを話し合って、一緒に楽しくキッチンで仕事をしています。みんなが料理に満足してくれると、私たちも嬉しいんです。毎日自分たちに言い聞かせています。『今日もおいしくいただきました……。あとは、寝るだけ。』そうやって暮らしています。たぶんこの言葉が私たちの現状をうまくまとめていると思います。」

（フィールドノートより抜粋）

「あとは、寝るだけ」。二人の女性による、岩手県山田町、龍昌寺の避難所での暮らしについての語りを締めくくったこの言葉が、私の心に残った。二〇一一年三月一一日の大地震、津波、火災で家が全壊してから四ヶ月後、彼女たちは家事という日常生活を確立し、多少の安定を取り戻すことができた。そこでは、睡眠は単純なことのように見えた。しかし、津波後の夜は誰もが安眠できなかった。

本論文では、震災後、人々の睡眠を妨げたものは何だったのか、そしてどのように再び安心と安眠を取り戻したのかについて記述する。安眠は、人々が元気を取り戻し、地域社会を再建する回復のプロセスの前提条件であるため、睡眠の問題を最小限に抑えるために何ができるかを理解することは不可欠である。また、人々は特定の心配事により夜眠れなくなるため、睡眠の問題に着目することで、震災後に人々が主に何を懸念していたのかについて洞察を得ることができるだろう。

この記述は二〇一一年六月上旬と七月下旬の計四週間、清水誠勝住職のゲストとしてお寺で避難所生活を共に体験させてもらった際のエスノグラフィーと、避難所（特に、龍昌寺と南小学校）で生活をされていた方々へのインタビューに基づいている。[2]

## 2. 津波による悪夢？

甚大な津波被害にもかかわらず、世界が終わるような悪夢を見たという人はほとんどいなかった。というのも、世界中の人々が津波発生からわずか数時間後に見た光景を、避難所の人々がテレビで見ることができたのは、それから何週間も経ってからだったためである。美智子さん（五六歳）はこう述べる。「私たちはただ安全な場所に逃げ込んだだけでした。津波そのものは見ていないんです。夢にも出てきませんでした」。

津波を実際に見た人でさえ、ことの大きさを十分に理解することは不可能であった。人々は「津波警報が鳴ったら逃げろ！」という教えと、事前に訓練していた避難指示に従っただけであり、津波が自分たちの家屋や生命を実際に脅かすとは想像もしてなかったのである。

二人の幼児と義母を連れて逃げた春子さん（三六歳）は、その時のことを語るのに、一度も「不安」「恐怖」などの言葉を用いていない。最初に避難した家に津波が到達した時、春子さんの感情は切迫感に支配され、不安や恐怖を感じる暇もなかったのである。

（春子）数分後、ドアの外を見てものすごい音がしたんです。津波が大量の瓦礫を動かしながら押し寄せてきていて、私たちの建物のほんの一〇メートルか一五メートル手前で止まって。「はぁー！大変だ！ ばあちゃん、津波が来た！ ここは安全じゃない。もっと高い所に行かなきゃいけない！」って叫んだんです。津波は第一波より次に来るのが大きくなるって知ってたんで。急いで車に乗って、南小学校に向かって。（中略）阪神大震災の時の映像で、地震の後に火事が来るのは知っていて、やっぱりって思って。広がらなければいいなと思って見ていました。（中略）もちろん、大きな津波があったことは知っていましたけど、被害の規模については何もわからなかったんです。

南小学校は、町が公式に指定した避難所であり、津波が到達する可能性のない役場からは徒歩圏内にある。避難の準備はあったが、災害の規模に圧倒されることとなった。津波の直後から避難所として解放され、体育館、教室、隣接する幼稚園と道場は被災者ですぐに埋め尽くされた。食料、マット、毛布が配られ、ボランティアの医師、薬剤師、看護師による応急処置の部屋も用意された。初期の混乱期にこの避難所に何人が寝泊まりしたかは明らかではないが、最初の数週間には約一八〇人が滞在し、六月まで約一〇〇人が残った（シテーガ二〇一三a）。

龍昌寺は海の近くの丘の上にある。人々は安全のためにこのお寺の本堂前に集まったが、そこは指定された避難所ではなかった。達也さん（四三歳）は以前このお寺でIT関係の仕事を頼まれたことがあり、津波が来た日、清水住職と奥さんの典子さんが外出していることを知っていた（二人は深夜に暗い山道を通って、ようやく戻ることができた）。そこで彼は二人が不在の間、お寺に残っていた若い住職を助けるために駆けつけた。そして、津波から奇跡的に難を逃れることができた清水住職の助手の信幸さん（三七歳）も彼らに加わった。日が沈み、避難してきた人々を布団や汲み取り式トイレ（水洗でない）が完備された二階に案内した。しかし、津波も火災もお寺のすぐそばまで来ていたのだ。

**（達也）**火事で建物が倒れて、爆発する音、ポン！　とかパン！　という音だったり。建物が揺れるぐらい。あれはみなすごい不安だったの、あの音は。その間も余震がけっこう来たし。余震が来ては高台上がって海を見て、爆発の音がしては町が見える高台に上って見て。一晩中やってました。

この語りからわかるように、続く揺れと大きな爆発音が不安感をさらに募らせたのであった。実際に状況は危険であった。水道管は壊れ、消火栓は役に立たなかった。道路は瓦礫で覆われ、消防隊は延焼を防ぐことができなかった。幸い、夜には風向きが変わった。

達也さんにとっては、状況を観察し報告することが、ある種の物事をコントロールする感覚を取り戻すのに役立った。また避難している人々にとっては、真っ暗な夜に墓地や丘の急で狭い山道を越えて逃げなければならない場合に備えて、誰かが確実に警告してくれるという確信が、ある程度の安心感をもたらしただろう。

山田町では、津波に襲われた時、子どもたちは学校にいて助かった。それらの学校は避難所となった。一二歳の咲希《さき》さんは、両親が仕事先で身動きが取れなくなったため、初日はクラスメートと一緒に寝泊まりし、楽しいお泊まりだったと言った。翌朝、母親と連絡が取れた時、彼女は「大丈夫、みんないたから」と言った。咲希さんは、当時は何が起きたのかを全く飲み込んでいなかったと言う。つまり、緊急に逃げたり状況を観察したりすることで、ある程度自分がコントロールできていると感じていた人は、津波後の数週間から数ヶ月の間、長期の不眠を訴えることがほとんどなかったと考えられる。ライら（Lai et al. 2020）は、二〇〇八年のハリケーン・アイクが子ども達にもたらした影響について調査しており、長期的な不眠や心的外傷ストレス（ＰＴＳＳ）をもたらす一番の原因は、災害をどの程度トラウマとして体験したかによるという。これがどの程度、彼らの個人的な性格を反映しているのかは、さらなる解明が必要である。しかし、十分な災害への備えと明確な行動への指示が具体的に震災の影響を乗り越える助けになっただけではなく、長期的な心の平穏と安眠をもたらしたことは明らかである。

## 3. 睡眠を犠牲にする

地震と津波が起きたのは、まだ公務員が勤務している金曜日の午後だった。山田町役場の危機管理室長であった白土靖行さん（四〇代前半）は、自身の職務についてこう語った。

（白土）災害が発生すると、職員は割り当てられた避難所に行き、運営を担当するんです。もちろん、二四時間そこにいて、寝泊まりして。（中略）全てのことをやろうとしましたが、体力的に不可能でした。（中略）最初の七二時間は全く眠れませんでした。気分が高揚していたんでしょう。でも、目を閉じると、突然一、二時間経っていたりしました。

白土さんの語りは、公務員は町民のために自分の睡眠を犠牲にせざるを得なかったということを示唆している。彼ら自身も被災者であるにもかかわらず、人々の世話をすることは当然とされていた。厳戒態勢を保ち、まともに横になることも布団で寝ることも自分たちに許さなかった。それは彼らが人々のために力を尽くしていたという証であったが、国や国際社会はおろか、地元の人々でさえその犠牲に気づきはしなかった。

自分の睡眠を犠牲にしたもう一人の例は、役場に勤めているソーシャルワーカーのゆきさん（二六歳）

である。彼女と若い同僚は、介護が必要な人と、その介護者の避難所での生活の世話を担当していた。場所は、水道が機能しており、電気がすぐに復旧された内陸にある公民館だった。同僚と交代で働いたが、最初の二、三週間の睡眠は四時間だけであった。さらに、大きないびきやトイレを探す人によって睡眠は妨げられた。彼女自身、あの時によく倒れなかったものだと不思議に思うと語った。

地元の病院では、一階が浸水する前にスタッフが患者全員を屋上に移動させ命は助かった。しかし、夜間、看護師たちはベッドを共有し、平泉宣《せん》副院長は手術台で眠った。彼の家は流されてはいなかったが、全ての患者を正式に避難させ、病院を閉鎖するまでの数日間は家には帰らなかった。

龍昌寺でも、津波発生から数日は、達也さん、信幸さん、若い住職の三人は、住職の宿舎の階下にあるソファで眠ろうとしたが、実際は寝るというよりも「仮眠」をしただけだったという。達也さんは、交代で眠ることができるように役割分担ができたので安心できたと振り返った。信幸さんは「気分が高まっている、極度の緊張状態というか、『ハイ』になっているような状況でした」とも述べた。他の人たちも、感覚が警戒状態だったと言及した。

## 4. 眠りの日常

地面が揺れ津波警報が鳴り響いた時、何も考えずに指定された場所に逃げ込んだことで、たくさんの命が救われた。しかし、人々は多くのものを置いてこなければならなかった。春子さんはハンドバッグを手に、家族を連れて車で逃げたが、その他の全てを失った。二九歳の漁師、貴《たかし》さんは缶コーヒーを掴んで逃げたが、お金の入ったカバンは台所のテーブルに置いたままだった。彼の母の美貴子さんは古い自転車で逃げ、車は置いてきた。三〇代のシングルマザーの奈々さんは赤ちゃんのおむつを忘れずに持っていったが、それ以外はほとんど持っていかなかった。そのため、多くの人が食糧、衣類、寝具、灯り、情報、その他、日常生活の多くを支援物資に頼ることになった。

街を歩けるのは日中だけだった。三月中旬はまだ日は短く、雪が降ることもあったからだ。また、情報を入手し、行方不明の親戚、友達、同僚などが避難所に来るのを待ち、寝る場所と食料を確保する必要があった。電気や暖房が使えるようになる前は、長い暗闇の時間（約一二時間）を布団の中で過ごすのが賢明で、日中でも何もすることがない時は、人々は布団に入って暖をとった。

学校では、すぐに寝る場所が割り当てられ、徐々に寝具などの物資が届き、人や荷物でごったがえすなか、歩くためのわずかな隙間が設けられた。最初の晩は、人々は用を足すためには野外にある仮設トイレに行かなければならず、寝ている人たちの間を躓きそうになりながら出口を探した。このように、最初の数週間は、絶え間ない余震に加えて、睡眠を妨げる原因がたくさんあったのだ。

この状況は特別な支援を必要とする人々にとっては、特に難しい状況であった。山田町織笠地区の避難所に泊まった宏さん（定年退職した教師、六四歳）は、重度のアルツハイマーの女性が夜中に突然目の前に現れ、自分（宏さん）と（宏さんの）妻が彼女の寝床に寝ていると言ったという。春子さんの二歳になる息子は熱を出してよく夜泣きをしたという。

**（春子）** 夜泣きをなだめようとしても、余計にひどくなるんですよ。みんなに悪いなぁって思って、それが辛くて。どうしましょうって。たまに、車で連れ出したりとかして、夜中に。でも、最初の頃は瓦礫の山で、灯りも全くないし、怖くて怖くて。

周囲の人は、赤ちゃんが泣くことに寛容で、「赤ちゃんってそういうものだから。心配しないで！」と言ったが、それで母親たちのストレスが解消されたわけではなかった。そのような問題から、しばらく経つと、母乳を与える母親たちに個室が割り当てられた。「赤ちゃんが夜泣きをする時、他の人に迷惑をかけなくて済むので、気が楽です」。（奈々）

眠りは浅く、不安で何度も目が覚めたり、安眠できないと感じた人もいたが、ベッドで過ごす時間は長く、この時期に日中に眠気を感じたと言う人は意外にもほとんどいなかった。睡眠時間は長かったので、眠れていた感じがしたのかもしれない。ソーシャルワーカーのゆきさんはこのように観察している。

**（ゆき）** 様子を尋ねると、夜眠れないとおっしゃっている人は多かったですね。トイレに起きる人も多かったですし。トイレに起きなくても、眠りは浅かったと言う人もいました。皆、雑魚寝状態で、いびきもすごかったんで。（中略）でも、夜起きて見ているんですけど、眠れないでザワザワしている人はいないですよ。ただ気持ちの方で、よく眠れないという人が多かったですね。

## 5. アメンシュラフ（乳母の睡眠）

ほとんどの人が何ヶ月も警戒を続け、特に住んでいた場所がギリギリのところで大きな被害を免れた人々はそうであった。和代さん（六四歳）の家は、一階が被害を受けたものの修復できたが、向かい側の家は全て全焼した。当初は南小学校の体育館にいたが、家に戻っても眠れない日々が続いた。彼女は、もうリラックスしてお風呂を楽しむ勇気はないと語った。何ヶ月も、家族全員で一階の玄関近くに布団を敷いて寝て、防災バッグを備え、津波警報が鳴ったらすぐに逃げられるようにしていた。

龍昌寺に避難した人たちは、いつも普段着のまま眠り、万一に備えて、枕元に懐中電灯と携帯ラジオを置いていたと語っている。強い余震は続き、夜中に起きることがしばしばあったからだ。

（信幸）動きやすい服装で寝て、もし逃げなくちゃいけなかったらその服で行けるように。だから地震が起きたら、まずはラジオのスイッチを入れて状況を確認して。照明のオレンジの小さい灯りも付けて寝るんです。停電になれば一発で、分かるから。そうなれば、もう懐中電灯を使います。

更なる津波で被害を受ける可能性のある場所に寝泊まりしていた人たちは、パジャマを着て睡眠モードに入ったり、睡眠に集中したりすることができなかったと考えられる。彼らの睡眠は、ドイツ語のアメンシュラフ（Ammenschlaf）（乳母の睡眠）と似ており、自分の大切な存在を守るために、感覚情報処理の能力が研ぎ澄まされ、敏感になっていたのである。数ヶ月の間に、人々はベッドを離れなければならないのか、夢を見続けていいのかを素早く判断できるようになったと考えられる。

アメンシュラフという言葉は、避難所での睡眠の別の側面も示唆している。夜中に赤ちゃんの世話をする乳母のように、多くの人が他の人を思いやり、同時に彼らの存在によって睡眠中に安心感や帰属意識を得たのである。寝室を共有したり添い寝したりすることは、日本では古くからあり、通常、母親たちがそのような添い寝の習慣の中心にいる（篠田二〇〇四；Tahhan 2014）。この安心感や帰属意識が混乱したのは、大切な人を失ったり、家族の居場所がわからなかったりしたためであり、更に、街や生活が破壊され、将来が見通せなくなったためでもある（シテーガ二〇一三b）。アメリカの心理学者ジョン・セルビーは、不眠症とは次のようなものだと指摘している。

> ほとんどの場合、共同体への安心感や帰属意識の混乱と関連している。（中略）感情的であれ経済的であれ、継続的な共同体意識を脅かすようなことが起きるとすぐ、私たちは安心して眠ることができなくなる。
>
> （Selby 1999, 7）（英語版の訳）

従って、睡眠の問題と対処方法に着目することは、三・一一の余波の中でコミュニティ意識がどのように失われ、また再獲得されたかをより深く理解するのに役立つと考えられる。窮屈な避難所で日夜共に生活し、コミュニティのルールに適応することは、難しいことであったが、それと同時に、慰めや安心感を与えることもあった。松本祥子ら（Matsumoto et al. 2014）は、宮城県石巻市で津波の被害に遭った後に元の家に戻った人を対象に、社会的要因と睡眠障害との関連に関する定量的調査を行った。その調査では、自宅の損壊や仕事や家族構成の変化など変えることのできない震災の結果よりも、社会的ネットワークの有無や喜びを伴うような社会参加活動の方が、睡眠の質に影響を与える決定的な要因であることを明らかにした。私のエスノグラフィーはこれらの調査結果を裏付けている。

ほとんどの女性が、教師、介護士、看護師といった職業的役割として、もしくは母親や祖母として、寝る時間に他の人の世話をしていたことも特筆に値する。幼稚園の先生だった留美子さんらは、子ども達を高台のお寺（善慶寺）に避難させた。多くの親が子どもを迎えに来たが、一五人ほどは親が迎えに来られず、一晩お寺に残った。

**（留美子）**子どもたちは、地震の恐怖だけはあったのですが、津波のことは意識していませんでした。「大丈夫、お母さん来るから」って言って安心させて。子ども達を布団で隣同士に寝かせ、私たち職員が円陣を組んで周りに座って。子どもたちはちゃんと眠れました。

津波から逃げた奈々さんは、生後六ヶ月の息子を連れて先に行くように友人に頼み、自分はアパートに戻って赤ちゃんにとって必要なものを詰め込んだ。その後、友人と赤ん坊は火に囲まれた場所に閉じ込められた。奈々さんには二人の姿が見えていたが、自らが二人を救けることはできなかった。自衛官が二人を救出するまで、少なくとも彼女の記憶では一晩中かかった。これは強いトラウマとなり、しばらくの間、彼女は不眠症となったという。六月に今は眠れるかどうかと尋ねた時に、彼女はこう語った。

（奈々）もちろん、今でもあの夜のことを思い出します。でも（添い寝して）、赤ちゃんの顔を見ると、ホッとして眠れるんです。

このように、添い寝は赤ちゃんの睡眠を助けただけでなく、母親も安眠できたのである。

## 6. 睡眠のスケジュール

初めの頃は電気がなく、また街には瓦礫があったため、昼間の活動時間を調整する必要があった。龍昌寺では、生活のリズムは「自然と」生まれたと誰もが感じていた。夕ご飯は四時半ぐらいに終わり、暗くなると他にできることもないので、人々は眠りについた。山田町の人々は畳と布団一枚で寝ることに慣れており、寝床を共有することに誰も文句を言わなかった。龍昌寺では日中は布団を畳んで片隅に置き、子どもと遊んだり、大きなキッチンで作った食事を分け合ったりした[3]。

電気が回復すると、避難所は消灯時間を導入した。ほとんどの避難所では午後九時頃だった。南小学校の体育館で過ごした元子さんはこう言う。

（元子）お風呂に入ってきて、八時とか、八時半ぐらいになるんですね。皆で、ストーブの前にいって、今日これがあってって話をしながら。もうそろそろ布団につくような話があれば、一番いいかなと思うんですね。子ども達は、もう一所懸命、ゲームをやったり、宿題することもあったりして。乱暴な状態になることはないですね。

つまり、避難所のあちこちに設置された石油ストーブは、身体的な暖かさだけでなく、心の温もりも与えてくれたのである。ストーブの周りに立つことで、避難所の人たちは井戸端会議のように情報を交換し、おしゃべりをした。このような就寝前の儀式は、睡眠モードに切り替えるのに役立ったのだ。そして、「あとは、寝るだけ」である。

主食である朝食は、通常朝六時に用意されるため、食事の準備やトイレなどの掃除を担当する人々は午前五時頃に起きる必要があった。こうした睡眠時間は、東北の早起きを反映している部分もあるが、同時に子どもが学校に戻り、大人が再び働き始めることにも関係している。そのために、その日の主食を早朝に共有することは理にかなっていた。昼食にはパン、果物、インスタントラーメンが用意され、夕食にはお弁当が配られた。

**（春子）** 当番なんかは大変だけども、皆で協力しあって。やっぱり、最初の頃は頭が冴えちゃって、考え事したりして、眠れなかったけど。だんだんに、リラックスできるようになって。夜になったら、自然に眠くなって、熟睡できるような感じになってきて。今では、普通に近いぐらいに眠れる感じにはなってきています。

八、九時間という睡眠時間は、三・一一以前の人々の平均睡眠時間よりも長かったが、消灯時間中にずっと眠れるとは限らなかった。なぜなら、他の人に起こされたり、早寝の生活スタイルに合わず眠れなかったり、一日の仕事が終わらなかったりしたからである。南小学校の道場で避難所の運営を担当していた昆《こん》さんは、集団生活に適応できるかどうかは、その人の性格や経験によると述べる。彼は、山田町には漁師や小さな商店を営む自営業者が多いという。彼らは自分の考えを持ち、実践的で効率的であるが、指示に従ったり、人に合わせたりすることに慣れていない。プライバシーのなさにストレスを感じる人もいる中で、彼自身は船に長期間乗る仕事をしていたので、集団の決定に従うのには慣れており、周りに人がいてもよく眠れたという。避難所となった南小学校で率先して最初の避難者代表となった勝美さんは、こう言った。

**（勝美）** 普通は、九時にもう電気ばしっと消して、「お休みなさい」になっとね。休みの前の日は三〇分延長。大体、七割八割もう眠ってます。いびきが聞こえるから、三〇分しないうちに、ガーガーって。寝れねえ人は表に行ってタバコを吸ったり、お酒飲んだりして。

午後九時に眠れなかった残りの二、三割のうちの多くが、学校に通う子ども達だった。小学生でさえ、午後の九時の消灯までに宿題を終えられないことが多かったと、元子さんは説明する。

(元子)子ども達は廊下で勉強するわけですよ、机も何もないところで。でも避難所のリーダー達は「寝ろ、寝ろ」という感じで。だから口論になったりして。

通学時間の長い学生達は、避難所での生活と学校での勉強を同時にこなすことが難しかった。八一歳の元高校教師である登美さんは、学校からバスで帰宅する高校生達があまりに疲れていて、彼女に席を譲るのをためらったのを見て驚いた。登美さん自身は、五月までに一部損壊した家に戻ることができ、夜の時間を好きなように過ごせると喜んでいた。

(登美)寝たい時に寝られるんです。月曜日の夜一〇時からの番組で、ある人の歌が聞けないと眠れないんです。それ以外の平日は、夜九時からの旅番組などを見て。じゃないとリラックスできない。

生活が徐々に「正常化」するということは、震災が巨大だったため脇に追いやられていた問題が戻ってくることも意味した。宏さんは、最初の数日は一種の「高揚感」を昼も夜も味わい、そしてそれはやがて変化していったと語った。

(宏)最初の数週間は、むしろ興奮していて、人の匂いなども気にならなかったんです。だけど、時間が経ち、衣食住といった基本的な欲求が満たされるにつれ、次第に周囲のことを意識するようになりました。今まで気にならなかったこと、例えば人のいびきとかが気になるようになって。最初のうちは、妻と一つの布団を使わなくてはいけなかったのですが、すっかり熟睡したように思います。今は、目覚めた時、まるでちゃんと寝られなかったような気分になって。埃っぽいしね。妻は我慢できなくなって、娘のところに移りました。私は精神的に疲れているので、眠れないのだと感じます。お酒は助けになるんですが、中毒になりたくないので毎晩は飲まないようにしています。ただベッドに横になって耳を塞いで、そのまま眠りにつきます。

いびきについて文句を言う人はたくさんはいなかったが、例えば、朝食前に荷物を整理するときのビニール袋のガサガサする音など、気になることが多くなり始めていた。また、避難所の人が自分の考える適切な行動基準と異なることをすると、迷惑だと感じ始めた。睡眠の問題が改善されるどころか悪化したのは、宏さんだけではなかった。真美さんはこう説明した。

**（真美）** 最初の頃は、家に残ったものを整理したりして、かなり忙しかったですね。だからちゃんと眠れました。だけど、仕事に戻ってからはなかなか寝付けなくなって。仕事モードと避難所モードの差が、精神的にかなりきつくて。仕事している時は、今まで通りの生活をしているように思えるけど、避難所に戻ると家がないという現実が襲ってきて。

避難所での生活とルールはこれらの問題を悪化させたと言えるだろう。より正確には、消灯時間を過ぎてから、登美さんのようにテレビを見たり、本を読んだりと、不眠症への対処法や就寝前の習慣が制限されたことを、原因として指摘できる。

**（真美）** 震災前もちゃんと眠れないことがあって。でも、夜の一二時過ぎたら眠れるし、ほとんど眠れなくてもなんとかなります。（中略）震災前は、夫と同じ部屋で寝て、娘はじいちゃんと一緒に寝ていました。でも今は、娘は私たちの間で寝て、よく動き回って、私を蹴ったり、トイレに一緒に行きたがったりします。眠れない時は、私は、ベッドで携帯をマナーモードにして友人とメールをやり取りしたり、ネットを見たりしています。

集団生活を我慢するしかない場面が多くあった一方で、六月、南小学校の避難所の「リーダー」たちがマイクを使って朝食やその他のアナウンスをすることに、何人かが苦情を訴えた。マイクの音は聞き取りにくく、耳に痛いほどだった。小さな子ども二人の母親であった三六歳の看護婦、志穂さんは、このことを特に迷惑なことだと感じていた。赤ん坊をやっと眠らせたと思うと、早朝のマイクで起こされるからである。彼女は、夫や家族と一緒に体育館で寝泊まりしていた。赤ちゃんはなかなか寝付けないことが多く、他の人の眠りを妨げ迷惑になると心配し、またその心配が赤ちゃんを心配すると、赤ちゃんもその心配を赤ちゃんは感じるんです。母親が赤ちゃんの夜泣きを心配すると、余計に興奮させてしまう。「母親の心配を感じて泣き止まないんです。」と、幼稚園教諭の留美子さんはいった。

そのため、志穂さんは赤ちゃんを寝かしつけようと、避難所の外の廊下を歩き回った。よく夫に頼んで、二、三時間、赤ちゃんと彼女をドライブに連れていってもらい、赤ちゃんが眠りにつくのを待った。夜中の一二時過ぎにようやくリラックスできるのだが、早朝のマイクのアナウンスで起こされるのにイライラした。昼間に寝ているところを見られるのは気が引けるので、両親に子ども達の面倒を見てもらっている間、彼女は車の中で仮眠をとり寝不足を補うこともあった。高齢の人たちは一日布団の中にいたり、昼寝をしたりしていたが、彼女は若い女性として批判を恐れ、そうはできないと感じた。彼女以外にも、昼寝を控える人たちはいた。

**(留美子)** 仕事をしていた頃は、日曜日は朝早く起きて家事をして、お昼は寝るんですよ。寝るのが楽しみなんです、私。避難所では、昼寝をすることはないですね。他の人が周りにいる時に昼寝をしたくないので。でも、夜、他の人たちと一緒に寝るのは嫌ではありません。

志穂さんに、何が一番欲しかったかと尋ねると、「壁」と答えた。日本の大きな避難所では、段ボールで仕切りの壁を設置するのが一般的だが、山田町にはなかった。龍昌寺では、部屋が狭過ぎて仕切ることはできなかったし、他の避難所と違って、日中に布団は片付けられていた。南小学校の避難所では、役場が段ボールの仕切りを提供すると申し出たが、避難所の「リーダー」が「いらない、もう家族なんだもの」と独断で断った。その結果、若い女性達は壁が欲しいと言い辛くなり、我慢することとなった。明らかに、誰もが大家族の一員だと感じたわけではなかったし、これによりプライバシーや安らぎを感じられる空間は限られた。車を持っていることは大きな利点だった。駐車場に停めてあるだけでも、プライバシーが保たれる小さな空間となった。震災から時間が経過した頃には、人々は時折旅行に出かけたり、息抜きにホテルに宿泊したりした。

## 7. 男性はお酒、女性は安定剤

夜遅くに寝る習慣のあった多くの大人は、廊下や別の教室に残り、お酒を飲むことも多かった。お酒はストレスに対処するための重要な手段であった。いくつかの仮設施設に最初の飲み屋がオープンすると、パチンコ屋と同様に、常に満席になったという。お客の大半は男性で、女性はあまり飲まず、人前で飲むことはほとんどなかった。

**（真美）** 震災前、サプリメントを飲んでみましたが、全く効果がありませんでした。それから、主人とおじいちゃんが寝てから、一人で（お酒を）飲むようになりました。とてもリラックスできるんです。一人で一杯飲むだけで、よく眠れたんです。今は、避難所のみんなが布団に入っている間に、二、三人でビールを飲むことがあります。

避難所でも、飲酒は容認されていたが、誰もが常に他人の目を気にしており、逸脱した行動や不適切と思われる行為は、時に嫌悪感を抱かせた。南小学校の避難所の「リーダー」たちは、時々、夜の会議を深夜の飲み会にしてしまうことがあり、トイレに行く途中で気がついた人たちに不快な思いをさせた。避難所の運営を担当する職員が彼らに宴会をやめて寝るよう注意するのではなく、その輪に加わってしまうこともあったので、余計にそう感じた。

東北の人は我慢強いことで知られ、NHK連続テレビ小説『あまちゃん』（二〇一三年）を始め、そのイメージは震災後によく喚起されていた。特に女性がどう行動すべきかという固定観念を持っている人は多い。中でも若い既婚女性は大きなプレッシャーを受けていた。子どもやお年寄りの面倒を見る責任がある上に、彼女達の行動は人一倍厳しい目にさらされていた。たとえ夫が気にしなくても、夜遅くまでお酒を飲んだり、避難所の独身男性と友人になったりすることは、既婚女性にとってふさわしくない行為と見られた。

お酒よりも、特に中高年の女性は睡眠薬や精神安定剤を常用している人が多かった。埃っぽい部屋、いびきや寝言、将来への不安など、避難所にまつわる様々な不眠の理由を話してくれたが、多くの場合、彼女たちは震災以前から睡眠の問題を抱えていたのである。七四歳の洋子さんの夫は、震災の四九日前に亡くなり、彼女はそれ以来睡眠薬を飲んでいた。彼女の友人達も定期的に精神安定剤を飲んでいたという。これは、松本ら（Matsumoto et al. 2014, 139）の定量的結果と一致する。松本らは、津波から半年後の睡眠障害の率は男性で九・二%、女性で二〇・二%であり、一方、津波以前の二〇一〇年の国民保険・栄養調査では男性一一・七%、女性一四・五%だったと明らかにしている。そのため、津波による長期的な不眠症への影響は、予想されたよりも軽度であったと結論づけている。また、女性の睡眠障害の割合の高さは、東北地方に高齢の女性が多いという人口の現状によってもある程度説明できる。これらのデータと本研究の知見から、もう一つの仮説を提唱したい。それは、睡眠の問題への対処方法に男女差があるということである。男性の場合、人前でお酒を飲むことは社会的に認められており（もしくは期待されており）、これはストレス解消に役立っている。女性の場合、寝つきが悪いと医師に相談することが多く、薬を処方されるのである。このように、性別によって、不眠を病気と見るかどうかの差が生まれていることを指摘できる。

## 8. 仮設住宅

六月初め、私が山田町を訪れた時、仮設住宅が大きな話題となっており、人々のニーズ（学校に近い、障害がある、家族の人数など）に応じて様々なカテゴリー分けがされ、その中で抽選により住居が割り当てられていた。すでに引っ越しが決まった人もいれば、まだ待っている人もおり、多くの人が独立して暮らすことを待ち遠しく思っていた。仮設住宅は整備が整っており、品質もまずまずだった。

（春子）今ではもう、義援金もいただけるようになって、仮設住宅もどんどん建ったりして、トンネルの先に光が見えてきたかなと。もちろん、不安はあるんですけども、一番最初の頃に比べたら、明るい気持ちを取り戻してきたりとかして。今では、本当に物資でも服でも食料でも、十分だし。ただ、やっぱり、それぞれのスペースは狭いし、プライバシーもないし。ま、ひとまず、生活していくにはなんとかできるぐらいのところまでにはなりましたね。

しかし、いったん仮設住宅の割り当てが決まっても、すぐに引っ越さない人も少なくなかった。その理由の一つは、避難所では食料の買い出しや電気・ガス代に気を遣う必要はなかったからだ。特に、高齢者は、ボランティアによって無料で提供されるイベントや散髪などのサービスや、仲間との時間を楽しんでいた。普段は一人暮らしの高齢者も、避難所での仲間との暮らしや、面倒を見てもらえることを楽しんでいたので、一人暮らしの寂しさを恐れたのである。

## 9.「どうやったら頑張れんの！」

人々にとって大きな心配は、何をすべきかについての情報や確実な指示がないことであった。これは津波発生直後、人々の行方や家屋が破壊されたかどうか、わからなかった時点から始まっている。被災地にいない人は海外の人でさえ最新情報を受け取ったかもしれないが、地元の人たちは災害の規模をほとんど理解できておらず、自分たちに何が起きたのかを把握することは難しかった。

(春子) 最初の避難所生活は、本当に大変でした。まず電気がなくて、水道がなくて、食べ物がなくて。もちろん、着替えとかもないし。でも、一番困ったのは、情報が何もなかったことで。ラジオはたまに聞こえるんだけども、大雑把な情報というか。一体この地震がどこまで被害を及ぼしているんだろうとか、全然わからなかったんで。

電気や電話が復旧し、『岩手日報』が無料配布され、テレビが寄贈されると、震災に関する最新情報を得るというニーズは徐々に満たされた。その頃の最大の懸念は、人々が「日常」に戻るために何をすればいいかについての情報やアドバイスの不足であった。政府や役場は町の再建計画を立てるのに何ヶ月もかかり、建築地域の準備に必要な大手建設会社は、他の場所の対応に追われていた。人々は、自分たちの家を再建できるのか、それともその地域が居住不可と認定されるのかわからなかった。漁業がどうなるのか、地元の企業や商店が破壊された町で仕事を見つけられるのか、誰にもわからなかった。その結果、多くの人たちが町を離れ、残った人たちは計画を立てられず、麻痺したような気持ちになった。

つまり、山田町をはじめとする沿岸部の町に残った人達は、これからどのような暮らしをし、どのような未来が待っているのか全く見通せなかったのである。和代さんはこのように指摘する。

**(和代)** 津波の直後は、情報は何も入ってこないんだけど。テレビもないし。電話に流れる地震速報を聞くばかりで。これがこの世の出来事か?って感じ、半分夢みたいな。そんな感じで、ずうっと。今はもう、頑張れったって、どうして頑張ればいいの? なんをすればいいのぉ? みんな、しっかりして、頑張ってっていうけども、どうしたら頑張れんの? という感じ。

避難所生活中(二〇一一年八月末までに山田町の避難所は全て閉鎖された)、確かなことは日常の小さなことに限られていた。決められた起床時間に寝て起きてということが、暮らしが続いていると実感するのに役立った。人々は、意思決定、掃除、炊事をする自主的なグループを組織・運営し、日常生活の細々としたタスクに関する習慣を確立することで、ある程度の安定と日常を取り戻していった。また、「皆一緒だから」という感覚が安心感と安定を生み出すのに役立った。就寝などの明確なルールがあり、日々の生活における細かい責任を一人一人が担い、他の人に感謝し感謝されたことが、『あとは、寝るだけ』という感覚を生み、多くの人の適切な睡眠を助けたのである。そして、無意識に周りにいる人に呼吸を合わせながら、やがて眠りに落ちていくのだった。

**注**

1 調査協力者に関しては実名の場合と仮名の場合がある。清水誠勝住職をはじめ、震災後の大変な時期に避難所での暮らしに快く受け入れてくださった皆様、そしてインタビューに答えてくださった全ての方々に心より感謝の意を表したい。また、日本語翻訳に協力してくれた代田七瀬さん、編集を担当してくださった豊田由貴夫先生にも深く感謝したい。

2 三・一一の山田町の避難所での人々の衛生面等に関する活動については、シテーガ（二〇一三a）を参照。

3 三月一六日にニュース番組の「報道ステーション」が寺を訪れ、取材した様子はテレビで報道された。（YouTube: https://www.youtube.com/watch?v=BXktg8cA5lY）

**文献一覧**

シテーガ、ブリギッテ（二〇一三a）「『皆一緒だから』―岩手県山田町の津波避難所における連帯感―」トム・ギル、ブリギッテ・シテーガ、デビッド・スレイター編『東日本大震災の人類学―津波、原発事故と被災者達の「その後」―』二七一～三〇〇頁、人文書院

シテーガ、ブリギッテ（二〇一三b）「コラム：かあちゃん出てこない」トム・ギル、ブリギッテ・シテーガ、デビッド・スレイター編『東日本大震災の人類学―津波、原発事故と被災者達の「その後」―』三六一～三六五頁、人文書院

篠田有子（二〇〇四）『家族の構造と心―就寝形態論―』世織書房
Lai, Betty S. et al. 2020. "Sleep Problems and Posttraumatic Stress: Children Exposed to a Natural Disaster," *Journal of Pediatric Psychology* 45 (9): 1016–1026.
Matsumoto, Shoko et al. 2014. "Social Ties May Play a Critical Role in Mitigating Sleep Difficulties in Disaster-Affected Communities: A Cross-Sectional Study in the Ishinomaki Area, Japan," *SLEEP* 37(1), 137–145.
Selby, John. 1999. *Secrets of a Good Nights Sleep*. San Jose et al.: toExcel.
Tahhan, Diana Addis 2014. *The Japanese Family. Touch, Intimacy and Feeling*. London: Routledge.

column

# 眠りのマンガ／マンガで眠る

イトウユウ

夢の世界をどのように解釈し、どう表現するかは、国や地域、時代ごとにおける世界観を反映しますが、古今東西のそうした夢表象を、民俗学者や宗教人類学者のように研究し、マンガ作品として昇華させたのが、水木しげるです。死ぬまでの四〇年間、夢を記録し続けた鎌倉時代の僧の一生を描いた「夢見男　明恵《みょうえ》」もそのひとつ。そこで示されるのは、「夢の世界が故郷《ふるさと》であり実在なのだ」と結論する、水木流の夢の哲学でした。

水木マンガはまた、他のマンガと比べると、登場人物たちが眠っていたりゴロゴロ寝転がっていたりするシーンが圧倒的に多いという特徴を持っています。あの鬼太郎も、登場シーンではたいてい寝ています。「ねぼけ人生」を標榜し、眠ることの大切さを力説した水木サンは しかし、眠ったり寝転がったりしていることを、文字通りの単なる休眠時間とは考えていなかったように思います。水木作品には、人生の苦みをテーマにした哲学的な短編が数多く存在しますが、主人公が一種の悟りを得るラストシーンにおいて、彼ら彼女らはなぜか、寝転がっていたり、フトンの中に入っていたりしています（図1）。まるで、眠ることが、ふだん意識されないことを

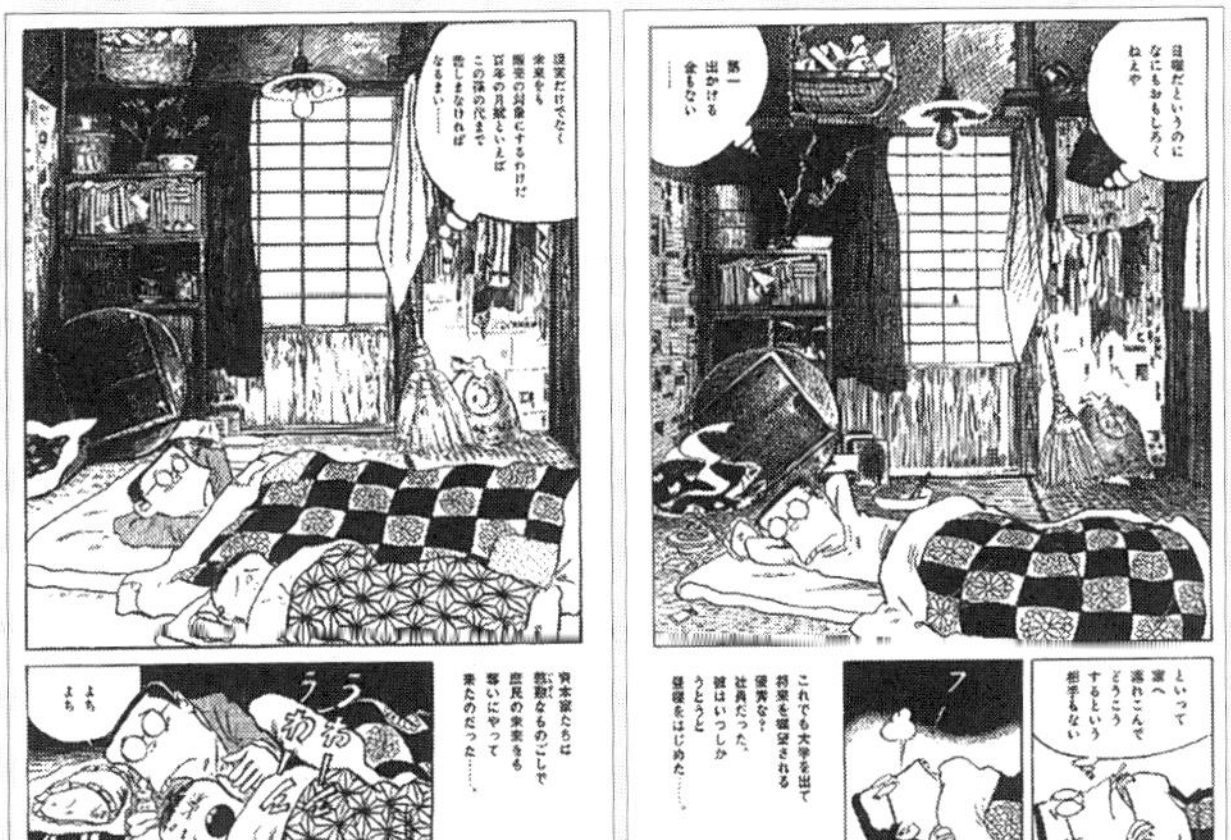
日曜だというのに
なにもおもしろく
ねえや
第一
出かける
金もない
……

**図1　水木しげる「シリーズ日本の民話　打出の小槌」**
（『水木しげる漫画大全集　072　シリーズ日本の民話／怪奇幻想旅行』講談社、2016年）冒頭ページ（右）とラストページ（左）

かのようです。

覚醒させるために必要な儀式であると言おうとしている

マンガに、夢や眠りをモチーフにした作品が多い一方で、マンガを読むということ自体、実は、私たちが欠かすことのできない「眠り」と非常に密接な行為です。

二〇一一年に、筆者も所属している「マンガミュージアム研究会」のメンバーたちと、京都国際マンガミュージアムの来館者に対して、マンガを読む環境に関するアンケート調査を実施したことがあります。その結果、電車の中やコンビニ、飲食店を大きく離し、約八割の人が、自宅でマンガを読んでいることがわかりました。さらに、それらのマンガをどのような姿勢で読んでいるか、ということも聞いてみると、「立って」「床に座って」「いすに座って」という人を押さえ、三分の一以上の人が、「寝転がって」と答えたのでした。

この調査結果は、「睡眠文化研究所」による「ねむり小物」(＝眠るときに使ったりそばに置いたりしている小物)は何かを尋ねる調査の結果とも合致します。一割以上の人が選んだ「三大ねむり小物」のひとつが「本・雑誌・漫画」であり、マンガが、眠るという行為と密接な関係にあることがわかります。この調査結果を分析した高橋直美と高田公理は、一日のストレスを忘れて心地よい眠りを導く気分転換のためにマンガが読まれていると言います。

マンガ読書が、眠ることを含めた日常行為とこのように直結していることは、日本におけるマンガ文化が、私たちの日常生活の一部として育まれてきたこともよく示しているように思えます。

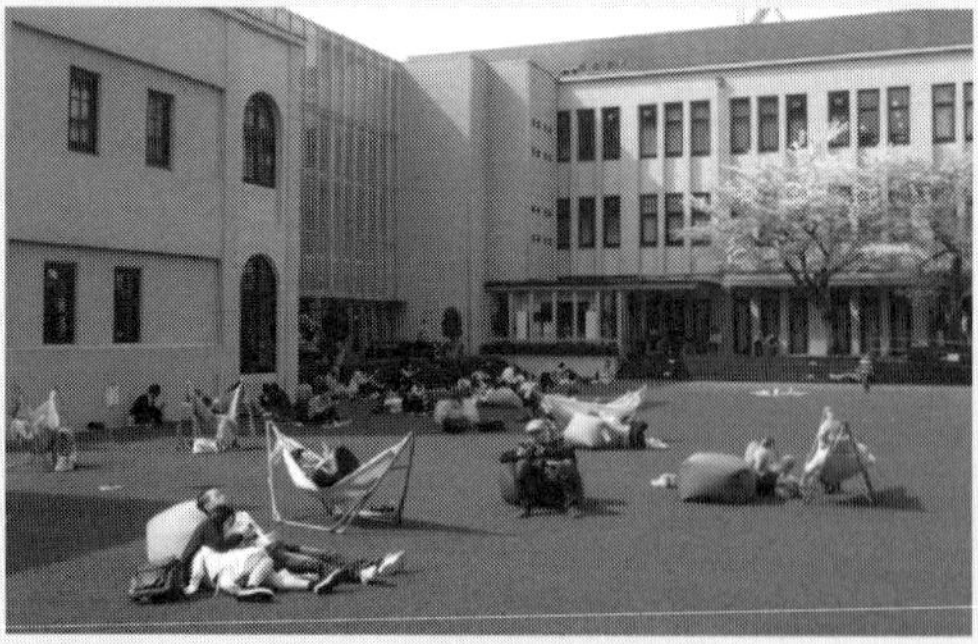

京都国際マンガミュージアムで
読書＝睡眠を楽しむ人々。
写真提供：京都国際マンガミュージアム

# 第Ⅳ部

# 睡眠の「可能性」をさぐる

睡眠研究の今後のさらなる拡がりの可能性を示す。

# 第11章 現代日本社会の病と眠りのナラティヴ

中川　晶

## 1. 不眠は病気なのか

不眠は現代病といっても過言ではないくらい多くの人が抱える問題となっている。厚生労働省の「国民健康・栄養調査」（二〇一三）では成人男性の三七・三％、女性の四三％が睡眠で休養がとれていないという結果が出ている。また不眠のために医療機関で睡眠薬を処方される人は成人の約五％という報告もある（三島二〇二二）。すでに睡眠外来という診療科が存在し日本睡眠学会専門医の認定制度も整っている。もちろん睡眠専門医は不眠だけを扱うのではないことは言うまでもないが、すでに不眠が病気と認定されている感がある。しかし、不眠というのは病気と言い切ってしまって良いものだろうか。また

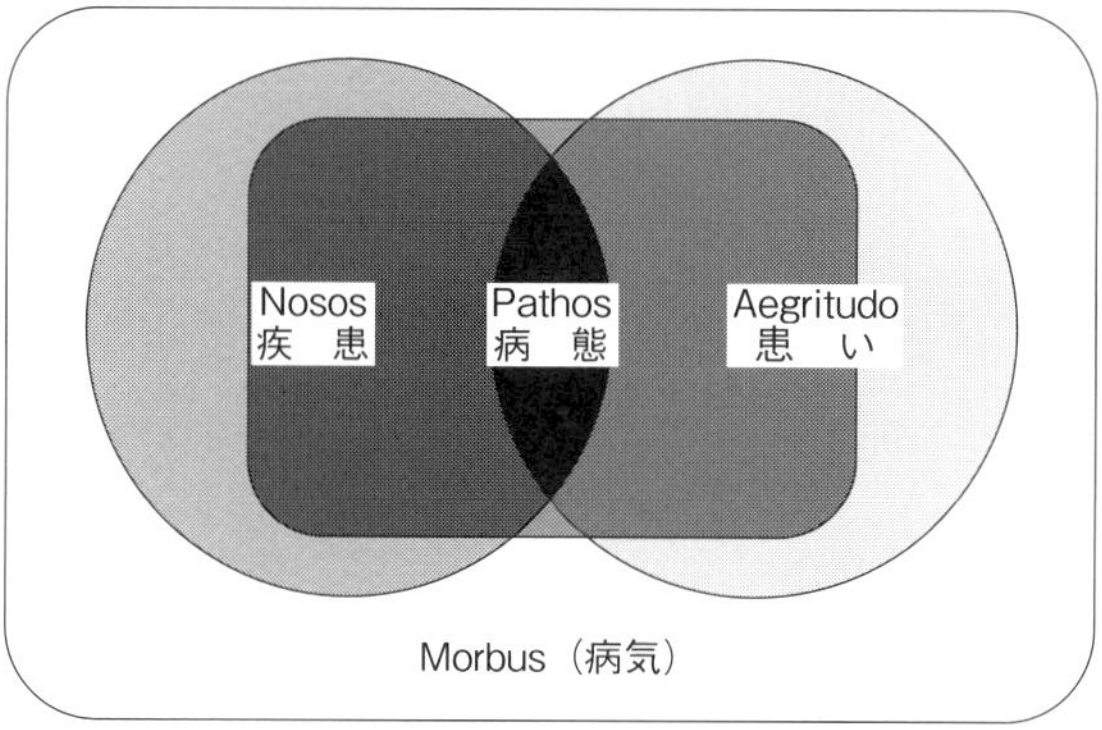


**図１　ロートシューによる病気の３分類**　（中川 1976）

不眠といってもどこからが不眠でどこからが正常なのかの境界もはっきりしない。

そもそも病気と健康の境目はどこなのか、不健康は病気なのか？　医療機関にはどのレベルでかかるべきなのか？　まずは「病気とは何か」について文献を調べてみると秋元寿恵夫氏は、病気とは何かについて容易には定義出来ないとしているが最終的には健康をまず定義しなければならないと結論づけ「病気でないものが健康」だと主張された（中川一九七六）。しかし先にも述べたように健康と病気の境界はすっきりしたものではない。秋元氏の主張によれば、不健康も健康のうちに分類されるのだろうか。ミュンスター大学の生理学教授ロートシューは病気を「患い」「病態」「疾患」の三つに分類し、それぞれ重なった部分があるとするベン図を紹介している（中川一九七六）。

第一の「患い」というのは自分自身が感じる健康状態。第二の「病態」というのは臨床的な病気概念、つまり原因・症候・および経過において典型的である状況、要するに治療を要すると医師が判断する状況である。第三の「疾患」とは病理学的な意味での病気（客観化可能な正常からの偏位）である。

それでは不眠はどこに位置するかというと、これまでは「患い」の範疇と捉えられてきたが近年は

「病態」の範疇も含まれることになった。さらには無呼吸症候群などの睡眠障害は客観的に測定可能ということで「疾患」と分類されるかもしれない。つまりは不眠という現象は見方によって三つの分類の間を行ったり来たりという捉えどころのない現象といえる。

取りあえず睡眠文化研究という立場からは「患い」と不眠の関係について考察を進めたい。まずは「患い」という言葉は専門用語ではなく日常用語である。最近ではあまり使われなくなっているが主観的に病気だという判断が含まれている。このような判断は一体どこから来るのだろうか。専門家でない一般の人々が病気をどう考えているのかという研究が医療人類学では一時期盛んに行われていた。その中でもA・クラインマン（一九九二）の「説明モデル」(Explanatory models)がよく知られている。説明モデルとは臨床過程に関わる人すべてがそれぞれにいだいている病気エピソードとその治療についての考え方である。説明モデルは次の五点から構成されているとクラインマンは説明する。もちろん医師をはじめとする医療専門家が説明モデルを持つのはもちろんだがクラインマンが念頭においたのは専門家でない一般の人々も説明モデルを持っているという点である。

①病因論（原因は何か）
②症状の始まりとその様態（どんな症状なのか）
③病態生理（そのメカニズム）
④病気の経過（急性・慢性・不治など）
⑤治療法

一見すると①から⑤は医師が患者に与える説明と思われそうだが、患者はすでに自身の説明モデルを持っていると彼は考えた。確かに患者が自分の症状を病気と判断したから医師の前に現れたのであって、もしその患者が自分の症状を病気でなく何かの祟りなど超自然的なものに原因を帰属していたならば医師の前ではなく、お寺や神社、あるいはエクソシストの前に現れたかもしれない。不眠についても、一時的な不眠やストレスの強い時期に限った不眠ならば、患いとは判断しなかっただろう。

心身の不調が出現した場合、一般の人々はどう行動するだろうか。不眠を例にとってみよう。まずは家族や友達に相談するかもしれない。先のクラインマンはまずは心身の不調は民間セクターで処理しようとするという。しかし問題が解決しない場合、少し広げて薬局で薬剤師に相談してサプリなどを求める行動をするかもしれない。解決すればよいがしなければ、さらに鍼灸整体治療師に相談するかもしれない。もちろん人にもよるが神社・仏閣にお参りに行く人もいるかもしれない。様々な工夫のあと最後に向かうのは心療内科・睡眠外来ということになる。クラインマンの言葉で言えば専門セクターということになる。このセクターでは不眠はれっきとした病気として扱われる。つまり単なる患いだったものが、病態と位置づけられ疾患となる。単なる不眠は様々な検査や問診が行われ睡眠関連呼吸障害、概日リズム睡眠・覚醒障害、精神疾患などの鑑別が行われ、いよいよ本格的な病気として扱われる。しかし、専門セクターの治療で不眠が治るとは限らない。むしろ不眠が悪化することも珍しくない。専門セクターで診断された問題は改善されているはずなのに、本人の不眠感は軽減しない。

筆者が患者から聞いた笑えない話を紹介してみよう。その患者は膝が痛いので、整形外科を受診した。その結果半月板に問題があり、手術をして問題は取り除かれた。検査上全く正常に戻ったという。しかし痛みが取れない。主治医に訴えると、手術後は痛むこともあるという説明。しかしいつまで経っても痛みが取れない。ここからの問答なのだが、患者は痛みを訴える。医師はそんなはずはないと主張する。

「でも痛い」

「いや、痛くないはずです」

「痛いものは痛いのだからそう言うしかない」

思いあまった医師は、次のように述べる。

「いいや、痛くない」

痛みというのは主観なので、いくら客観的に問題はないと言われても痛いものは痛い。

不眠も同じで主観が多く含まれるので医療に馴染みにくいのかもしれない。しかし医療というものは患者からの訴えが始点である。いわば原点ともいえる。それを客観的に取り扱える形に変換して介入するのが医療とすれば、客観化出来ない「患い」に対して医療はかなり切れ味が悪い。現代医学の方法論として有名な「根拠のある医療（Evidence Based Medicine、以下ＥＢＭ）」、ＥＢＭ専門家として著名なサケット（Sacket. D.）はＥＢＭの第一段階を「目の前の患者についての問題の定式化」であるとしている。つまり患者の抱える症状を医療の介入出来る形、つまり客観化することに変換することだと述べている。いったん変換されたなら、あとは楽である。論理的思考・統計的根拠で治療が始まり、客観化された問題点は解決され主観的訴えも消失するはずである。ところが必ずしもそういかないのは、最初の段階、つまり主観を客観に変換するプロセスに問題がある。そもそも患者の主観すべてが客観化できるはずはない。そこで「切り取り」が行われる。つまり医療が扱える部分だけを抽出するということになる。しかしこの切り取りは注意深く行われる必要がある。安易に行われると、次の段階がどれほど正確であっても終点に辿り着かない。近年、患者の主観を物語として聴き取り、患者のうちにある病気物語（ナラティヴ）を考慮した治療戦略を立てることが大事なのではないかという考え方が「物語医療（Narrative Based Medicine、以下NBM）」として出てきている。もちろんEBMは医療の主流であるがNBMもまた医療に欠かせない視点となる可能性があると考えられる。NBMでなら不眠もひとつの物語として聴き取られ、治療戦略に役立てることができるかもしれない。

## 2. 睡眠異常あれこれ

### 2・1　睡眠異常という現象

睡眠が本人にとって問題になるのは不眠だけではない。金縛り、悪夢、等々。また本人ではなく周囲を困らせるものとしては夢遊病（睡眠時遊行症）、レム睡眠行動障害のような睡眠に関連する問題もある。どれも睡眠障害国際分類に疾病として分類されているが（American Academy of Sleep Medicine 二〇一四）、本人やその周囲の人々にとっては、不可解な現象で、最初から病気として認識されることは少ない。

### 2・2　金縛りなど

金縛りは時には霊的な現象として認識されてお寺参りや霊能者に相談する人も多い。金縛りは不思議な現象で寝ようと寝床に入った時に起こることが多く、得体の知れない魔物や幽霊や緑色の小人といった非現実的なものが現れ、本人は逃げたいのに逃げられないと訴えることが多い。繰り返すことが多く、「またか」と本人は思うのだが同じ恐怖感が毎回感じられるという。「金縛り」という言葉は一般的であまり辛い場合は心療内科に相談に来る人もある。金縛りは医学用語では睡眠麻痺と呼ぶ現象で、睡眠と覚醒の移行中に動いたり話したりすることが全般的に出来なくなる現象である。ナルコレプシーという疾患ではかなり頻繁に診られる現象だが健康な人でも時々おこることが知られている。レム睡眠という言葉も最近では一般的になってきているが睡眠という現象は脳波を計っていくと、深くなるに従って段々徐波化していくのだが再び戻ってくる。完全に元に戻ると覚醒となるが、普通は浅いレベルになってからまた深くなっていく。この脳波的に浅いレベルの時にレム睡眠と呼ばれる質の異なる睡眠状態が出現する[1]。レム睡眠の時に我々は夢をみていることが多い。ところが金縛りの場合は通常の場合と異なり、入眠直後にレム睡眠、つまり夢の状態に入る。すでに運動機能は弛緩しており身体は動かず、脳は夢をみているのだが、まだ入眠直後で現実感が残っている。ナルコレプシーだけでなく脳疲労が強い場合には病気でなくとも起こる可能性がある。つまりはレム睡眠が前倒しでやってくるという現象である。

ここまで種明かししてしまうと興ざめかもしれないが、医療を求めて来院する人々にとっては朗報のようである。つまり不可思議な現象を前にすると人はどう解釈してよいか分からず困惑してしまう。説明がつかなければ霊的な現象として棚上げしてしまうのだが、この霊的現象という解釈はどうにも居心地が悪いと感じる人が多い。もし霊的現象という解釈をいったん許してしまうと、何処までが霊的現象でどこからが現実的な説明で解釈できるのか、取り留めがなくなってしまうので居心地が悪くなるのか

注文　　部

書名　睡眠文化論

発行所　淡交社　473

編者　豊田由貴夫　睡眠文化研究会

定価　本体2,800円+税

ISBN978-4-473-04658-1
C1039 ¥2800E
9784473046581

淡交社　注文カード

書店（帖合）印

定価 3,080円
税 10%

淡交社　売上カード

〒603-8588 京都市北区堀川通鞍馬口
〒162-0061 東京都新宿区市谷柳町

販売上の貴
裏面に貴店印をご捺印

ISBN978-4-47

3-04658-1 C1

もしれない。話は少し逸れるが、「モーガンの公準」という心理学用語がある。一九世紀末動物の心をあまりにも擬人化して考えすぎるという批判から、ロイド・モーガンという英国の心理学者が言い出した言葉で「ある活動が低次の心的能力と解釈出来るならば、その活動をより高次の心的能力によるものと解釈してはならない」というものである。この公準だけを読むと、我々人間も、不可思議な現象に出会う時、ともすれば霊的な説明に頼ることがあるが、安易に霊的な説明に納得してしまうと、本来、現実原則つまり通常の科学で説明がつくことがおざなりにされてしまい不安が増大するという結果になることもある。ただモーガンの公準は過去のものであり、何が低次で何が高次なのか判然としないという批判は残る。ここでは霊的説明を高次、通常科学の説明を低次としたが、人によっては霊的説明のほうが不安が少ないという人もいる。治療法としてナラティヴ・アプローチを選ぶ場合は患者が自分の経験した不可思議な現象をどのように説明しているかをきちんと聴き取ってから、介入することが望ましい。つまりは治療者はモーガンの公準を頭に入れながらも、相手の物語を否定することなく、ひとつの物語として聞き届けることが重要であろう。

## 2・3 悪夢

悪夢を見ることは誰にでも経験があり、医療で取り扱うほどのものでないという見解もあるが睡眠障害国際分類では悪夢障害として分類がなされていて、心療内科外来でも悪夢の相談は少なくない。大抵の相談は頻回の悪夢に悩まされるというもので本人にとってはかなりの苦痛であることが多く薬物療法を求めてくる人もいる。悪夢の内容を聞くと、生々しく感じる夢で展開するにつれて不快な内容になっていくということが多い。怒り、憤怒、当惑、嫌悪感などの否定的な感情もよくみられる。薬物療法はあまり期待出来ない。しかし治療という行為が悪夢の改善に影響することは十分にあり得ることと思われる。よく聞くと悪夢障害の場合は心的トラウマやうつ病や不安障害などの精神疾患が絡むケースが多い。しかし、精神医学的な問題に還元してしまわず本人の悪夢に関する原因についての考察をひとつのナラティヴ（物語）として聞き届けることも同時に重要なのではないだろうか。

## 2・4　夢遊病（睡眠時遊行症）

本人が困るのが睡眠の問題の中心だが、中には本人ではなく周囲を巻き込む種類のものがある。いびきや寝相の悪さは軽い方だが、夢遊病やレム睡眠時行動障害になると、かなり周囲の人々を巻き込んでしまう[2]。

夢遊病は先に述べたように本人としては無自覚である。医学的には徐波睡眠という深い睡眠層からの覚醒であり、そのためにエピソードは全く覚えていないケースが多い。周囲、多くは家族の指摘から始まる。本人の自覚はないので戸惑いしかない。多いのは夜中に起き出して、何か食べるという行為である。家人が気づいて台所に行ってみると、きちんと椅子に腰掛けてトーストをもぐもぐ食べている。「お父さん、こんな夜中にどうしたの？」と声をかけると少しボンヤリした様子で「ちょっと、おなかが空いてね」と普通に答える。このような事が繰り返され、朝になって本人に確認すると全く覚えていないという。中には車を動かしている症例もあった。ガレージから車を出して、また入れようとバックして、ガレージの柱に車をこすってしまっていた。最初は本人の戸惑いから始まるが恐怖に変わることが多い。自分が睡眠中に何をしでかすか分からないという恐怖である。確かにゴミ箱に放尿したり、窓によじ登ったり、家具を力任せに動かすなどの症例もある。薬物治療が奏功することは希である。多くは医師やカウンセラーとともに、何故このような症状が生じるのかについてのナラティヴ（物語）を作り上げる。作り上げると書くと、真実を突きとめる行為と相反するように取られるかもしれないが、身体疾患のように原因説明がつきにくい精神の問題、特に通常の精神疾患ではない場合、患者と治療者の間で原因についての会話が進められ、両者の折り合いがつく原因についての探求が治療行為になっていると思われる。

筆者の経験からもこのような治療的会話を繰り返すなかで、改善していくケースがある。治療のなかで重要なのは巻き込まれた家族にも原因についてのナラティヴが共有されることである。近年精神医学でも注目を集めているオープン・ダイアローグの考え方でも本人の病いに関わる医師や看護師だけでなく家族や友人など周囲の人々が、共感的に対話することが精神疾患の治療では重要だとされている。

## 3. 眠りのナラティヴ

筆者が大阪市内で心療内科の診療所を開設したのが一九九五年なので、すでに開業して三〇年になる。我が国で心療内科の標榜が許可されたのが一九九六年（厚生省）。筆者の診療所開設は心療内科標榜の黎明期ということになる。文化人類学者の大貫はその著書（『日本人の病気観』）のなかで日本人の病気の原因に対する帰属傾向について「物態化」という言葉をあげている。「日本人は身体の不調の原因として精神的な面が重視されないという特徴がある」と述べている。確かに、精神の病気と診断されることに対する、かなり強い抵抗感があることは事実で、開業当時は心の不調を最初から話す患者は少なかった。まずは身体症状が出て来て、その後何度目かの診察で心の問題が吐露されることが多かったように思う。内面では自分の心に何か異常事態が起きていて、その治療を求めて心療内科受診になるのだが、なかなか心の問題に達しない。よくある主訴は頭痛・腹痛・めまい・息苦しさ、そして不眠である。治療も患者の生育歴や生活背景、仕事などを聴き取るなかで、これはうつ病だなとか、神経症圏内だなと言う風に見当をつけていき、本来の症状に迫っていく。うつ病であれば興味・関心の減退や不安焦燥、意欲減退など、強迫神経症であれば強迫傾向が日常でどのくらい生活を脅かしているかゆっくりと聴き取っていく。時に診断名は告げないこともある。病気の原因として患者が納得しやすい言葉として「ストレス」がある。実際問題としては、本人の脆弱性が原因なのか、外的圧力（ストレス）が強すぎたのかは判然としないことも多いのだが、外的圧力つまりストレスが強すぎたために病気になってしまったという説明モデルは納得しやすい。しかし、現実的にはそのように単純なものではなく、半分意識的、半分無意識的に自分の心の脆弱性についても患者は気づいていることが多い。しかし敢えて脆弱性を指摘せずに治療が開始され、治癒していく患者も多い。つまりは真実は何であるかということより、患者側の物語に理解を示すことのほうが治療的であるのかもしれない。特に、てこずる不眠の問題を扱うときには物語（ナラティヴ）が役に立つ。

### ・寝ないと疲れが取れないというナラティヴ

（症例1）

四〇代の男性、大学院卒、工場で金属加工のいくつもの大型機械の管理を任されている。非常に仕事熱心な方で、常に仕事の効率化、スピード化を心がけていた。ある時上司から更なるスピード化の相談があり彼は張り切って、様々な工夫を加えるようになった。そのうち、頭から機械のことが離れなくなった。常に機械をどう使えば生産効率を上げられるのかばかり考えるようになり不眠に陥っていった。不眠のため注意不足になり機械の管理がおろそかになり、ちょっとした故障が起きたときには彼は非常に慌てて早期に対処することで事なきを得た。その後は過度に点検し、少しでも不具合が出ていたら早期に部品変更するなど対策を怠らなかった。そのうち睡眠の方に問題が出てきた。彼はこれまでの経験から自分は五時間眠らないと、脳の働きが悪くなると考えており、持続で五時間の睡眠に拘った。ところが、どうしても三時間、二時間で目が覚めてしまう。彼は困り果てて筆者のクリニックに相談にやってきた。

そして五時間継続して眠れる睡眠薬の処方を希望していた。筆者は運動療法や夕食を軽くするなど投薬以外の方法を薦めたが、頑として睡眠薬をということで仕方なく軽い睡眠導入剤を処方したが、案の定効かない。もっと強いものをと主張されるのだが、よく聞いてみると五時間の持続睡眠は出来てないが、合計で七時間ほどは眠れているので、大丈夫と保証してみたがもっと強い睡眠剤が欲しいの一点張り。何度か薬は変えたが、これ以上はうちでは処方出来ないというと彼は「残念です、それでは他のクリニックに行きます」と転院していかれた。そして二年後、再び彼が当院を受診してきた。彼は見るからに憔悴しており、転院してから次々に更に転院をくり返し、強い薬強い薬へと変更したがやっぱり眠れない。「結局戻ってきました。私は一体どうしたらいいのでしょう」という相談だった。筆者が状況を聞いてみると、会社では職階が上がり工場長になっておられる。家庭生活も上手くいっている。問題は本人の不眠感覚だけだった。つまり五時間持続して眠れていないという、その一点だけ。

そこで筆者は

「なるほど、それはお困りでしょう。あらゆる治療をためされたのですね。それで駄目だった。さて、この時点で、私があなたにしてあげられることが何かありますか？」

と尋ねると彼は首を振って

「いいえ、今日は報告にきただけなんです」

とうつむかれる。そこで筆者は用意しておいたセリフを慎重に出してみた。

「なるほど、それはありがとうございます。さて、あなたはあらゆる方法を試されたが駄目だったとおっしゃいました。そうですね、あなたほど周到な方なら、私の知らない方法まで試されたに違いないと思います。ということは、もう方法はないということになりますね。方法がないということは諦める以外にないということですか？」

彼はえ？　と私を見つめ、しばらく沈黙が続き、おもむろに彼は

「はい、そうですね。もう五時間眠ることは諦めます」

そう言って彼は、肩を落として帰っていった。ところが二週間後彼がクリニックに満面の笑顔で現れたのである。

「先生、七年ぶりに快眠出来ました。もう諦めて眠れなくても仕方ないと布団に入ったら、朝まで眠

れたのです。」

上記の症例は五時間持続睡眠に拘りすぎて強迫状態までいってしまったケース。

次の症例も不眠に関するもの。実際にはパニック障害までいかないが、眠れないことがパニック発作を誘発してしまった症例である。

### ・眠れないのが怖いというナラティヴ

（症例2）

八〇代女性、独居、子どもらは既に成人し結婚してそれぞれの家庭があり別居している。彼女は若い頃から不眠傾向があり、自分なりに工夫してはいたが、夫が亡くなり独居になってから不眠が強くなった。しかし不眠程度で病院にかかるというのは駄目だと考えて、眠れない夜を我慢していた。ある夜、床に入っても全く眠気が来ない。明日に差し支えるから寝ておかねばと思えば思うほど更に目がさえてくる。何としても寝なければと焦るうちに、心臓がドキドキしてきて息も苦しくなってくる。とうとう我慢しきれず娘に電話をかけたが、中々出ない。何十回もベルが鳴ってやっと娘が電話に出たのだが「ええっ？　お母さん、どうしたの、こんな夜中に。午前三時よ。ん？　眠れないって、いい加減にしてよね。こっちは明日子どものお弁当つくりで六時起きなのよ！　もう切るから」ガチャン。息子に電話しても同じ事で、さらに彼女の恐怖は加速された。万事休す。彼女は半分無意識で一一九番をダイヤルしていた。しばらくして救急車が来てしまった。えらく大事になってしまったと更に大慌ての彼女はそのまま救急車に乗せられて、ある大病院に搬送された。ところがそこで当直の医師からこっぴどく叱られてしまった。

「不眠ごときで救急車を呼ぶなんてとんでもない婆さんだ。この瞬間でも救急車が必要な患者は山ほどいるんだ！　二度と不眠ごときで救急車を呼んでは駄目だぞ！」

彼女は怒られている間中ベッドの上で正座して震えていたとのこと。その後はどんなに怖くても、どんなに眠れなくても二度と救急車は呼ぶまいと心に決めていたのだが、眠れない恐怖から再びダイヤル一一九番を回してしまった。しかも救急車は前回と同じ病院に向かった。ただその日の当直医は研修医の筆者だった。実はその日の救急外来は忙しくて、救急車が着く度に仮眠室から引きずり出されてもう眠くて死にそうだった。でも当直なので、仕方なく救急室に行くと、小柄な老女がベッドの上に正座して震えている。どうしたことかと看護主任に聞いてみると、

「前回、同じく不眠で救急車を呼んでここに来たんだけど、当直医に物凄い剣幕で怒られたのよ。今回は優しくしてあげてね」

事情が分かったので眠い目をこすりながら彼女に近づくと、ベッドの上で突然土下座して、すいませんすいませんと謝り始めた。筆者は

「全然構いませんよ、不眠は怖いですからね。いつでも救急車呼んでも問題ありません。夜中でもいいですよ」

彼女はポカンとして目を上げた。

「だって、駄目なんでしょ」

筆者は少し考えたふりをして
「そうですね、直接一一九番はまずいかな？　それじゃ、ぼくの電話番号を教えるのでそちらだったら全然大丈夫ですよ」

「え？　いいんですか？」

「もちろん」

電話をかけてはいけないという恐怖感が結局かけてしまうという行動につながる悪循環を断ち切るには、「かけてもいいという物語」にしてしまうことが一番かもしれない。ただ、この話を同僚にしたら
「お前はバカじゃないのか！　電話番号教えたら最後、もうお前が眠れなくなるぞ」

と脅されたのだが。結局その後電話があったのは二度きり。最初は夜中の二時。

「先生、眠れないの！　救急車呼んでいい？」

「もちろん、いいよ。でもその前にお水飲んでみようか」

そんな話をしているうちに落ち着いて、

「楽になってきたわ。眠れそう。ありがとうね」

で切れた。二度目はもっと早かった。同じく午前二時。

「先生、眠れないんだけど、水飲んだら直るかなあ？」

「だね。やってみて。」

「電話かけただけで眠くなってきちゃった、おやすみ」

眠らないと恐怖感が出る老女の場合は、いつでも電話できるという「物語の変更」が功を奏したようで

あった。

以上、ふたつの症例を考察してみると、共通点がみつかる。それは睡眠というものが仕事のように個人にのしかかってきているということである。本来、睡眠は楽しいものであるはずなのに、「適切な睡眠を取らねば、健康破綻する」という暗喩が様々な商品の宣伝や、有名人の言葉の端々に現れ、それらの言葉を聞いた人々が、寝るためにサプリを買ったり、ベッドを買ったりするので快眠は商売になるのである。一方で症例のように不幸な事態に立ち至ってしまうこともある。確かに、薬で睡眠をある程度コントロール出来るのは確かだが、睡眠にはパラドックスが含まれている。つまり、睡眠というのは意識が低下している状態であることに、誰も反論はないと思う。そして眠ろうとする行為は自分の意識を低下させようと、意識を集中することに他ならない。意識の集中は意識を覚醒させる。つまり寝ようとする行為は意識を低下させようとして、意識を覚醒させることになってしまう。だから、寝ようとすると眠れない。不眠という現象が出現する。心理療法の中に「パラドキシカル・アプローチ」（逆説療法）がある。その中から不眠に対する治療法をいくつか紹介してみよう。

これまで酒を飲む、運動をする、羊の数を数える、自己催眠などあらゆる努力をした不眠症の患者に対して「眠らなくてもいい。しかし眠らないでいるのはもったいないので夜中にトイレ、台所をピッカピカに、磨き上げなさい」。ナンセンスなそして過剰な課題の押しつけである。このような不毛な掃除を毎晩行うのである。そうすると言われたほうにしてみると、そんなことをやるより寝たほうが良いということになる。またワツラウィックという心理学者の指示は「ベッドに横になった上で、とてつもなく眠くなるまで決して目を閉じないこと」というものである。これも効果がある（長谷川一九八七）。どうも不眠という現象にはパラドックスが含まれているので、パラドックスで返す逆説療法が有効なのかもしれない。

## 4. 不眠と薬

不眠を辞書で引いてみると「眠らないこと。また眠れないこと」（『精選版日本国語大辞典』）。『ブリタニカ国際大百科事典』では「睡眠が不安定になり量・質が低下すること」とある。前者では主観的な不眠が取り上げられているが、後者ではより客観的な量・質といった言葉で説明されている。ひとくちに不眠といっても、睡眠時間や入眠時間遅延、中途覚醒、早朝覚醒といった客観的に調べられる症状と熟眠感というかなり主観的な症状が渾然一体となっている印象がないだろうか。入院中のあるご老人が「不眠だから何とかしろ」と訴えるのだが夜勤看護師の観察日誌からは「スヤスヤとよく寝ている」という解離がよくみられる。本人に聞いてみると「看護師はよく見ていない。オレは目をつぶっているだけ、一睡もしていない」と反論。さらに看護師に聞いてみると「そんなことはない。イビキかいてガーガー寝てました」とのこと。こうなるとどちらが正しいのか闇の中である。しかし少なくとも本人は熟眠感がなくて苦しんでいるのは確かで、熟眠障害と診断せざるを得ない。

さて。ここからが難しい。患者は自分は睡眠障害だから薬を出せと迫るのだが、睡眠に関する薬の処方は難しい。特に先の熟眠障害の場合など、容易に睡眠剤を処方すると一日中寝てしまうことにもなりかねないし、認知症を加速させてしまいかねない。このようなケースの場合は医療スタッフが患者の不眠物語をよく聴き届けることが大事だが、時間的制限もあり難しいケースも少なくない。睡眠剤は現在さまざまなタイプのものが存在し、効果も実証されているのだが効き方は一様ではない。時には「この睡眠剤を飲んでよけい眠りにくくなった」と訴える不眠患者もある。逆に睡眠剤ではなくビタミン剤だと説明しているのに「あのビタミン剤は睡眠にとても効果がありました」と答える人もいる。「まあバタフライ効果で睡眠に効果があったのでしょうかねえ」と苦笑いした経験が筆者にもある。

睡眠剤に限らず薬にはプラシーボ（偽薬）効果がつきまとう。偽薬効果というのは不安定な要素なのでこの要素はなるべく除いておきたいと科学者は考える。科学的に扱うために薬の効果実験（治験）には必ず二重盲検法が採用される。二重盲検法というのは、たとえば全く同じ形の二種類の錠剤を用意する。一方は治験のための薬物の入った錠剤、他方は薬効のない錠剤である。これらの錠剤が本物かそうでないかは管理者だけが知っている。この二種類の錠剤を患者に飲んでもらうわけだが、偽薬効果を避けるために、錠剤の形も色も全く同じなので、患者側は見分けがつかない。これだけだとただの盲研だが、さらに薬を渡す医師にも本当の錠剤か、そうでないかを教えない。なぜなら医師が本物を渡すとき と、偽薬を渡すときで表情や態度が変わるかもしれないからである。こうして患者にも医師にも分からない状態つまり二重盲検にして、結果を待つと言うことになる。結果が本物のほうが偽薬より統計的に効果があると判断されれば、偽薬効果を除いた本物の薬効があると判断する方法である。しかし二重盲検法というのは被験者側も参加する医師もあまり気持ちの良いものではない。もちろん治験という構造上、患者も医師も納得の上で参加しているのだが、他の薬が効かないから新薬の治験に参加した患者とすれば、本物に当たって欲しいという気持ちは非常に強く、期待によって偽薬効果が上乗せされる可能性は否定できない。もちろん、二重盲検法に代わるより効果的な方法がないからこそ続いているわけだが。偽薬効果も効果に違いないので、さらなる研究が望まれるところである。

医師が不眠症状に薬を処方するときは、どんなことを考えながら処方するのかを考察してみる。処方する医師の専門分野によっても多少の違いはあると思われるが、多くの医師は熟眠障害は扱いにくいので、より客観化しやすい入眠障害、中途覚醒、早朝覚醒に焦点を絞って問診するのではないだろうか「眠りにくいと言われますが入眠に時間がかかるのですか？　途中で眼が醒めるのですか？　それとも早朝に目が醒めてしまうのでしょうか？」

この質問だと処方がしやすい。睡眠剤といっても処方できる薬の種類はそれほど多くない。現在の主流の睡眠剤はベンゾジアゼピン系（以下ＢＺ系）と呼ばれる薬剤で、効果は強いが依存性が問題になっている。ＢＺ系は一九六〇年代から開発が始まっており、効果時間の長いものからごく短いものまで揃っているので入眠困難の場合は超短時間作用型でよいし、逆に早朝覚醒や中途覚醒の場合は長時間作用型を処方するということになる。但し、先ほど述べた依存性の問題があり、最近ではなるべくＢＺ系の睡眠剤は避ける傾向もみられる。ただ日本はまだアジアの中で一番ＢＺ系の使用量が多い。それでは他の種類の睡眠剤ということで、二〇一〇年代にはメラトニン受容体作動薬や二〇一四年にはオレキシン受容体拮抗薬といった新顔が出て来ているが、ＢＺ系ほど多様な種類はない。要するにまだ使いやすいとはいえない状況ということになる。また新しい薬ほど薬価が高いので毎日飲む薬の場合は問題になることもある。医師は依存性が低い薬にしようとしても、患者側からすれば、薬局で薬を貰うときに五倍以上の値段になって困るので、元の薬に戻して欲しいと言われることもある。このあたりは現実的に難しい問題である。医師側の意識の問題もある。不眠は様々な病気の影響で出現している可能性があるので、原因疾患を見つけ出すためには検査もするし問診も丁寧にするのだが、不眠そのものには興味を示さない傾向がある。以下は不毛な会話の例である。

患者：先生、眠れないのですがどうすればいいでしょうか？

医師：睡眠というものは生理的現象だから、いつかは眠れます。気にしないでいいです。

睡眠を何とかしたい患者側と不眠を問題にしていない医師側のズレが認められる。最近は睡眠外来という専門科もあるので、医師側の意識もゆっくり変化している可能性はあるが、生命の危険から遠い不眠については、上記のような不毛な会話に陥るケースを時々目にする。

## 5. 不眠症と医師のナラティヴ

不眠が身体的な疾患と関係があるならば、原因疾患を治せば自然に不眠は解消するという理屈になる。逆に、不眠治療そのものに追われすぎて原因疾患を見逃してしまうという事態は医師にとって最も避けねばならないと考える。それが前節で述べたごとく、患者側が不眠を深刻に訴えても、医師の不眠に対する不熱心さを招いてしまうのかもしれない。前節で出て来た医師側の言葉

「睡眠というものは生理的現象だから、いつかは眠れます。気にしないでいいです」

はともすれば不熱心さというより、不眠の裏に隠れているかもしれない疾患にターゲットを絞っている

ので、患者側の不眠の深刻さが考慮されていない印象を与えてしまうのかもしれない。それでは筆者を含む一般の医師たちは、どのような病気を見逃さないようにしているのか、いわば医師のナラティヴについて書いてみる。

まずは、眠れない身体症状の中で、生命に関わる病気としておさえておきたいのは心不全や呼吸器疾患である。心不全の場合、息切れや尿意増加で睡眠が妨げられ、中途覚醒や睡眠が浅くなるため不眠症状として訴えられることがある。患者側としては不眠で来院しているのに「浮腫があるか?」「坂道を登ると息切れあるか?」「体重が突然増えてないか?」などの質問をされて戸惑っているシーンも時々目にする。心不全は心エコーや胸部レントゲンで診断がつく病気だが、まずは問診から始まるので、患者側からすれば不眠で来院しているのに、大袈裟であると感じるのかもしれない。また、呼吸器疾患の場合も不眠が出現することが多いが、こちらの方は息苦しさで眠れないという自覚症状から始まるので、呼吸器検査をするのに患者側の抵抗は少ない。痛みも眠りを妨げる。頭痛、腰痛、神経痛など、これらの症状があれば、さらに問診、検査を通して頭痛でも血管性、筋緊張性、脳内圧上昇などによるものかなど細分化していくと、治療はどうすればいいのかに辿り着く。つまり原因疾患を治せば不眠は治るという考え方である。呼吸器疾患の場合も息苦しくて眠れないのは、閉塞性変化か拘束性かの検査をしてみて、さらに検査を進めて喘息、石綿肺、肺気腫など疾患を特定して治療をすれば良いという流れになる。また精神疾患の場合は不眠と直接関係するものが多い。精神疾患では双極性障害(躁鬱病)でうつ状態から躁状態に移行するとき、かなり早い時期にでてくるのが不眠である。「頭の中に様々な思考がどんどん出て来て眠れない」などの訴えには注意する必要がある。うつ病、神経症でも不眠はよく認められるので、不眠より原因となる病気を見逃さないように細心の注意を払おうとする。朝の胸焼けは逆流性食道炎の可能性もあるし、頻尿は前立腺肥大の可能性もある。寝ていても動悸がするのは甲状腺機能亢進症（バセドー病）の可能性もある。痒みはアトピー性皮膚炎や乾燥と関係が深い老人性皮膚疾患であることもある。要するに、医師はまず不眠以外の症状に着目して、様々な疾患をルールアウト（除外診断）していくことを至上課題としている。もちろん疾患が見つかれば、その治療が中心となる。患者側からすれば、医師が不眠そのものに無関心に見えるのかもしれない。不眠はまことに捉えにくい、医療で扱いにくいのである。不眠を起こしている原因が見つかれば儲けものだが、不眠はあっても背景になる病気が見つからないことも多い。こうなると医療の対象ではないという考えも頭をよぎる。単に「病いは気から」という考え方が頭をもたげてきて、先の例の老女に対する救急医のような態度が出てしまうのかもしれない。

医師のナラティヴと患者のナラティヴがぶつかる時の問題はどちらも相手に対する許容の幅が少なく、「自分のナラティブこそが真実である」と思えてしまうので始末が悪い。医師のナラティヴでは「病気を見逃すのが最悪なので一生懸命診察しよう」、患者のナラティヴでは「苦しいのを治してくれるのが医師のはずなのにピントが外れている」になってしまう。ニューヨークの内科医ダニエル・オーフリが著書の中で、医療のコミュニケーションについて興味深いことを書いている（オーフリ二〇二〇）。彼女の調べたところ、患者の主な困り事や主訴の話は医師にすぐに中断させられてしまうことが多い。患者が話し始めてから医師が介入してくるまでの時間は何と三〇秒足らずだという。それは医師が介入しない限り患者の話は延々と続いて必要な情報が得られないのではないかという恐怖感があるからだという。しかし介入しない場合どうなるかについて、オーフリが調べたところ、バーゼル大学病院で三三五人の受診患者の分析から得られた結果は患者の独白は平均九二秒でしかなかった。つまり医師の憂慮は杞憂に過ぎないのかもしれない。医師側の過剰防衛ともとれる早期介入は、逆に患者が全てを話そうとする「防衛」を惹起している可能性がある。いま必要なのは視点を少し引いてみて、お互いが「これこそ真実である」と思える考えも、一つの物語（ナラティヴ）にすぎないのだと見切る事なのかもしれない。

**注**

1　詳しくは第七章「金縛りと文化」を参照のこと。

2　本論は医学的な説明ではなくあくまで臨床のなかで病者が睡眠障害をどのように自分の物語として落とし込んでいくかを主眼としている。

**文献一覧**

大貫恵美子（一九八五）『日本人の病気観―象徴人類学的考察―』岩波書店
オーフリ、ダニエル（二〇二〇）『患者の話は医師にどう聞こえるのか―診察室のすれちがいを科学する―』みすず書房
クラインマン、アーサー（一九九二）『臨床人類学―文化のなかの病者と治療者―』弘文堂
中川米造（一九七六）『医療的認識の探求―増補改題―』医療図書出版社
長谷川啓三（一九八七）『家族内パラドックス』彩古書房
三島和夫（二〇二二）「不眠の診たてと治療指針」『整形外科』七三巻八号、八八一〜八八六頁
American Academy of Sleep Medicine（二〇一四）『睡眠障害国際分類　第三版』ライフ・サイエンス社

# 第12章 チンパンジーの眠り

## ――進化からみた私たちの睡眠――

座馬耕一郎

### 1. チンパンジーを知ることでヒトの何が分かるのか

チンパンジーがヒトにもっとも近縁な生物の一種であるということはよく知られているように思う。しかしこの「近縁」の意味を「チンパンジーはヒトの祖先だ」と誤解している人もいるようだ。本論文では「チンパンジーの眠り」を紹介し、そこから私たちの睡眠の特徴について考えようと思う。しかしその前に、チンパンジーとヒトを比較してどのようなことが分かるのか整理してみたい。

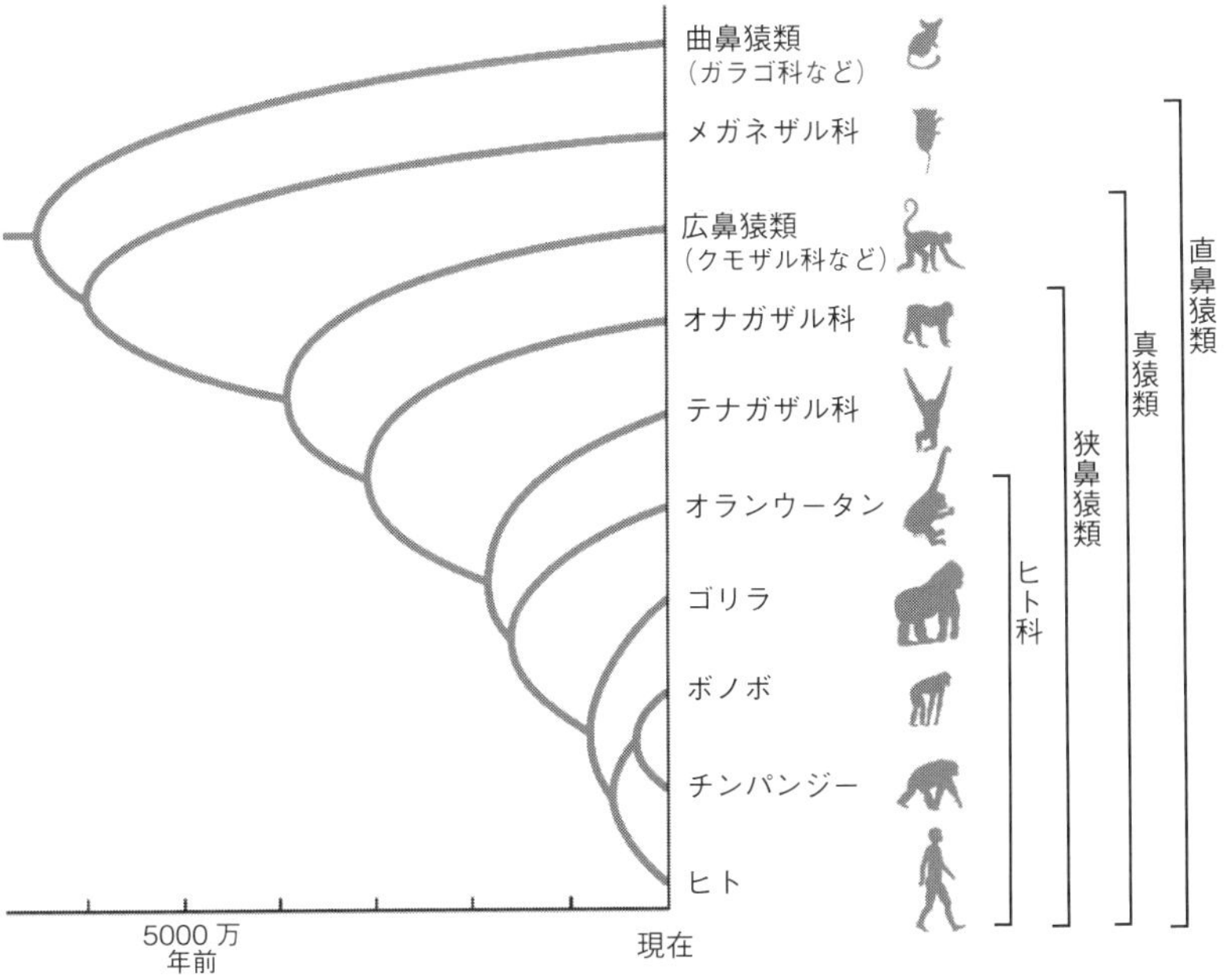


**図1　霊長類の系統樹（概略）**

（佐藤ら2004、日本モンキーセンター2018を参考に作図）

## 1・1　チンパンジーはヒトの祖先ではない

ヒトは進化して今の姿になった。このような「ヒト」にしか触れていない説明を読むと、私たちは「ヒトだけ」が進化していると思い込み、「ヒトを除く生物」は進化していないと思ってしまいがちである。しかし実際は、ヒトだけでなく、ヒトを除く生物も進化している。また「進化」という言葉は、一般では「進化した車」というように「進歩」の同義語として使われることが多いが、生物学で用いる「進化」に「進歩」の意味はない。

進化を図示した系統樹を見ると、現在の地球に暮らすすべての生物が長い年月をかけて進化してきたことが理解しやすい。たとえば霊長目（サルの仲間）の系統樹を見ると（図1）、ヒトがチンパンジーやゴリラと「同世代」の生物であることが分かる。チンパンジーをヒトの祖先だと考えるのは、同世代のキョウダイやイトコを親や祖父母とみなすのと同様に、誤りである。

このように考えると、祖先でもないチンパンジーを調べてもヒトのことが分からないような気がしてくる。チンパンジーとヒトには共通の祖先がいたが、その共通祖先から分岐した後、数百万年もの長い年月が経っており、それぞれが異なる姿をしているからだ。しかし、私と異なる姿をしているキョウダイやイトコにも、赤の他人よりはどこか似たところがあるように、異なる姿のチンパンジーとヒトも、丁寧に比較すると似ている部分がみつかる。

## 1・2　相違点と類似点

ヒトをその他の生物と比較すると、相違点だけでなく類似点もみつかる。たとえばヒトとチンパンジーを比較すると、白目の部分（眼球の強膜の部分）はヒトでは白く、チンパンジーでは褐色であるという相違点がみつかるが、ヒトとチンパンジーのどちらも「尾がない」という類似点もみつかる。またヒトとイヌを比較すると、ヒトには尾がなくイヌには尾があるという相違点がみつかるが、どちらも「毛が生えている」という類似点もみつかる。またヒトとタコを比較すると、ヒトには毛がありタコには毛がないという相違点がみつかるが、どちらも「動く」という類似点もみつかる。

なぜ類似点があるのか。それは、その二種の共通祖先がもともとその特徴（形質）を持っており、分岐した後もそれぞれの種でその特徴が引き継がれてきたからだと考えられる。ではなぜ相違点があるのか。それは、共通祖先から分岐したのちに、一方の種かそれぞれの種で、共通祖先とは異なる特徴を手に入れたからだと考えられる。もちろん例外もあり、例えばチョウやトリ、コウモリは、飛翔するための構造（翅／翼）を持つという類似点があるが、それぞれの系統で独自に進化（収斂）したと考えられており、これらの共通の祖先がその特徴を持っていたわけではない。その点に注意する必要はあるが、近縁種は遠縁の種よりも分岐後の経過時間が短いため、共通祖先から引き継いだ特徴が多いと考えられる（ジンマー、エムレン二〇一七）。

このように、チンパンジーを調べ、ヒトと比較することによって、チンパンジーとヒトの類似点から共通祖先の特徴を、相違点から独自に進化した特徴を推察することができる。

## 1・3　チンパンジーの文化

チンパンジーは他にもいろいろと誤解されている生物である。たとえば「野生のチンパンジーは野山の果実や葉を手あたり次第に食べている」と誤解されることがある。私はタンザニアのマハレ山塊国立公園のカソゲ森林で野生のチンパンジーを調査しているが、そこで同定されている植物種が五五〇種以上あるのに対し、チンパンジーが食べたことが確認されている植物種は一九八種である（伊藤二〇〇二）。その後の詳細な調査により同定されている植物種も食物種も増えているが、いずれにせよ森の中にあるものを、なんでもかんでも食べているわけではない。

ではなぜ「食べない物」があるのか。もしかしたら毒のある植物があるのかもしれない。しかし、食べられるのに食べないことが明らかになっている物もある。たとえばアブラヤシの実は、マハレから約一七〇㎞離れたタンザニアのゴンベ国立公園に生息するチンパンジーは食べているのに、マハレのチンパンジーは食べない（マックグルー一九九六）。マハレにあるアブラヤシの実は、アカオザルなどの他の動物には食べられているのに、チンパンジーは食べないのである。日本の食文化に「ハチノコ」を食べる地域と食べない地域があるのと似ている。

こういった事実から、チンパンジーは「食べ物」を社会的に学習していると考えられ、何が「食べ物」か、それぞれの地域で世代から世代へ受け継がれていると考えられている。そしてマハレでアブラヤシの実を食べないのは、文化的にそれを食べ物とみなしてこなかったからだと考えられている（マックグルー一九九六）。

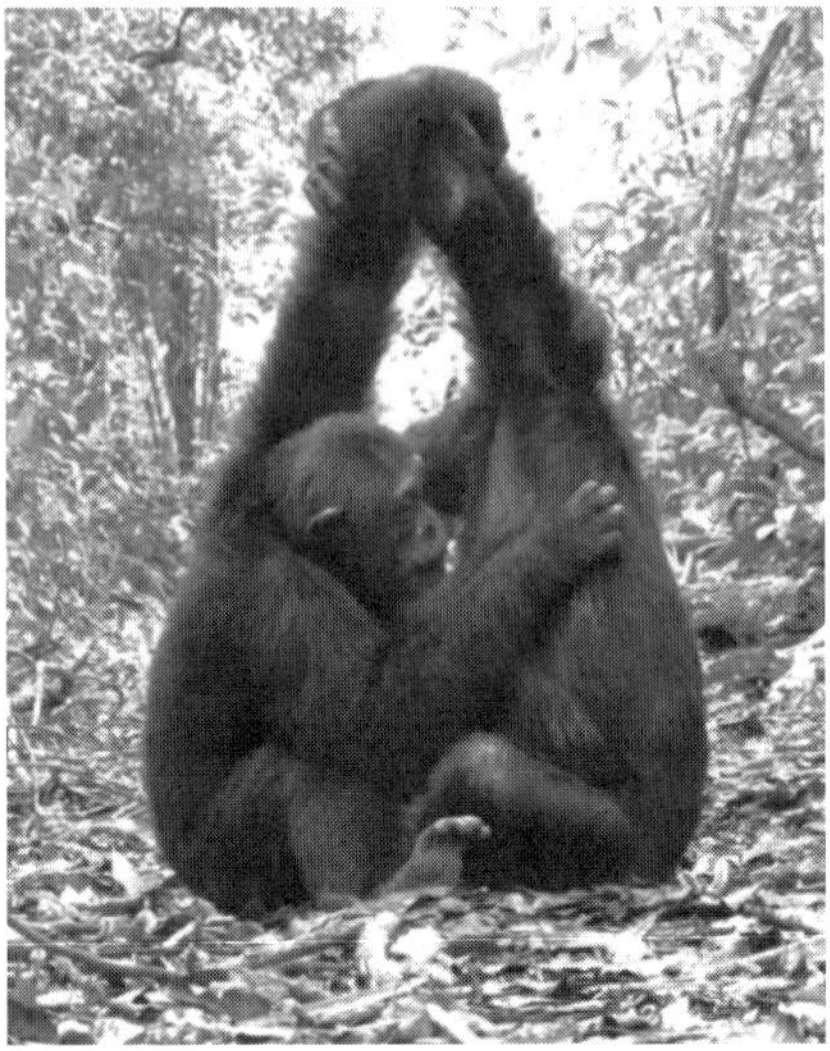

図2　対角毛づくろい

食べ物だけでなく、さまざまな行動にも地域差があることが知られている。たとえばマハレのチンパンジーでは「対角毛づくろい」（図2）という「対面した二頭のチンパンジーが両者の頭上で右手同士、あるいは左手同士を組み、もう片方の手で互いに毛づくろいし合う行動」が観察されるが、ゴンベでは観察されず、文化的行動として知られている（中村二〇〇九）。これらのことから、「他者から社会的に学習して受け継がれる」という文化の特徴は、少なくともヒトとチンパンジーの共通祖先の時代にはすでに獲得されていたと考えられ、その後の世代も受け継いできた類似点であると考えられる。

## 2. チンパンジーのベッド

チンパンジーは樹上に枝を重ねてベッドを作り、その上で眠る（図3）。ヒトもベッドなどの寝具の上で眠ることから、ヒトとチンパンジーの共通祖先も「ベッド」の上で眠っていたと考えられる。ではその「ベッド」には、どのような特徴があるのだろうか。またベッドで眠るという行動が進化するまでに、どのような睡眠の歴史があったのだろうか。

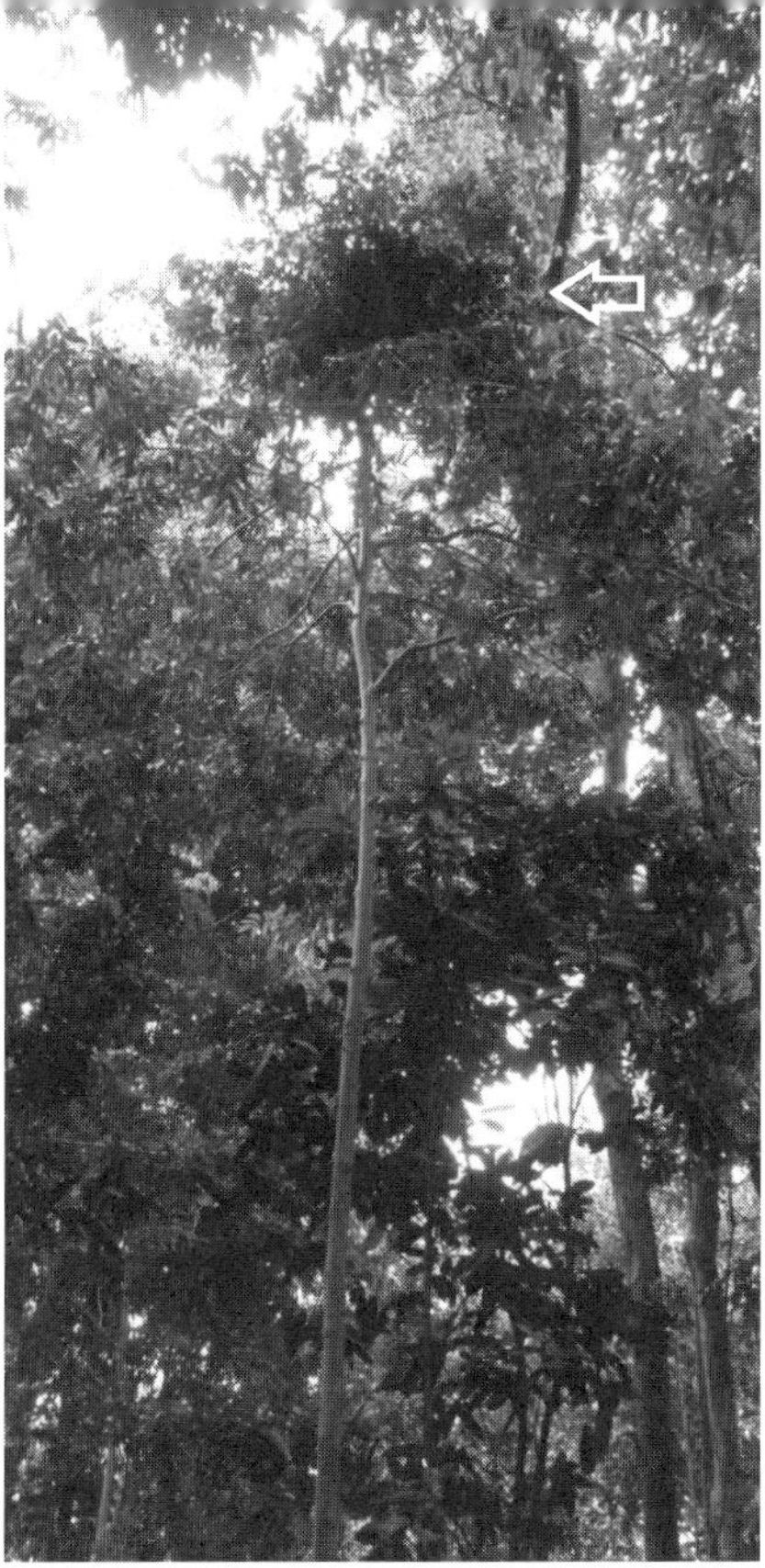

図3 チンパンジーのベッド

### 2・1 睡眠の進化の概観

睡眠はどのように進化したのだろう。その答えは睡眠をどのように定義するかによって異なる（井上二〇〇六）。たとえば睡眠を「ほぼ一日の周期の活動リズム（概日リズム）の休息期」と定義すれば、生物には広く概日リズムという特徴が見られるため、かなり古い時代にその特徴が進化したことになる。一方で、睡眠を「ノンレム睡眠とレム睡眠のある睡眠」と定義した場合、鳥類と哺乳類にその特徴がみられるが、それぞれは別の系統にあるため、それぞれの祖先で独立して進化したことになる（井上二〇〇六）。また哺乳類の睡眠に「ノンレム睡眠やレム睡眠」という同じ特徴があったとしても、まったく同じように眠っているわけではなく、睡眠時間が異なっていたり、立ったまま眠る動物や泳ぎながら眠る動物など、「眠りかた」にも多様性がある（井上二〇〇六）。睡眠の特徴には、時間や場所、脳波、姿勢など、さまざまな側面があるため、その進化を単純に説明することは難しい。

霊長目という分類群に限定し、「眠る場所」という側面に絞ってみても、多様な睡眠がみられる。その多様な睡眠について山極（二〇〇一）は、定点の眠りから移動の眠りが進化したと概観している。「定点」とは木の洞などに作られる巣を指し、体の小さな夜行性の曲鼻猿類は巣の中で眠る。一方で体の大きな昼行性の真猿類は、毎日広い地域を食べ歩くため、移動した先の樹上やその近くで眠り、巣を作らない。霊長類の共通祖先は小型で夜行性だったと考えられており、現在の小型の曲鼻猿類と同じように巣を作って眠っていたと考えられる。その祖先の「定点の眠り」から、体が大型化し昼行性に進化した系統で「移動の眠り」が進化したと考えられている。

そしてこの「移動の眠り」から、より大きな体を持つようになったヒト科（ヒト、チンパンジー、ボノボ、ゴリラ、オランウータンを含む分類群）の祖先で、移動先の樹上にベッドを作って眠る行動が進化したと考えられる。ヒト科のうち、体の大きなゴリラは地上にベッドを作って眠ることもあれば樹上にベッドを作ることもあり、オランウータンやボノボ、チンパンジーは基本的に樹上にベッドを作る（山極二〇〇一）。それではこの樹上のベッドには、どのような特徴があるのだろうか。

### 2・2 チンパンジーのベッドの構造

チンパンジーは、毎日、移動した先でベッドを作って眠る。ベッドは樹上、約五〜二〇mの高さに作られる。このベッドを木の上から観察すると、楕円のような形をしていることが分かる（図4）。ベッドは葉のついた枝を組み合わせて作られており、ベッドの上面は緑の葉で敷きつめられているように見える。またよく見ると、ベッドの縁はやや盛り上がり、中心は少しくぼんでいるため、浅いお皿のような形にもみえる。平均的な大きさは、長径約九〇cm、短径約七〇cmであるが、ベッドによって大きさは異なる（座馬二〇一六）。

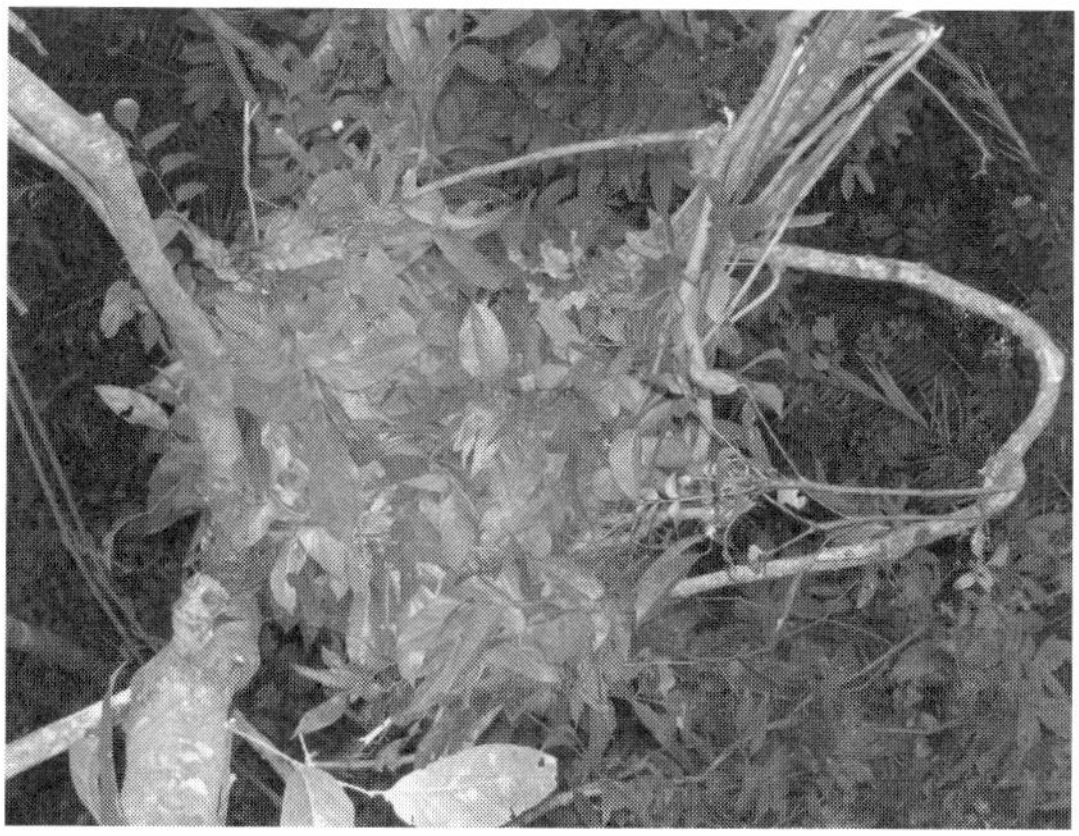

図4　上から見たチンパンジーのベッド

チンパンジーのベッド作りは、まず長い枝を大きく折り曲げるところからはじまる。そしてその上に乗り、さらに別の長い枝を手に取り折り曲げ、葉の多い枝先を、先ほど折り曲げた枝葉に押し込むようにして重ね、その上を踏むようにして乗る（図5）。ときには長い枝を折り切って重ねたり、すでに積み重ねた枝から分岐して外側に伸びている枝を折り曲げて、ベッドの内側に押し込んだりする。長い枝を何本も積み重ねた後は、次第に短い枝を積み重ねるようになる。そして何本も小枝を重ねたのち、その上で横になる。ベッド作りにかかる時間はだいたい二、三分だが、

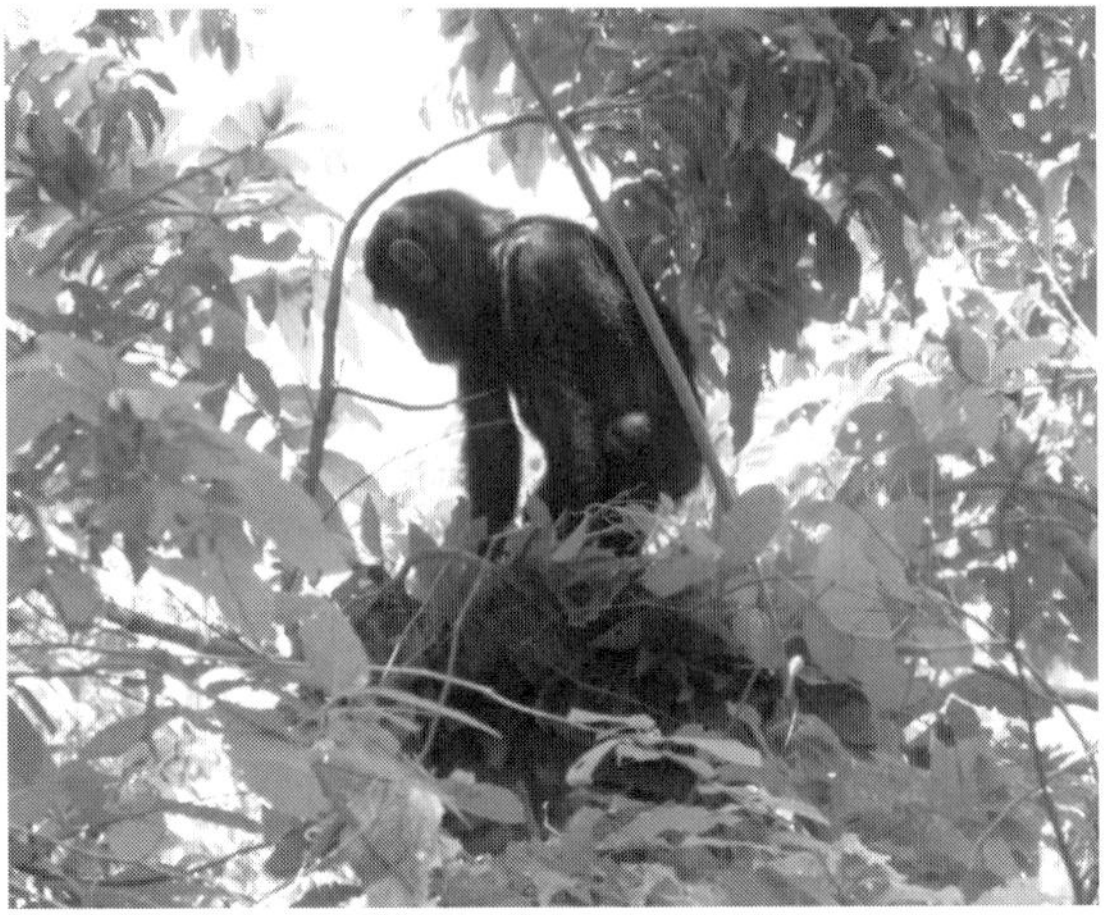

図5　ベッドを作るチンパンジー

ときには七分くらいかけることもある。

　ベッドには約三〇本ほどの枝が用いられ、積み重ねられ、「曲げる」「折る」「切る」といった加工がされて、積み重ねられる。「曲げる」とは「枝の繊維が壊れないように曲げられる」ことを指し、「折る」とは「枝の繊維の一部が壊れるが、切り離されない状態で折られる」こと、「切る」とは「枝が切り離される」ことを指す。加工された枝がベッド作りの中でどのように使われているか調べてみると、ベッドの下層、つまりベッド作りのはじめの方は、「曲げる」や「折る」といった加工がされた枝の割合が高く、上層では「切る」という加工がされた枝の割合が高い（座馬二〇一六）。それではなぜ、上層と下層で加工された枝の割合が異なっているのだろうか。

　下層の曲げられたり折られた枝で構成される枝組は、幹から切り離されておらず、また押し込むように積み重ねられるため、丈夫な構造を作ると考えられる。チンパンジーは体重が数十kgになるため、枝先で横たわるには頑丈な土台が必要であり、下層の構造はその役割を果たすと考えられる。

　この下層の構造さえあれば横になることができるはずだが、チンパンジーはこの上に切った枝を積み重ねる。幹から切り離された枝には構造を強化する役割はないと思われるが、なぜ積み重ねるのだろう。この上層の枝葉を上から押してみると、フカフカとしたクッション性がある。このことから上層の構造は、下層の頑丈な枝組の硬い寝心地をやわらげるマットレスの役割を果たしていると考えられる。

私の体験であるが、チンパンジーのベッドに横になると、低反発の寝具のように体が沈み込むと同時に、高反発の寝具のように多くの小枝が体を上に押し戻す感覚もあり、心地が良い。チンパンジーは上層に「葉が五枚ほどしかついていない小枝」を置くことがある。この程度の小枝がベッドの構造に与える影響は小さいようにも思われるが、実際にチンパンジーがその小枝を置いていたということは、チンパンジーが寝心地にこだわってベッドを作る動物であることを示唆しているように思われる。

## 2・3　ベッドの構造と眠る姿勢

ところで、このような構造のベッドの上で、チンパンジーはどのように眠っているのだろうか。一例だが、チンパンジーが一晩にみせる寝相について調べたところ、横臥位が七割程、仰臥位が二割弱、伏臥位が一割強だった（座馬二〇一六）。

眠る姿勢をもう少し詳しく観察すると、横臥位のときに頭がやや上がっていることに気がつく（図6）。チンパンジーは上半身が発達しており、横臥位の姿勢では、下に位置する肩の高さの分だけ頭が下がるはずだが、そのようになっていない。なぜだろうか。

横臥位のチンパンジーとベッドの構造の位置関係を確認すると、頭がベッドの縁にあることが分かる。先述のように、ベッドの縁は少し盛り上がっている。その部分に頭を置いているということは、ベッドの縁がヒトの「枕」と同じ働きを持つことを意味する。またこのベッドの縁の「枕」だけでなく、腕を折り曲げて頭の下に手を置く「手枕」をすることもあることから、チンパンジーは眠る際に頭が上がるような姿勢をとっていると考えられる（図6）。

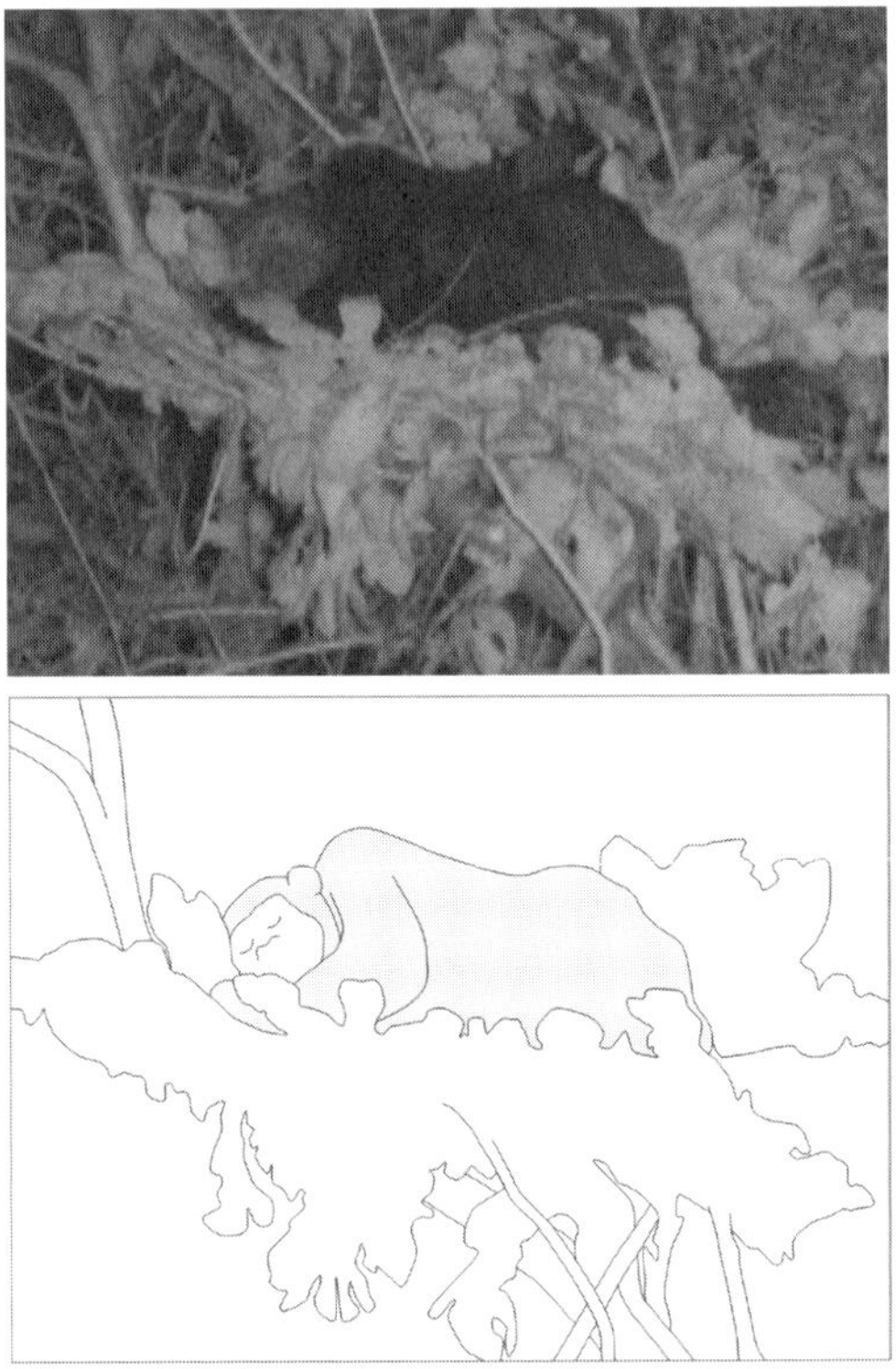

**図6　ベッド上で横臥位で眠るチンパンジー**
左腕は折り曲げられ、手が頭の下にある。

## 2・4　チンパンジーのベッド作りは文化？

チンパンジーのベッドはシングルベッドであり、ひとつのベッドの上に一頭で眠る。ただしアカンボウ期は母親のベッドで眠る。チンパンジーは五歳頃になると離乳するが、その頃になると自分でベッドを作って眠るようになる。ところでこの「ベッドを作る」という行動は、五歳頃になればどのチンパンジーでもできるようになるような、生得的な行動なのだろうか。

飼育下で他の個体から離れて暮らすチンパンジーも麻袋などでベッドを作ろうとする行動が観察されることから、「ベッドを作ろうとすること」は生得的である可能性もある。しかし飼育下のチンパンジーの詳細な研究では、「飼育下生まれの個体」よりも「野生由来の個体」の方が、干し草などを使ったベッド作りに時間をかけて取り組んだり、ベッドを利用する時間が長く、また「飼育下生まれの個体」であっても「生後半年以内に母親から離された個体」よりも「野生由来の母親に生後二年以上育てられた個体」の方が、ベッド作りに時間をかけたりベッドの利用時間が長かったことが明らかになっており、ベッド作りは学習して獲得される行動であることが示唆されている（Videan 2006）。

実際に野生下では一歳頃からベッド作りの練習がはじまり、小さいうちは曲げた枝が跳ね返ってしまうなど枝をうまく制御できない様子が観察される。自作のベッドで眠るようになるまで数年かかることからも、多方向に伸びた木の枝からベッドという立体的な構造を組み上げるようになるには学習が必要だと考えられる。このように、ベッドを作る行動が学習によるもので、親や周りの個体から受け継いだとするならば、その行動はとても長い時を経て受け継がれてきた文化と言えるのかもしれない。

## 2・5　ベッドの歴史

樹上にベッドを作る行動はヒト科の共通祖先ではじまり、子孫に受け継がれてきたと考えられる。そして、ヒトとチンパンジーの共通祖先もまた樹上で眠っていたと考えられる。ヒトに至る系統とチンパンジーに至る系統が分岐したのは約七〇〇万年前と考えられているが、その後いつまで樹上のベッドで眠っていたのだろう。

諏訪（二〇一二）は、四四〇万年前に生息していた猿人のラミダスが、直立二足歩行に適した特徴を持ちながらも、物を掴むことができる足の指を持っていたことから、夜は樹上のベッドで過ごしていたと考察している。またその後に登場したアウストラロピテクスで足の把握性が失われていることに注目し、この頃に樹上のベッドが放棄された可能性を指摘している。一方で、実際に地上にベッドを作ることが知られているゴリラを調べると、体の小さな未成熟個体が地上にベッドを作る割合が低かったことから、身長が低く、地上性の捕食者などに襲われやすかったと考えられるアウストラロピテクスにとって、地上の睡眠に移行するのは難しかったのではないかとする見方もある（Yamagiwa 2001）。

樹上のベッドの睡眠はヒトとチンパンジーの共通祖先から分岐した後も数百万年間続いたと考えられるが、地上で眠るようになった時代については議論が残る。そこで一気に時代を飛び越し、現代のヒト（ホモ・サピエンス）の暮らしから、ベッドの歴史の続きを考えたい。人類は長く狩猟や採集を基盤とした生活をしていたと考えられる。まだヒトではなかった過去の人類の狩猟採集生活と、現代のヒトの狩猟採集生活が同じであるわけではないが、参考に、現代の狩猟採集民の眠りかたを紹介しよう。

吉田（二〇〇一）は「人の眠りの初源のかたち」として、各地の狩猟採集民の眠りかたを紹介している。浅い穴を掘って横向きに丸まって眠るオーストラリアのアボリジニーや、岩の上を好み、焚いた火のそばで眠る南インドのヴェッダ、穴を掘り皮を敷いて横向きに丸まり、上に皮をかぶせて眠る南アフリカのコイ、枯れ草の上に皮を敷いて眠る東アフリカのハッザなど、多様な眠りかたがあることが分かる。おそらく過去の狩猟採集民も、それぞれの土地で多様な眠りの場を作っていたと想像される。

このようなベッドの長い歴史を考えると、現在のヒトが当たりまえに使っているベッドの形に違和感を覚える。なぜ四角で平らなのだろう。なぜわざわざ平らな物を買い、さらに枕を買うのだろう。

四角で平らなベッドは、地面や床に四本の支柱を立て、その上にまっすぐな枝を何本も並べて組んだり、平らな板を載せて作られる。材料が特殊で加工や設置に時間がかかるため、移動生活者には不向きであり、定住しなければ作られることはなかったと推察される。

定住をはじめたのはいつか。さまざまな議論があるが、農耕がはじまる前、狩猟採集をしていたヒトの一部ではじまったようである。その時代を一万数千年前とすると、「四角で平らなベッド」の文化がはじまったのはそれ以降ということになる。一千万年以上前の樹上のベッドから続くベッドの歴史の中では、つい最近の文化といえる。

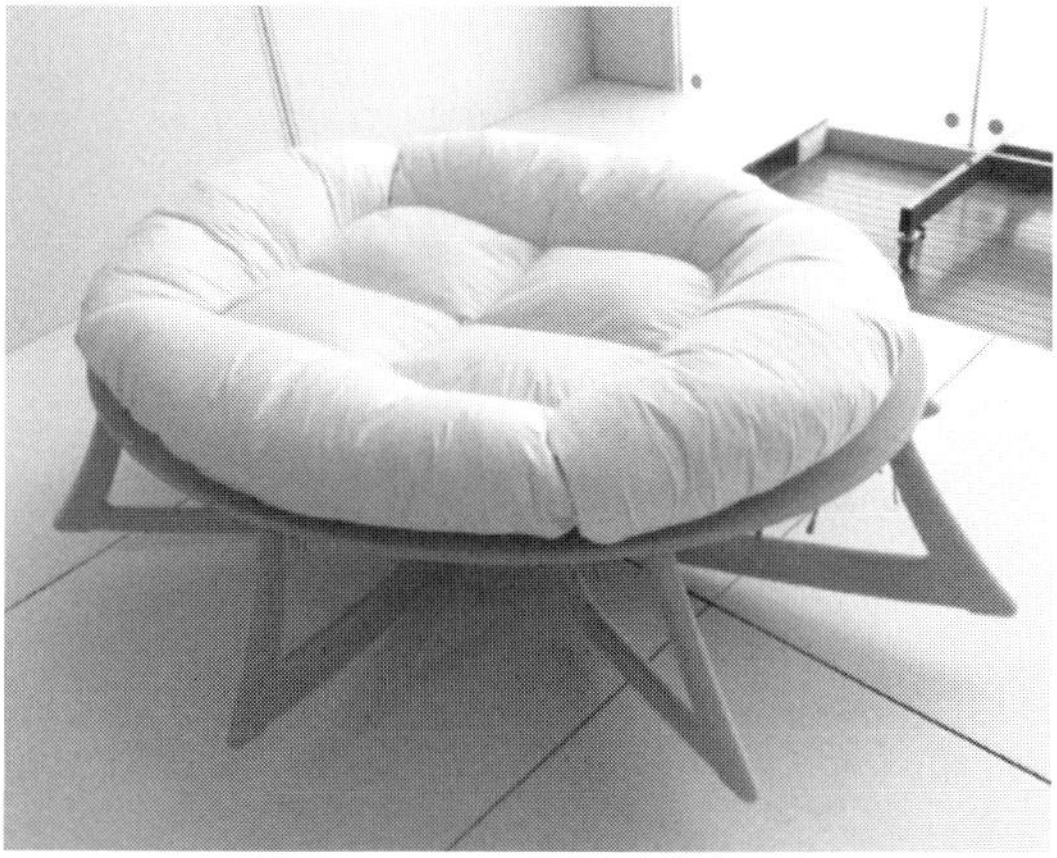

図7　人類進化ベッド®

その現代に生み出されたのが「人類進化ベッド」である（図7）。京都大学総合博物館で二〇一六年に開催された「ねむり展―眠れるものの文化誌―」で初披露されたこのベッドは、株式会社イワタの岩田有史さん、東南西北デザイン研究所の石川新一さんとともに、多くの職人の協力も得て形にしていったベッドだ。チンパンジーのベッドの心地よい寝心地を再現することだけを目的に作られているため、その形は縁が少し盛り上がった楕円形で、木の上と同じように揺れ、しかもチンパンジーが毎日ベッドを作るように、ベッドの沈み込み具合や枕となるベッドの縁の高さを簡単に調整できるよう工夫されている（NPO法人睡眠文化研究会二〇一六）。

私たちの祖先も眠っていたと考えられる縁の盛り上

がった丸いベッドは、歴史的に振り返れば古い形のベッドだが、四角で平らなベッドを当たりまえとする文化に馴染んでいる人から見れば新しいベッドでもある。この「人類進化ベッド」の古くて新しい寝心地から、人類の進化とベッドの文化の長い歴史や、ベッドの多様性と可能性を感じとることができるだろう。

## 3. 睡眠時間の規則性

現代の私たちには規則正しい生活を良しとする文化があるように思う。たとえば健康的な生活のために、就寝時刻や起床時刻をそろえている人もいる。このような睡眠文化はいつ生じたのだろうか。ヒトとチンパンジーの共通祖先も規則正しい生活をしていたのだろうか。

### 3・1 霊長類の睡眠時間の規則性

霊長類の進化について、夜行性の種から昼行性の種が進化したことを先に述べた。この「夜行性」や「昼行性」という言葉も誤解されやすいように思う。たとえば「昼行性の動物」と聞くと、「日の出と同時に起き、日の入りと同時に眠りに就いて、翌朝まで眠り続ける」という規則正しい生活をしているようなイメージが浮かぶ。しかしそのような動物は少ないようだ。

仮にそのような動物がいたとすると、夜行性であっても昼行性であっても、睡眠時間の平均は一二時間ということになるだろう。しかし実際に一日の睡眠時間を調べると、夜行性の曲鼻猿類のスローロリスは一一時間、ショウガラゴは七・八時間から一〇・七時間であり、また昼行性の真猿類のリスザルは九時間強、マントヒヒは一〇時間弱で、「平均一二時間」ではないことが分かる。夜行性や昼行性という言葉は、夜または昼に活動する割合が高くなるというおおまかな規則性を指し、夜や昼に活動が限定されるというような、きっちりとした規則性を指しているわけではない（座馬二〇一九）。

ところでチンパンジーの睡眠時間を調べると、「九・七時間」とする文献が見つかる。このような数字もまた、私たちに「チンパンジーは毎日、規則正しく九・七時間眠っている」といった誤解を与えるが、この値は平均値という代表値であって、実測値にはそれより短い睡眠もあれば、長い睡眠もある。

私たちは本やウェブサイトに短く書かれた説明文を字義通りにとらえ、動物を単純に理解しがちである。そのため動物に、規則正しく動く機械のような印象を持ってしまうように思う。しかし説明文は、簡潔な記載になるよう代表的な性質のみ取り上げることが多く、多くの例外が省略されている。動物の実生活は私たちが知識として得る情報よりも複雑であるということを意識しておきたい。

## 3・2　チンパンジーの就寝時刻と起床時刻

チンパンジーの睡眠時間には短い睡眠もあれば長い睡眠もある。では実際に、何時にベッドに入り、何時に起きるのだろうか。

ゴンベのチンパンジーの一年にわたる就寝と起床の記録を報告したグドールによると、就寝時刻や起床時刻は月によって異なっていたそうだ。また就寝時刻が日没の「前」だったこともあれば「後」だったこともあったようで、起床時刻も日の出の「前」のことも「後」のこともあったようだ。具体的には、たとえば一〇月は、日没時刻は午後七時頃で、就寝時刻は午後六時四五分から七時一五分の間、つまり日没前後だったが、一月は、日没時刻は午後七時〇七分頃で、就寝時刻はそれよりも前の、午後五時四五分から六時四五分の間だったそうである。同じ月でも日による差があり、一〇月は三〇分の間に就寝が観察されたが、一月は約一時間の幅があったようである（Goodall 1962）。

なぜこのようなばらつきがみられたのか。グドールはいくつかの要因を指摘している。そのひとつは「季節」で、一月など雨の多い季節は、低い雲が空を覆い、夕方も早くに薄暗くなるため、日没よりも前に就寝したのではないかと考察している。また「個性」もあるようだ。チンパンジーは森の中で他の個体たちの近くで眠ることがあるが、いつも、他個体全員が去った後になって起きてくるメスの個体がいたそうだ（Goodall 1962）。他にも社会関係や食物が影響すると考えられる。たとえばベッドを作った後に遠くから声が聞こえたため、ベッドを放棄してそちらに向かって行ってしまった事例や、日没後も食べ続けたため、ベッド作りの時間が遅くなってしまった事例がある（座馬二〇一九）。また、就寝時刻から起床時刻までずっと眠っているとは限らない。深夜に樹上のベッドからお尻を出して排泄し、それで目を覚まして他の個体と音声でコミュニケーションをとることもあれば、夜の一一時頃に二頭で樹上を移動することもある（座馬二〇一六）。

さらに言えば、チンパンジーは昼寝をすることもある。昼寝のために樹上にベッドを作ることもあれば、木の枝に座ってそのまま眠ってしまうこともある。また日中の暑くなる時間帯に木陰に入り、地面で横になって眠ることもある（図8）。チンパンジーは昼行性の霊長類であるが、こういった昼寝の就寝時刻と起床時刻も含めて考えると、かなり自由な睡眠をとっているということができるだろう。

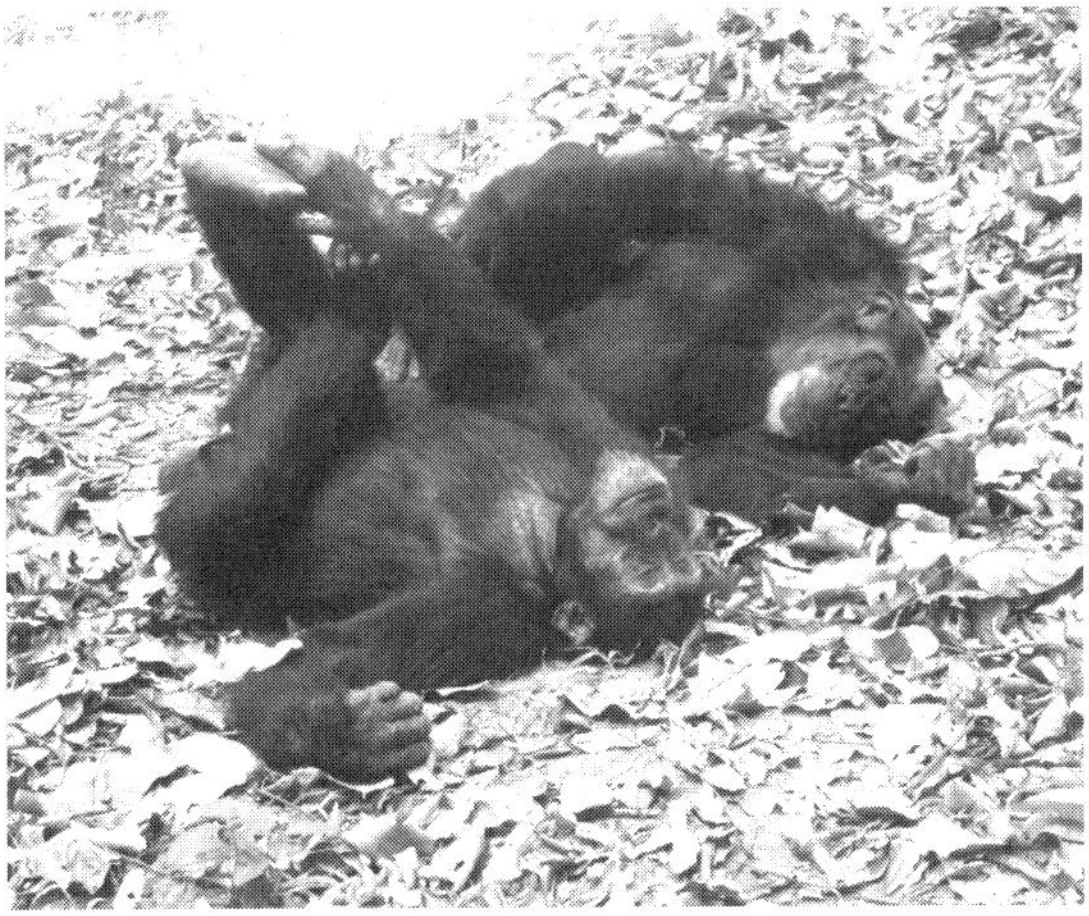

図８　地面で昼寝をするチンパンジー

## 3・3　規則正しい睡眠という文化

ここまで、チンパンジーの睡眠にきっちりとした規則性はなく、昼行性であっても夜に動いたり昼に眠ることがあることや、起床時刻や就寝時刻も季節や天気、食物、他個体との関わりなど、日によって異なるさまざまな影響を受けて日々異なっていることを示してきた。これらのことは私たちにとってとくに意外なことではないと思う。私たちも曇天で暗い朝に長く眠ってしまうことがあるし、夕食が遅くなり就寝が遅くなってしまうことも、夜にトイレで起きてしまうこともあるだろう。

このような「おおまかな規則性はあるが、きっちりとした規則性があるわけではない睡眠」が、チンパンジーとヒトに共通する特徴であるとすれば、その共通祖先も同様の特徴を持っていたと考えられる。それでは就寝時刻や起床時刻をそろえるような規則正しい睡眠は、いつ生まれたのだろうか。

「きっちりとした規則正しい睡眠」が生じるためには、天気などに左右されない「時刻」や、睡眠を制御する「目的」が、条件として必要であるように思われる。それはおそらく、人類の進化の歴史からすればつい最近にできた文化だろう。たとえば「不定時法」という日の出や日の入りに連動した時刻が用いられていた室町時代には、日中にきちんと仕事をするために、就寝時刻や起床時刻を定めた家訓があったようである（シテーガ二〇一三）。また「定時法」が用いられた近代では、工場などの生産設備を効率よく一斉作動させるために、雇用者全員を同じ時間に出勤させるなど、時間管理や時間規律が求められるようになり、睡眠の時間を「昼間の覚醒と充実した生産活動を支えるための時間」とみなす認識が一般化したようだ（高田・鍛治二〇〇八）。

## 3・4　板挟みの睡眠とふたつの解決方法

以上を踏まえると、現代の私たちの睡眠は、共通祖先から受け継いだ「日々異なる環境の影響を受けた日々異なる睡眠の欲求」と、新しく登場した「規則正しい睡眠という文化からの要求」の板挟みにあっているように思えてくる。このふたつが一致している場合は問題ないが、ズレがあると「眠りたいのに眠ってはならない／眠りたくないのに眠らなければならない」といった困難が生じることになる。

この困難を解決する方法には大きくふたつあると思う。ひとつは「日により異なる睡眠を現代の文化に合わせる」方法、もうひとつは「日により異なる睡眠に現代の文化を合わせる」方法である。

このうち前者の方法はよく耳にする。近代以降は、より多くの人が雇用され、規則正しい生活が求められるようになった時代であると同時に、照明や冷暖房などの進歩により、夜に昼の環境が作られてきた時代でもある。そのような規則性の乱れた環境の中で、規則正しい睡眠をとるために有効なのが、照明で照度を、冷暖房で温度を調節して、毎日同じ睡眠の環境を整えることだろう。

しかし睡眠は、照度や温度だけでなく、日々の活動の影響も受けている。仕事や勉強で忙しい日もあれば、激しい運動をする日、あるいは家でのんびりする休日もあり、それにより睡眠の欲求も異なってくる。環境を整えたとしても、睡眠の欲求が日々異なってしまうのだとしたら、それに文化を合わせるという後者の解決方法も必要だろう。

ヒトは共通祖先の特徴を引き継ぎながら、共通祖先にはなかった特徴も獲得し、今を生きている。もし獲得した睡眠文化が私たちに困難をもたらしているのだとしたら、共通祖先の特徴を参考にして、新たな睡眠文化を創り出してもよいのかもしれない。

**文献一覧**


NPO法人睡眠文化研究会編（二〇一六）『図録ねむり展—眠れるものの文化誌—』松香堂出版
伊藤詞子（二〇〇二）「森のなかの食べもの—チンパンジーの食物密度と空間分布—」『マハレのチンパンジー—《パンスロポロジー》の三七年—』西田利貞、上原重男、川中健二編、京都大学学術出版会
井上昌次郎（二〇〇六）『眠りを科学する』朝倉書店
公益財団法人日本モンキーセンター（二〇一八）『霊長類図鑑—サルを知ることはヒトを知ること—』京都通信社
佐藤矩行、椛原宏、馬渡峻輔、長谷川政美、大野照文、西田治文、川上紳一、石川統（二〇〇四）『マクロ進化と全生物の系統分類』岩波書店
座馬耕一郎（二〇一六）『チンパンジーは365日ベッドを作る—眠りの人類進化論—』ポプラ社
座馬耕一郎（二〇一九）「霊長類の1日の活動」『時間学の構築Ⅲ　ヒトの概日時計と時間』山口大学時間学研究所監修、時間学の構築編集委員会編、恒星社厚生閣
ブリギッテ・シテーガ（二〇一三）『世界が認めたニッポンの居眠り　通勤電車のウトウトにも意味があった！』CCCメディアハウス
カール・ジンマー、ダグラス・J・エムレン（二〇一七）『カラー図解　進化の教科書　第3巻　系統樹や生態から見た進化』更科

功、石川牧子、国友良樹訳、講談社
諏訪元（二〇一二）「ラミダスが解き明かす初期人類の進化的変遷」『季刊考古学』一一八号、二四〜二九頁
高田公理、鍛治恵（二〇〇八）「眠りの時間と寝る空間―歴史的考察―」『睡眠文化を学ぶ人のために』世界思想社
中村美知夫（二〇〇九）『チンパンジー―ことばのない彼らが語ること―』中央公論新社
ウィリアム・C・マックグルー（一九九六）『文化の起源をさぐる―チンパンジーの物質文化―』西田利貞監訳、足立薫、鈴木滋訳、中山書店
山極寿一（二〇〇一）「霊長類の眠り―定点の眠りから移動の眠り―」『眠りの文化論』吉田集而編、平凡社
吉田集而（二〇〇一）「人類の眠り方について」『眠りの文化論』吉田集而編、平凡社
Goodall, J. M. 1962. Nest building behavior in the free ranging chimpanzee, Annals of the New York Academy of Sciences, 102: 455–467.
Videan, E. N. 2006. Bed-building in captive chimpanzees（*Pan troglodytes*）: the importance of early rearing, American Journal of Primatology, 68: 745–751.
Yamagiwa, J. 2001. Factors influencing the formation of ground nests by eastern lowland gorillas in Kahuzi-Biega National Park: some evolutionary implications of nesting behavior, Journal of Human Evolution, 40: 99–109.

column

# 睡眠の研究を俯瞰すると

福田一彦

睡眠の背景現象である概日リズム（約二四時間の周期をもつ生物リズム）は、地球の自転周期を生物がメカニズムとして身体の中にとりこんだ結果なので、睡眠についての何らかの「考え」は人類の歴史と一致すると考えられます。しかし、科学的な研究と呼べるものが誕生したのは、一九世紀後半のことです。覚醒させることの出来る音の大きさを時系列で表示すると、夜間睡眠の最初に大きな音が必要な、つまり深い睡眠が出現する事が分かりましたが、これは後年の深睡眠が夜間睡眠の前半に集中するという発見と整合性のある知見です。一九二九年にベルガーにより脳波が発見され、脳波が睡眠の状態で変化することが見出されました。一九五三年にアセリンスキーとクライトマンによってレム睡眠が発見されて睡眠研究の量は爆発的に増加しました。また、嗜眠性《しみんせい》脳炎（一九一〇年代に世界的に流行した脳炎。回復期に嗜眠状態となることを特徴とした）による脳の損傷を調べたエコノモの研究（一九二六）は、脳内の覚醒中枢や睡眠中枢の発見につながりました。さらに、モルッチとマグーンによる上行《じょうこう》性脳幹網様体《せいのうかんもうようたい》の発見（一九四九）などにより脳内の機構も更に明らかとなりました。睡眠自体の研究に続いて、その背景にある概日リズムの研究が始まり、生物時計の本体である視交叉上核《しこうさじょうかく》（脳にある生物時計の本体）や時計遺伝子（概日リズムを作り出している遺伝子）の発見につながります。身体のほとんどの細胞には、時計遺伝子と呼ばれる複数の遺伝子が存在し、それぞれの遺伝子の蛋白質の産生と抑制のフィードバックループによって二四時間の周期が生み出されています。また、それら全体を統御しているのが、前出した脳の視床下部にある視交叉上核と呼ばれる小さな神経核で、自律的に振動するものの、視神経を介して外界の光によって調整されています。つまり、睡眠と覚醒や内分泌系のリズムは、この体内の時計機構によって制御されていて、特に光によって影響を受けていることが分かっています。

不眠や日中の過度な眠気や昼夜逆転などリズムの乱れ、睡眠時歩行や金縛りなど、様々な睡眠障害が存在しますが、睡眠中に呼吸が停止する睡眠時無呼吸症が広く知られるようになったことで、潜在的な患者が発掘され、睡眠医療の施設も世界的に増えました。日本においては、平成一五年（二〇〇三）に山陽新幹線の運転手が居眠り運転を行い、睡眠時無呼吸症であったことが分かり、この病気が「市民権」を得たことは、良く知られていると思います。また、日中の過度な眠気や情動脱力発作（笑いや怒りなど、情動的な動きがきっかけとなって起こる身体の一部や全身の急激な脱力状態）や睡眠麻痺（金縛り）といった症状で古くから知られており、原因不明の居眠り病と呼ばれてきたナルコレプシーという眠りの病気も、覚醒物質であるオレキシンの髄液《ずいえき》中濃度が低下していることによるものだという事も明らかとなっています。このように、初期の睡眠研究は、睡眠の基礎的メカニズムの研究と睡眠障害の治療に関する研究が中心であったと言って良いでしょう。

一般の人々の睡眠健康などについての研究は、実は最近になって盛んになってきた領域です。まずは、深刻に困っている方の症状の研究に焦点が絞られ、徐々に研究の裾野が広がってきたのだと思います。さらに、日本は世界的に最も夜更かしで睡眠時間が短い国として知られていますが、それだけに、睡眠の知識に対する需要も大きく、様々な情報が提供されています。次世代を担う若い人たちに対する睡眠についての教育の必要性についても議論されるようになっています。

睡眠と覚醒のリズムは、地球の自転周期が生物のメカニズムに取り込まれたもので、睡眠と覚醒の神経や液性（ホルモンなど）のメカニズムも明らかになっています。したがって、自由自在に睡眠を変えていくことは不可能で、そうすることは健康被害にもつながります。しかしながら、同時に、睡眠と健康の関係に拘泥し過ぎることで、むしろ眠れなくなったり、精神的に不健康になったりする人がいることもまた事実です。眠りに関する病としてよく知られる、不眠症という症状の一部は、実際にはある程度は眠れていて、眠れなかったらどうしよう、という不安がその疾患の主たる要因である場合もあります。最近は睡眠をモニターする各種デバイスも一般化していますが、その結果を過度に心配し、不幸になっている方も少なくないようです。睡眠に関しても「過ぎたるは及ばざるがごとし」と言えるのではないでしょうか。

# 睡眠文化研究のめざしてきたもの——あとがきにかえて

重田眞義

この本をここまでお読みくださった方、関心のある論文やコラムだけをお読みくださった方、睡眠文化という聞き慣れないタイトルをみて店頭で手に取ってくださった方、すべての皆さまに感謝申し上げます。確かに「睡眠文化」という用語が世間に登場したのはそれほど古いことではありません。正式な研究の主題として学界で認められているかどうかさえ怪しいかもしれません。ここでは、本書の執筆者らが中心となってこれまですすめてきた睡眠文化研究の四半世紀の歴史をふりかえり、この本が編まれた背景をあらためてお伝えすることで本書の総括としたく、いましばらくお付き合いくだされば幸いです。

### ・睡眠文化研究のはじまり

睡眠という人間の営みを文化としてとらえるという斬新な研究アプローチを初めて学問的枠組みとして示したのは、吉田集而（国立民族学博物館教授・当時）でした。吉田は、東京の民間寝具会社ロフテーが一九九九年に社内に設置した睡眠文化研究所（Research Institute on Sleep and Society：ＲＩＳＳ）の立ち上げに関わり、医学、大脳生理学、心理学、文化人類学、社会学、文明学、地域研究など多くの専門分野から十数名の研究者を集めて睡眠文化研究会を組織しました。私たちが、いつ、どこで、どのようにして眠り、眠ってきたのかを時間と空間を超えて考察するというのが睡眠文化研究の原点でした。

睡眠文化研究が本能の研究のひとつとして、食文化研究をお手本にしていることは発案者の吉田も繰り返し強調していましたが、その英語名については先達に倣うことはできませんでした。当時、food culture という英語表現が次第に受け入れられていたなかで、sleep culture という名前は相談したほとんどの英語話者に理解されなかったといいます。逆に言えば、睡眠文化研究というジャンルが日本発の全く新しい分野であったことの証左ともいえるでしょう。

睡眠文化研究会は理系文系を問わず関連分野の専門家を招いてひらく定期的な会合に加えて、公開のシンポジウムを毎年開催してきまし

表１　睡眠文化フォーラムのテーマ（開催地は東京）

| | | |
|---|---|---|
| 1999年3月 | 第6回 | 「眠り―過去から未来へ―」 |
| 2000年3月 | 第7回 | 「眠りのよそおい」 |
| 2001年3月 | 第8回 | 「子どもたちのすこやかな眠り」 |
| 2002年3月 | 第9回 | 「眠りのしつらい」 |
| 2003年3月 | 第10回 | 「眠りを楽しむ―夢学ことはじめ―」 |
| 2004年3月 | 第11回 | 「ねむりを豊かにする眠り小物の文化論」 |

**表2　睡眠文化研究会が制作に関わった出版物**

| |
|---|
| 『眠りの文化論』吉田集而編、平凡社、2001 |
| 『ねむり衣の文化誌』吉田集而・睡眠文化研究所編、冬青社、2003 |
| 『夢うつつまぼろし――眠りで読み解く心象風景』高田公理・睡眠文化研究所編、インターメディカル、2005 |
| 『子どもを伸ばす「眠り」の力――ココロ、からだ、脳をイキイキさせる早起き早寝の科学と文化』睡眠文化研究所編、WAVE出版、2005 |
| 『寝床術』睡眠文化研究所編、ポプラ社、2005 |
| 『睡眠文化を学ぶ人のために』高田公理・堀忠雄・重田眞義編、世界思想社、2008 |

た（表1）。その成果は、ＲＩＳＳが実質的な活動を終了する二〇〇九年九月までのあいだに『眠りの文化論』にはじまる六冊の一般書（表2）として著され、睡眠文化とその研究を巷間にひろめ進展させることに寄与しました。ＲＩＳＳの運営には、現在のＮＰＯ法人睡眠文化研究会の事務局長をつとめる鍛治恵のほか二人の研究員が社員として従事していました。睡眠に直接関わる業態の企業であったとはいえ、一〇年を超える期間、学者たちに自由に議論を交わす場を用意し、必ずしも直接の儲けにはつながらない活動を支援してくれたロフテーの功績は大であったといえます。改めてこの場を借りて感謝の意を表したいと思います。

### ・睡眠文化研究の視座

実のところ、睡眠が人間の行動のひとつであるという研究の視座はすでに睡眠文化研究会の草創メンバーでもあった鳥居鎮雄（東邦大学名誉教授・当時）によって提唱されていました。大脳生理学者の鳥居の著作『行動としての睡眠』（一九八四、一九九六増補改訂、青土社）は、睡眠を人間の文化的行動として分析考察するのに基本となる発想や切り口にあふれています。従来の睡眠科学研究では、人間を生物個体として扱い、生理生物学的な現象としての睡眠を普遍的な法則や一般解が得られる行動としてとらえてきました。睡眠は、性欲や食欲とともに人間の本能のひとつとして、生命の維持のために必要不可欠のものであり、その生理生物学的な条件は、ヒトにとって共通普遍のものとして扱われてきました。そのため、初期の睡眠科学研究ではヒトの個人差（性差、年齢差）や地域差、集団による差異などは等閑視され、普遍的な快適睡眠の条件などが求められることが多かったようです。このような傾向は、現在でも睡眠関連の商品の販売促進や睡眠の改善に関する啓蒙的な言説のなかでは多用されるきらいがあります。それに対して、睡眠を文化としてとらえる場合には、人間集団のなかで創造・継承・学習される行動として、その文化を共有する個々の人びとの特徴と、そのなかでの多様性を前提として理解する必要があります。端的に言えば、睡眠について、誰にでも共通の究極のよき眠りというものがある、という立場と、眠り方はひとそれぞれいろいろあって良い、と考える立場の違いということができるでしょう。そして、私たち睡眠文化研究会は、その両者の立場を理解しながら議論を戦わせ、「睡眠文化」の研究をすすめてきました。

### ・科学と文化

本書の「はじめに」で豊田も述べているように、本書の執筆者の中でも二つの立場の違いはどちらか一方に解消されているわけではありません。少し大袈裟に言えば、睡眠に関して、普遍的真理を追究する科学主義と、いろいろあってもよいとして多様性を肯定的にとらえる文化主義とが相入れないものとして対立しているようにみえるかもしれません。

私たちの睡眠文化研究の大きな特徴は、鳥居先生の視座に導かれてはじまったように、科学と文化の対立ではなく相互的な関係を文理融合的な発想で最初から視野に入れてきたことにあるのではないかと思います。科学が決めるのでもなければ、文化が規定するものでもない、そのような人間行動のありかたを模索する研究対象として睡眠という行動はうってつけの材料だとさえいうことができるでしょう。かつて私はこのような科学と文化の関係性を相互浸透という言葉で説明を試みたことがあります。その際に感じたことは、いまだに後天的な文化が、生物生理学的な普遍の現象を変えるはずがない、という根強い科学主義の信念でした。もちろん、科学主義が変わらない普遍性を墨守しているというような見方は正確ではありません。今では獲得形質が遺伝するというような現象の研究（エピジェネティックス）もすすんでいるのですから。

睡眠文化研究会のメンバーで筑波大学にある国際統合睡眠医科学研究機構（ＩＩＩＳ）を訪ねたことがありました。睡眠と覚醒に関わる神経伝達物質オレキシンの発見でノーベル賞も近いと言われている柳沢正史教授が機構長を務める研究所です。そこで私は不躾だったかもしれませんが、以前から気になっていた実験に用いられているマウスの個体差について質問してみました。研究チームの方は、微笑みながら素人の私たちに、眠りに関わる遺伝子を変異させた系統の中でも個体差は「ある」と説明してくれました。特に意味のない当たり前のやりとりだったのかもしれませんが、睡眠科学の最先端をいく研究者からこの言葉をきいて安心できたことを覚えています。睡眠行動に関わる知識について発信する人の多くが多様性を捨象して規範的な表現をとるのも、単純に普遍的科学主義に依拠しているというわけではなく、わかりやすい表現をしようとするためであると理解できるのではないでしょうか。

## ・ねむり小物

睡眠文化研究は、行動の多様性を肯定的にとらえる、言い換えれば少数派を積極的に承認するようなアプローチのもとで、睡眠にまつわるモノ（物質文化）にも光をあててきました。寝具としての枕やベッドの多様性は、世界の異文化の多様性に関心を持つ研究者や好事家にははやくから注目されていましたが、時間と空間を超えてその多様性を俯瞰し、人間の行動に焦点を当ててモノの使われ方まで分析しようとしたのは、私たちの睡眠文化研究が嚆矢とするといってよいでしょう。

眠りにまつわる物質文化研究のなかで、睡眠行動の特徴に焦点をあてた新しいコンセプトが命名されていきました。睡眠時に着用する衣類の総称として提案された「ねむり衣《ぎ》」や、睡眠の導入や覚醒に関わって欠かせないモノとしての「ねむり小物」などの新語は、現代の私たちの眠りをフィールドワークする過程で見出されてきました。ねむり小物の研究は睡眠関連の商品群をふくめて、眠りにまつわるモノ（物質的存在に限定しない）の誕生とその歴史を分析対象としてとりあげてきました。漫画スヌーピーに登場する「ライナスの毛布」に象徴されるように、現代社会の成人にもそれぞれのねむり小物として様々な形態で存在しています。余談になりますが、受講生の年齢がやや高い放送大学の講義でねむり小物の存在を問うアンケートをしたなかで、「私のねむり小物は隣で眠るパートナーです」という回答に多くの人が膝をうったのは印象的でした。

一部では、睡眠文化研究を、世界各地の風変わりな睡眠習慣を単なる民族誌的記述の寄せ集めとして論じるもののようにとらえる向きもあるようですが、それは誤解です。時間軸（歴史）と空間軸（地理的広がり）を考えた睡眠文化の多様性を研究するという視点は、本書の論考からもあきらかなように、睡眠の近現代における特質をマクロ社会からミクロ的状況に至るまで広く考察し、人間社会に共通の原理を見出そうとする指向にもつながっているのです。

## ・規範と制度

しかし、こと睡眠文化に関して、人類共通の普遍の原理を見出すことは容易ではなさそうです。本書でも、豊田が序章で日本の睡眠文化の特徴として眠りをネガティブに評価する儒教思想の影響を論じていますが、宗教や思想・哲学といったものが特定の地域や時代において睡眠に限らず人間行動を規範的に制御していくことは歴史的な経験として刻まれてきました。

とりわけ日本においては、睡眠文化は社会とそれを構成する個々人が動的に構成していく慣習や規範・制度として強く作用してきました。軍隊の起床ラッパ、入院患者の消灯時間、収監中の囚人の点呼から夏休みの朝のラジオ体操に至るまで、近現代社会に生きる私たちは、社会に眠らされ、起こされてきたといえるでしょう。効率至上主義的な高度資本主義社会の、工業生産を主眼とする人間活動は、睡眠時間（を減らすこと）をしていかに儲けにつながるかの諸条件のひとつに貶めてきたといっても過言ではありません。サラリーマンの「寝てない自慢」や受験生の「四当五落」は過去のものとなったとはいえ、いまだにその風潮は根強く残っています。このような社会的慣習による規範や制度に制御されている眠りのことを睡眠文化研究では社会的睡眠と呼んでいます。

### ・ねむりの場

興味深いことに、効率主義によって睡眠を無駄と考えてきた日本の私たちは、これまで社会的な場における「睡眠」に驚くほど寛容というか、無頓着でさえありました。流石にテレビ中継される国会審議中の議員の眠りは非難されますが、車中の居眠りや大学の講義中の学生の眠りは、日本の睡眠文化に特有の行動として特に否定されることもなくむしろ考究の対象となってきました。

「居眠り」に代表される日本の睡眠文化研究の第一人者で、本書の執筆者のひとりでもあるブリギッテ・シテーガさんは、二〇〇五年にウィーン大学で開催されたヨーロッパ日本学会（ＥＡＳＪ）において、睡眠文化研究のセッションを企画してくれました。日本発の「ねむり小物」を紹介して国際学会デビューを果たした私たちに、欧米の研究者から多くの質問が投げかけられました。なかでも、客員教授として日本に招かれた方の「なぜ私の授業で学生が眠っていたのだろうか？」という深刻そうな問いに関心が集まりました。

質問者が私たちの答えに十分納得したかはわかりませんが、その眠っている学生が決して体調が悪くはないこと、しかし、家で眠らずに教室に出てきてその場にいるということに意義を見出す一方で、やはり眠くて寝てしまう、という説明をしました。「オリンピック精神（参加することに意義がある）」という例えは滑ってしまって笑ってはもらえませんでした。

人がいつどこでどのように眠るのかという一見して自明の現象も、歴史や社会的環境を考慮すれば一様ではありません。ただならぬ場と場面における眠りは、時に異文化理解の難しさを浮き彫りにしてくれます。日本ではあたりまえの週末の「寝溜め」や、世界で多くの人が体験する「金縛り」をめぐる言説も、科学的な理解と文化的な解釈が一致しない、優れて睡眠文化的な現象といえるでしょう。

### ・教育と研究成果の還元

睡眠文化研究は学界における専門分野として全く新しい領域を拓くものでしたが、世間での睡眠一般に対する高い関心とはうらはらに、その認知度は低かったため、公開講座や出版とあわせて、研究と教育の両面において普及のための活動が展開されました。二〇〇五年四月には「アジア・アフリカ地域における睡眠文化研究の可能性」（文部科学省科学研究費補助金・基盤研究C）が採択され、初めて公的な支援を得て研究がすすめられました。その後、睡眠文化研究会は、二〇一〇年九月にNPO法人睡眠文化研究会として再出発し、東京都に事務局をおいて睡眠文化研究とその促進に関わる活動を継続していきます。二〇一六年からは「眠りの進化論：霊長類における睡眠文化行動の比較研究」（基盤研究C）が実施されました。

教育の面では、二〇〇九年から立教大学（二〇二五年現在も継続中）および京都大学（二〇一八年に終了）において、「睡眠文化論」を大学の一般教育科目として講じ、睡眠文化研究の成果を広める活動が開始され、本書の執筆者の多くが講師として貢献しました。二〇〇九年三月からは「眠りの文化論」が放送大学の特別講義科目としても採用され、研究会のメンバーが出演しました。面接授業科目としても二〇一〇年六月から放送大学京都学習センターにおいて重田と鍛治が講師を務め二〇一八年まで提供されました。

二〇一六年四月には睡眠文化研究会が企画して京都大学総合博物館において眠りの多様性と進化を中

心テーマとして「ねむり展」が開催されました。この展示は、眠りを文化としてとらえるという睡眠文化研究の基本的な考え方を、人文・社会科学と自然科学の研究者が協力して学際的かつ文理融合的な視点から社会に広く伝えるもので、記録的な来訪者数で賑わいました。

この展示においてお披露目された「人類進化ベッド®」は、本書の執筆者でもある霊長類学者の座馬によるチンパンジーの睡眠行動に関する研究成果を取り入れた産学連携の睡眠文化研究の成果として、その創造的可能性を大いに示すものでした。私たちはいつどこでどうやって眠ってきたのか・眠っているのかを考察する、という最初に立てた問いを、時間軸（歴史）と空間軸（地理的広がり）を考えた睡眠文化の多様性研究という視点につなげて、広い意味でのヒトの進化を考える機会ともなりました。将来の可能性として、流行りのマルチスピーシーズ（人間以外の生物を含む）睡眠文化にも広がるのではないでしょうか。

### ・これからの睡眠文化研究

昨今は、問題解決型の役にたつ研究ばかりが脚光を浴び、すぐには役にたちそうにない基礎研究は軽視されるきらいがあるようです。だからというわけではありませんが、睡眠文化論の講義のシラバスには、自戒をこめてディスクレーマー（免責注意事項）として「この講義を聞いたからと言ってよく眠れるようになるとは限りません。」と記してきました。しかし、「よく眠れるようになるための研究ではない」けれど、睡眠文化を学んだことによって結果として「よく眠れるようになる」かもしれないということは大いにありうることだと思います。

繰り返しになりますが、私たちが、いつ、どこで、どのようにして眠り、眠ってきたのかを時間と空間を超えて考察するという作業を通じて、本書は、睡眠における文化の影響の大きさ、その睡眠における文化的側面の重要性を、さまざまな分野の論考で示してきました。今後の睡眠研究の拡がりの可能性を求めて、あえてこれまで扱われてこなかったような分野やトピックまでを含め、そこからさまざまな議論が始まるよう、このような論集を編みました。ぜひこれを契機に活発な議論が展開することを期待したいと思います。

## ・謝辞

本書の発行に際して、睡眠文化研究所を立ち上げた段階から研究メンバーを牽引してきてくださった方たちに感謝したいと思います。特に今は亡きメンバーとなってしまった鳥居鎮夫氏、吉田集而氏、堀忠雄氏の各先生方に改めて深く感謝します。吉田集而氏は、睡眠文化研究所の発足と今の睡眠文化研究会の進むべき方向性を定めて、研究の発展に貢献いただきました。本研究会には理系出身の民族学者としての吉田氏の文理融合的な考え方が強く反映されています。鳥居氏、堀氏には睡眠研究の専門家の立場から、メンバー間のときに白熱する議論の行き過ぎた面をたしなめ、研究の方向がずれないように丁寧に指導していただきました。また、この論集には寄稿いただけませんでしたが、高田公理先生には、睡眠文化を文明論としてとらえる大局的視点から常に研究の方向を示していただきました。

立教大学と京都大学の授業では、本書の執筆メンバー以外にも多くの方々に講師としてお話しいただきました。ここで一人ひとり名前を挙げることはできませんが、今回の執筆に加わっていただくことはできなかった方々を含め、これまで研究を進めてきた過程で様々な示唆に富む刺激をいただいたことに大いに感謝します。

また、二つの大学の授業と放送大学京都校の面接授業に参加してくれた受講生のみなさんにも感謝します。毎回コメントの文章を出してもらいましたが、その反応は授業を続ける際の強い動機付けになりました。本書の編集に際しては、結果として参考にさせてもらったコメントもあります。あらためてこの場を借りてお礼申し上げます。

最後に、本書の発行に際しては、淡交社の薮本祐子さんに大変お世話になりました。これまで何度か、メンバー間で睡眠文化に関する単行本を発行しようという話が持ち上がっていたのですが、編者たちの怠慢もあって、なかなか話がまとまらない時期が続いてきました。薮本さんの睡眠文化に対する深い関心と熱意がなかったら本書の発行は可能にはならなかったでしょう。あらためて感謝の言葉を記したいと思います。

**文献一覧**


座馬耕一郎（二〇一六）『チンパンジーは365日ベッドを作る—眠りの人類進化論—』ポプラ社

重田眞義（二〇〇五）「科学と文化の相互浸透」『夢うつつまぼろし——眠りで読み解く心象風景』高田公理・睡眠文化研究所編、インターメディカル

重田眞義（二〇〇八）「睡眠文化を学ぶ人へ」『睡眠文化を学ぶ人のために』高田公理・堀忠雄・重田眞義編、世界思想社

ＮＰＯ睡眠文化研究会編（二〇一六）『図録ねむり展—眠れるものの文化誌—』松香堂出版

福田一彦（二〇一四）『「金縛り」の謎を解く—夢魔・幽体離脱・宇宙人による誘拐—』ＰＨＰサイエンス・ワールド新書

ブリギッテ・シテーガ（二〇一三）『世界が認めたニッポンの居眠り――通勤電車のウトウトにも意味があった！――』ＣＣＣメディアハウス

Kaji, Megumi, M. Shigeta & Y. Toyoda, 2005. "How Japanese switch their sleep setting and attitude from waking to sleeping: Analysis of sleep habits in contemporary Japan." 11th Annua meeting of European Association for Japanese Studies（EAJS）, 2005.8.30–9.3, Viena

**ブリギッテ・シテーガ**　ケンブリッジ大学東アジア研究所教授。文化人類学を専門とし、現代日本・平安時代の社会学・人類学的研究を行っている。主な研究テーマは、眠り、居眠り、時間の使い方、出産、ゴミ分別、避難所の日常生活など。主な著作：『世界が認めたニッポンの居眠り』（CCCメディアハウス、2013）、『東日本大震災の人類学』（共著、人文書院、2013）、“Cultural History of Sleep and Dreaming”（共編、全6巻、Bloomsbury社、2025予定）

**藤本憲一（ふじもと けんいち）**＊　武庫川女子大学教授。専門は文化社会学、メディア環境論。モバイル文化フォークロアの立場から、携帯メディア・コンビニ・カフェ・嗜好品・眠り小物などのテーマを、現代社会に必須の「非-家庭的要素」として統一的に研究している。主な著作：『ポケベル少女革命』（エトレ、1997）、『戦後日本の大衆文化』（共編著、昭和堂、2000）、“Personal, Portable, Pedestrian: Mobile Phones in Japanese Life”（共著、MIT、2005）

**本多俊和（ほんだ しゅんわ）**　別名：スチュアートヘンリ。元放送大学教授。イヌイトの文化人類学的研究、先住民問題の研究、民族概念の理論的研究を専門とする。主な著作：『民族幻想論』（解放出版社、2002）、『北米 講座世界の先住民族 ファースト・ピープルズの現在7』（共著、明石書店、2005）、『人類の歴史・地球の現在』（共著、放送大学教育振興会、2007）

**イトウユウ**　京都精華大学国際マンガ研究センター特任准教授。専門はマンガ研究／民俗学。マンガ研究のテーマは、学習マンガ、マンガ展。民俗学のテーマは、考現学。主な著作：『「はだしのゲン」がいた風景』（共著、梓出版社、2006）、『マンガミュージアムへ行こう』（共著、岩波書店、2014）、「マンガから民俗学を考える」（『現代思想』52巻6号、青土社、2024）

**中川晶（なかがわ あきら）**＊　なかがわ中之島クリニック院長。心身医学とナラティヴ・アプローチを専門として、クリニックや病院での臨床、京都大学をはじめいくつかの大学院で講義をしながら、睡眠の研究を行っている。主な著作：『心理療法』（共著、朱鷺書房、1993）、『心療内科医のメルヘン・セラピー』（講談社、2003）、『ムリせずラクに生きられる！「嫌われるのが怖い！」がなくなる本』（大和出版、2014）

**座馬耕一郎（ざんま こういちろう）**＊　長野県看護大学准教授。霊長類学や人類学を専門とし、主にタンザニア、マハレ山塊国立公園のチンパンジーを調査している。主な著作：『チンパンジーは365日ベッドを作る』（ポプラ社、2016）、『時間学の構築Ⅲ　ヒトの概日時計と時間』（分担執筆、恒星社厚生閣、2019）、『生態人類学は挑む　SESSION 5　関わる・認める』（分担執筆、京都大学学術出版会、2022）

**重田眞義（しげた まさよし）**＊　京都大学名誉教授。アフリカ地域研究、民族植物学、睡眠文化研究を専門とする。主な著作：『アフリカ農業の諸問題』（共編著、京都大学学術出版会、1998）、『睡眠文化を学ぶ人のために』（共編著、世界思想社、2008）、『争わないための生業実践』（共編著、京都大学学術出版会、2016）

# 執筆者紹介 （氏名の後ろの「＊」はNPO法人睡眠文化研究会所属メンバーであることを示す）

**豊田由貴夫**（とよだ ゆきお）＊　※本書編者奥付掲載

**岩田有史**（いわた ありちか）　株式会社イワタ代表取締役。寝具メーカーにて寝床内気候の研究、寝具の開発に従事し、並行して睡眠改善技術及び睡眠文化に関する啓蒙活動、執筆、講演などを行っている。主な著作：『眠れてますか？』（幻冬舎、2005）、「疲れないカラダを手に入れる快眠のコツ」（監修、日本文芸社、2013）、『なぜ一流の人はみな「眠り」にこだわるのか？』（すばる舎、2015）

**小沢朝江**（おざわ あさえ）　東海大学教授。日本建築史・日本近代建築史を専門とし、住宅建築および住生活に関する研究を主としている。主な著作：『日本住居史』（共著、吉川弘文館、2006）、『明治の皇室建築』（吉川弘文館、2008）、『大地と生きる住まい』（共著、創元社、2024）

**小山恵美**（こやま えみ）＊　京都工芸繊維大学名誉教授。睡眠環境学を専門とし、光環境と睡眠との関係を研究してきた。また、日本における睡眠習慣や睡眠環境の歴史的変遷についても研究を行っている。主な著作：『環境生理学』（分担執筆、北海道大学出版会、2007）、『照明ハンドブック　第３版』（分担執筆、オーム社、2020）、「夕暮れの光変化を模した夜間就寝前漸減光環境が睡眠に及ぼす精神生理的影響」（共著、『時間学研究』13号、2022）

**鍛治恵**（かじ めぐみ）＊　※本書編者補助
NPO法人睡眠文化研究会事務局長、睡眠改善インストラクター。生活習慣からの睡眠改善について情報発信、啓発活動を行う一方、睡眠文化に関する講義や企画などを睡眠文化研究会として行っている。主な著作：『ねむり衣の文化誌』（共著、冬青社、2003）、『睡眠文化を学ぶ人のために』（共著、世界思想社、2008）、『睡眠学の百科事典』（分担執筆、丸善出版、2024）

**荒木浩**（あらき ひろし）　国際日本文化研究センター教授／総合研究大学院大学教授。日本古典文学研究を専門とし、その国際的・現代的展開を探る。夢の文化にも関心を抱いている。主な著作：『古典の中の地球儀』（NTT出版、2022）、『京都古典文学めぐり』（岩波書店、2023）、『方丈記を読む』（法藏館、2024）

**北村紗衣**（きたむら さえ）　武蔵大学教授／トリニティ・カレッジ・ダブリン客員研究員及び図書館ウィキメディアン・イン・レジデンス。シェイクスピア研究、フェミニスト批評、舞台芸術史を専門とする。主な著作：『シェイクスピア劇を楽しんだ女性たち』（白水社、2018）、『お砂糖とスパイスと爆発的な何か』（書肆侃侃房、2019）、『批評の教室』（筑摩書房、2021）

**福田一彦**（ふくだ かずひこ）＊　江戸川大学特任教授／江戸川大学睡眠研究所顧問。睡眠学、特に睡眠覚醒リズムの発達過程及びその問題点、金縛り（睡眠麻痺）などについての研究を行う。主な著作：『毎日しっかり眠って成績を伸ばす 合格睡眠』（共著、学研プラス、2020）、『心理学と睡眠』（共著、金子書房、2022）、『そもそも「よい眠り」とは何か』（大修館書店、2024）

**豊田由貴夫**（とよだ ゆきお）

立教大学名誉教授／浦和大学教授。東京大学大学院社会学研究科博士課程修了。専攻は文化人類学。パプアニューギニアを中心とするオセアニア地域を研究対象とするかたわら、睡眠の文化的研究、ディズニーランド研究も行っている。共著に『オセアニア史』（山川出版社、2000年）、『睡眠文化を学ぶ人のために』（世界思想社、2008年）、『夢と幻視の宗教史 上』（リトン社、2014年）、共編著にSago Palm (Springer, 2018)、論文に‘Recontextualizing Disney’ (SSJJ, 2014) などがある。

**睡眠文化研究会**（すいみんぶんかけんきゅうかい）

睡眠を生活文化としてとらえる視点から、医学、心理学、社会学、文化人類学など多様な分野の研究者によって、睡眠に関するさまざまな活動を行っている。1999年、寝具メーカーに設置された研究所を母体として活動を始め、その後2010年にNPO法人として睡眠文化研究会を設立し、今日に至っている。
※ウェブサイトはhttps://sleepculture.net/

【装丁・目次・とびらデザイン】
折原カズヒロ
【装画】 市村譲

睡眠文化論

2025年2月20日 初版発行

編 者 豊田由貴夫 睡眠文化研究会
発行者 伊住公一朗
発行所 株式会社 淡交社
［本社］〒603-8588 京都市北区堀川通鞍馬口上ル
営業 075-432-5156 編集 075-432-5161
［支社］〒162-0061 東京都新宿区市谷柳町39-1
営業 03-5269-7941 編集 03-5269-1691
www.tankosha.co.jp

印刷・製本 藤原印刷株式会社


ISBN978-4-473-04658-1